D1573550

Anita Unger

DIE GROSSE SCHÖNHEITSBERATUNG

—— Rundum schön ——
Haut, Haare, Körper und Figur
richtig pflegen, Kosmetik, Düfte, Farben,
Frisuren für jeden Typ

Cormoran

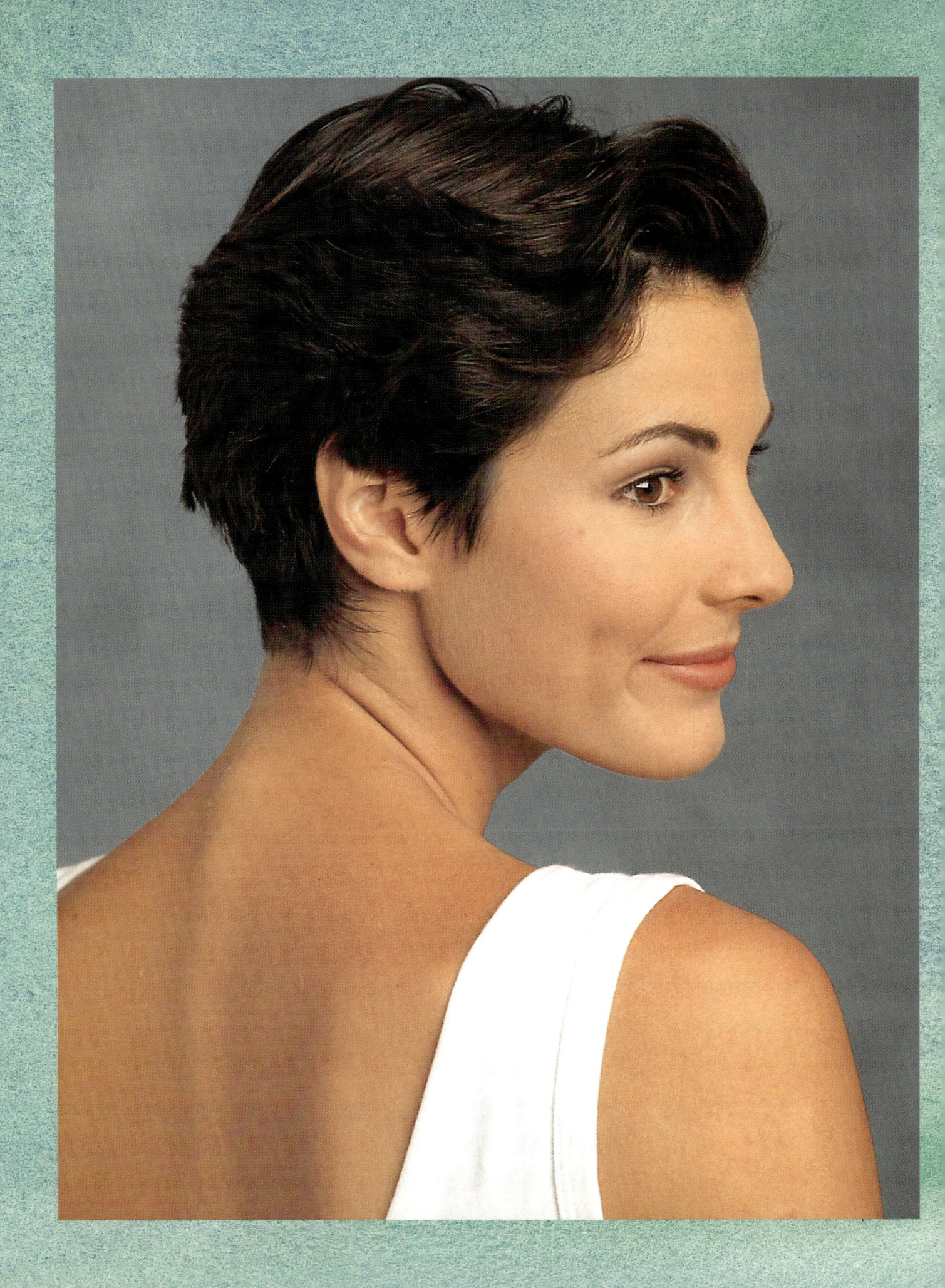

Inhalt

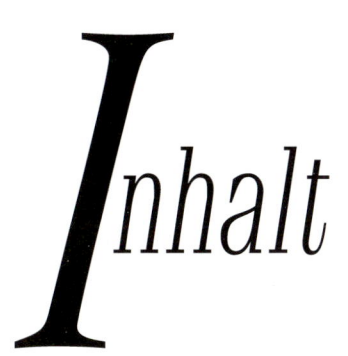

Körper und Seele im Gleichgewicht	**7**
Der Schönheit auf der Spur	8
Der erste Schritt: sich selbst entdecken	8
Natürliche Schönheit zum Nulltarif	10
Schlafen Sie sich schön	10
Was den Schönheitsschlaf stört	11
7 Regeln für einen gesunden Schlaf	11
Per Entspannung Energie tanken	12
Bewährte Entspannungsmethoden	12
Yoga – die Einheit von Körper und Seele	12
Shiatsu: die punktgenaue Entspannung	14
Fit durch Sauna und Massage	16
So »Saunen« Sie richtig	16
Sauna – das gesunde Schwitzbad	16
Massage – die wohltuenden Griffe	16
Schönheitsfarmen: Verwöhn-Oasen	18
Auf der Beauty-Farm geht es nur um Sie	18
Was Schönheit mit Gesundheit zu tun hat	20
Was häufig das Aussehen beeinträchtigt	20
Sich wieder wohlfühlen durch Lymphdrainage	21
Das steckt hinter Schönheitsfehlern	22
Essen Sie sich schön und gesund	24
Gesund, fit und schlank zugleich	24
Die Schönmacher – Beauty-Vitamine	25
Die Drei-Wochen-Beauty-Fit-Diät	26
Streß und trotzdem schön	30
Erste Hilfe für gestreßte Haut	30
Schnellprogramm: fit und schön	31
Ein schöner Körper	**33**
Sanft gepflegt von Kopf bis Fuß	34
Dusch- und Badetips	34
Bade- und Duschzusätze	35
Badeöle	35
Seifen und Syndets	35
Die Hautglätter: Peelen und Bürsten	36
So peelen Sie richtig	36
Tips für die Trocken-Bürsten-Massage	36
So gehen Sie beim Bürsten und Peelen vor	37
Täglich cremen, ölen ...	38
Die Haut schützen, aber nicht zukleistern	38
Die Sensiblen: Dekolleté und Hals	40
Pflegetips für Hals und Dekolleté	40
So kann sich Ihr Dekolleté sehen lassen	40
Zum Dekolleté gehört auch der Hals	40
Das hilft gegen Halsfalten und Doppelkinn	41
Das hält den Busen in Form	42
Spezial-Tips für einen schönen Busen	42
Gymnastik für den Busen	42
Das strafft die Problemzonen	44
Das trainiert Bauch und Po	44
Extra-Tips für den Bauch	45
Übungen für Bauch, Po und Beine	46
Das bringt Muskeln mächtig in Bewegung	48
Spezial-Tips für Bauch und Po	49
Was Ihre Beine schön macht	50
Kleiden Sie sich beingerecht	50
Beine enthaaren	51
Auf gutem Fuß mit den Füßen	52
»Werkzeug« für die Fußpflege	52
Das macht müde Füße munter	53
Die Hände sprechen Bände	54
Tips für die Nagelpflege	54
Pflegeprogramm für zarte, weiche Hände	55
Maniküren und gut lackieren	56
Nägel und Nagelhaut in Form bringen	56

INHALT

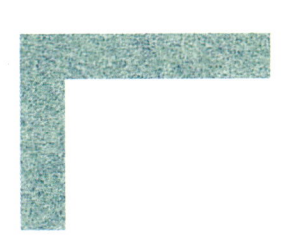

Glänzend lackieren	56
Tips für schön lackierte Nägel	57
Die Nägel und Ihre Gesundheit	58
Was die einzelnen Fingernägel signalisieren	58
Der Schönheit nachhelfen?	60
Ohne Information keine Operation	60
Gut zu wissen	61
Der sanfte Weg zum Lifting	61
Deos: Nicht mehr wegzudenken	62
Muß man jeden Tag ein Deo benutzen?	62
Was tun, wenn das Deo die Haut angreift?	63
Hautprobleme und was dagegen hilft	64
Was tun gegen Cellulite?	66
Test: Haben Sie Cellulite?	66
Warum Frauen Cellulite bekommen	66
Das Problem an der Wurzel packen	68
Das Wochenprogramm gegen Cellulite	68
Eckpfeiler der Behandlung	69
Geräte, die massieren helfen	70
Cellulite-Cremes und -Gels	70
Mit dabei – ätherische Öle	71
Bewegung ist das A und O	71
Unerläßlich: eine vernünftige Ernährung	71
Die Anti-Cellulite-Gymnastik	72
Muskeltraining macht Fettzellen den Garaus	72
Vorsicht bei Wunderwaffen gegen Cellulite	74
Ein schönes Gesicht	**77**
Erst testen, dann pflegen	78
Testen Sie Ihre Haut	78
Die trockene Haut	78
Die fette Haut	79
Die empfindliche Haut	79
Das gehört zur Gesichtspflege	80
Natur pur fürs Gesicht	82
Machen frisch: Masken und Packungen	84
Damit Masken und Packungen richtig wirken	84
High Tech für die Haut	86
Sondertips für die empfindliche Haut	88
Sanfte Produkte für die empfindliche Haut	88
Schnellprogramm – Erste Hilfe für die sensible Haut	89
Augen und Lippen: Extra-Pflege lohnt sich	90
Die Augen täglich gut gepflegt	90
Das macht die Augen frisch	91
Spezial-Tips für die Lippenpflege	92
Was tun gegen Augenfältchen	93
Was tun gegen Pickel, Pusteln, Akne und unreine Haut	94
Spezial-Tips gegen Falten	96
Die 10 wichtigsten Fragen zur Gesichtspflege	98
Schminken wie ein Profi	**101**
Gekonnt grundieren	102
Camouflage, das Spezialmittel zum Abdecken	102
So klappt das Auftragen	103
Grundausstattung fürs Schminken	104
Die richtige Farbe finden	106
Puder, seidenmatt und effektvoll	108
Machen Sie mehr aus Ihrem Gesicht	110
Das macht Augen strahlend schön	112

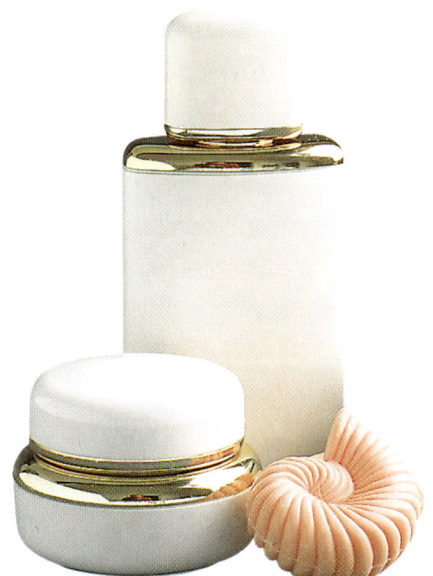

INHALT

Augenbrauen und Wimpern	114
Schminktricks für Augenbrauen	114
Form und Farbe für die Wimpern	115
Farbe und Glanz für die Lippen	116
Und das sind die feinen Unterschiede	116
So hält Lippenstift gut und lange	117
Typgerecht schminken	118
Das Make-up für den sportlichen Typ	118
Das Make-up für den natürlichen Typ	120
Das Make-up für den romantischen Typ	120
Das Make-up für den klassischen Typ	122
Das Make-up für den extravaganten Typ	124
Schminktips für reifere Frauen	126
Das macht jünger und schöner	126
Schnellprogramm – Das Make-up unterwegs auffrischen	127
Die 10 häufigsten Fragen zum Thema Schminken	128

Schöne Haare – die Pflege macht's **131**

Schönes Haar durch mildes Waschen	132
7 Tips für gesundes Haar	132
So waschen Sie richtig	133
Pflegen und Frisieren	134
Haarpflege mit Maß und Ziel	134
Hilfsmittel fürs Frisieren und Stylen	136
Der Fön: Trockner und Hairstyler zugleich	136
Welches Haar haben Sie?	138
Pflegetips für langes Haar	138
Pflegeleicht: das normale Haar	138
Braucht Mildes und Spezielles: das fettige Haar	139
Braucht viel Pflege: das trockene Haar	140
Das Sorgenkind: feines Haar	140
Hilfe, es schuppt	142
Was tun bei trockenen oder fettigen Schuppen?	142
Wenn die Kopfhaut rebelliert	143
Nur Mut zu einer tollen Farbe	144
Allergien bei Tönungs- und Färbemitteln	144
Schnell getönt, schnell wieder ausgewaschen	144
Intensiv- oder Soft-Tönungen	146
Langzeit-Tönungen oder Softfarben	146
Färben mit den klassischen Haarfarben	146
Pflanzen-Haarfarben, schonend und schön	147
Die richtige Frisur finden	148
Was muß die Frisur können	149
Den richtigen Friseur finden	150
Das Friseurgeschäft auf dem Prüfstand	150
Die 10 häufigsten Fragen zum Thema Haare	152
Haarprobleme – woran es liegt und was hilft	154

Die Sonne sanft und richtig genießen **157**

Bräunen ohne Reue	158
Tips für den Urlaub in der Sonne	158
5 Tips für alle, die gern braun werden	159
Wieviel Schutz braucht die Haut?	160
Sonnenschutzmittel in Variationen	160
Sonnenschutzregeln auf einen Blick	161
Die 10 wichtigsten Fragen zum Thema Sonne	162

Das Schönheitslexikon von A bis Z **165**

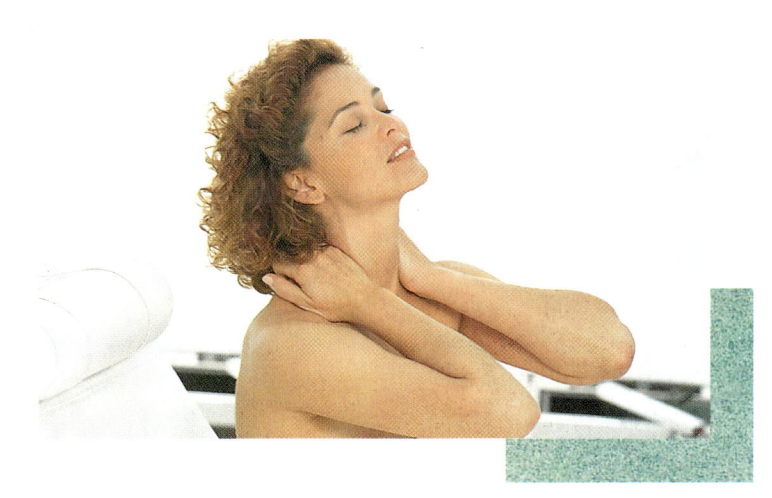

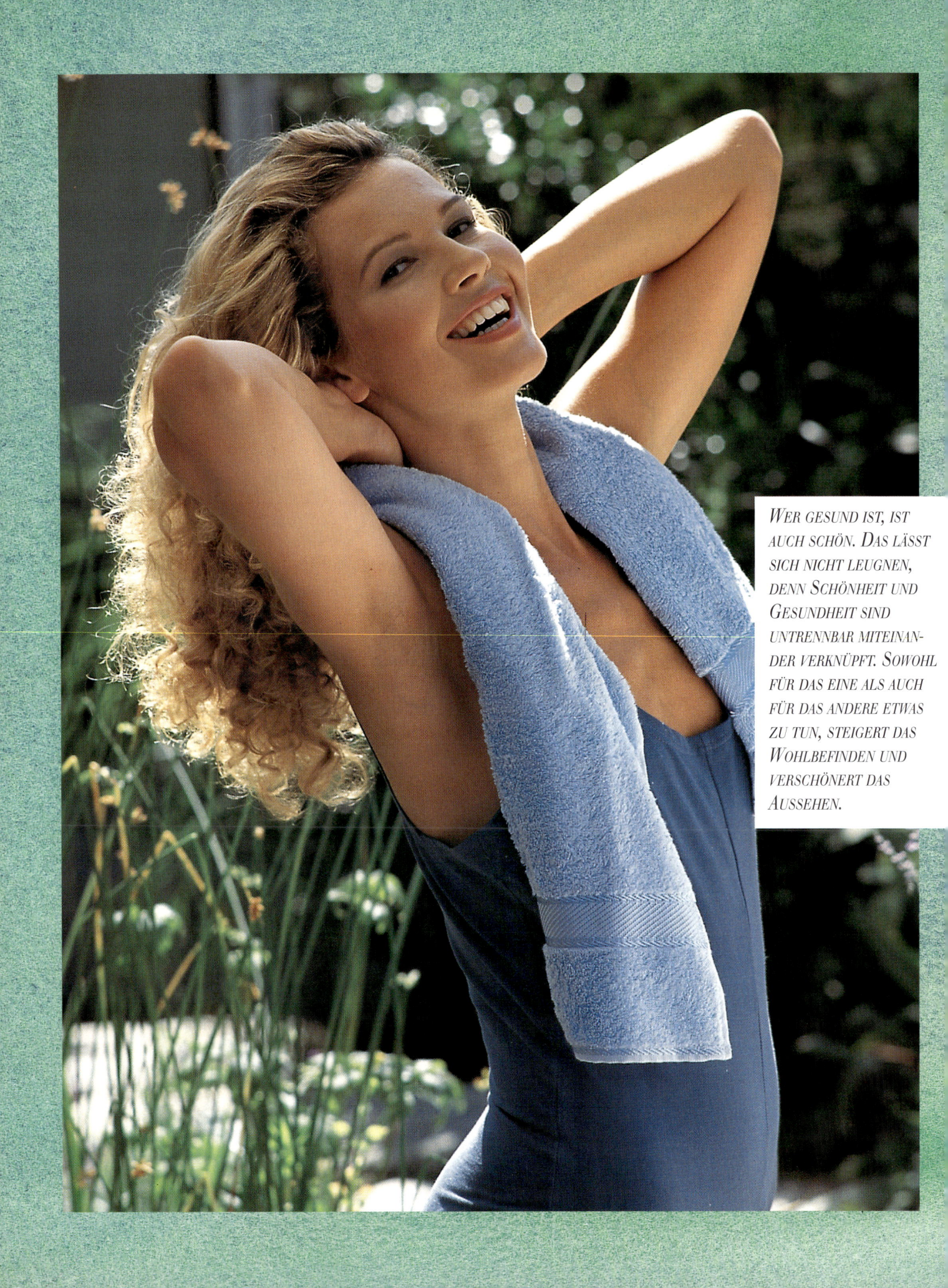

Wer gesund ist, ist auch schön. Das lässt sich nicht leugnen, denn Schönheit und Gesundheit sind untrennbar miteinander verknüpft. Sowohl für das eine als auch für das andere etwas zu tun, steigert das Wohlbefinden und verschönert das Aussehen.

Körper und Seele im Gleichgewicht

Sie fühlen sich wohl in Ihrer Haut? Dann haben Sie bereits das Beste für sich getan, um attraktiv und gesund zu sein. Wenn dem aber noch nicht so ist, dann lassen Sie sich dazu verführen, etwas für sich und damit für Ihre Schönheit zu tun. Denn viele Menschen haben es verlernt, sich wohl zu fühlen. Was nichts anderes heißt, als seelisch und körperlich in der Balance zu sein. Viele Frauen stellen ihre eigenen Bedürfnisse gar zu oft zurück und schenken anderen ihre ganze Energie und Aufmerksamkeit. Das Ergebnis ist eine ständige Überbeanspruchung, die schnell zu Schönheits- und Gesundheitsproblemen führt. Etwas mehr an sich zu denken, auf seine eigenen Gefühle und Bedürfnisse zu achten, das ist keineswegs Egoismus, sondern lebensnotwendig. Sie haben keine Zeit? Keine Sorge, das folgende Kapitel zeigt Ihnen, daß es nicht darauf ankommt, sehr viel, sondern das Richtige zu tun.

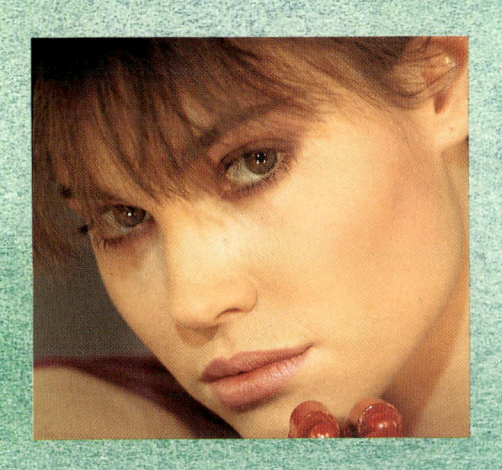

KÖRPER UND SEELE

Der Schönheit auf der Spur

Um herauszufinden, was Schönheit ist, brauchen Sie drei Dinge ganz bestimmt nicht: kein Maßband, keine Tabelle, auch keine Vorstellung vom gängigen Schönheitsideal. Denn der Dreh- und Angelpunkt für Ihre Schönheit sind nur Sie. Denn Schönheit hat sehr viel mit der persönlichen Ausstrahlung eines Menschen zu tun, also mit seinem Wesen, wie er sich »gibt« und ob er sich selbst mag.

Es gibt sie, die perfekt modellierten Wesen mit der idealen Figur, der neuesten Frisur und den raffiniertesten Kleidern: Es sind die Schaufensterpuppen. Schön, aber so tot, daß sich niemand nach ihnen umdreht. Und auch für ihre belebte Variante, die Modells auf dem Laufsteg, beginnt die Schönheit dort, wo die Show endet: im Leben. Schöne lange Beine allein machen noch lange nicht sympathisch, anziehend oder begehrenswert. Ein traumhaftes Make-up ist kein Garant für Schönheit. Ein tiefes Dekolleté muß nicht sinnlich machen. Entscheidend bei allem ist die Frage: Bin ich der Typ dafür? Rundet es meine Persönlichkeit ab, entspricht es mir oder fühle ich mich wie verkleidet?

Ausreichend Trinken ist für den menschlichen Körper lebenswichtig. Ideal sind kalorienarme Getränke, wie zum Beispiel Mineralwasser und Kräutertees.

Der erste Schritt: sich selbst entdecken

Psychologen sind dem Geheimnis von Anziehung und Schönheit längst auf die Spur gekommen. Sie beginnt nicht beim anderen, sondern bei sich selbst: Nur wer sich selbst mag, wird gemocht. Nur wer sich selbst schön findet, strahlt Schönheit aus. Und jeder hat nur eine Haut, nämlich die eigene. Wie ist diese Haut? Erfühlen Sie sie. Wie duftet eine Creme darauf, ein Parfum? Und: Schauen Sie sich an. Aber nicht mäkelnd und kritisch, sondern wohlwollend. Gehen Sie auf Entdeckungsreise. Was gefällt Ihnen am besten an sich? Sind es die Hände, die Haare, die Beine, das Gesicht? Sind Sie achtsam mit sich umgegangen oder haben Sie sich kaum Zeit genommen, sich zu pflegen, dem Körper Gutes zu tun?

KÖRPER UND SEELE

Positiv gestimmte Menschen haben eine große »Aura«, bis zu 1,5 Meter. Bei negativen Menschen ist sie gleich Null. Man fühlt sich nicht wohl in ihrer Nähe. Jeder ist, was er ausstrahlt, aber nichts gedeiht ohne sorgfältige Pflege. Ob Sie Ihren Körper ausufern oder durch Bewegung fit halten, haben Sie in der Hand. Ebenso, ob die Haut frühzeitig welkt. Kosmetik, Fitneß und Entspannung, gesunde Ernährung – das alles verhilft zu einem schönen Äußeren. Doch packen Sie Ihr Schönheitsprogramm nicht zu voll. Es ist sinnlos alles in kurzer Zeit erreichen zu wollen. Beginnen Sie langsam, zum Beispiel mit einer kurzen, aber regelmäßig durchgeführten Gymnastik. Der Erfolg wird sich bald einstellen und Sie zu weiteren Schönheitsaktivitäten anspornen.

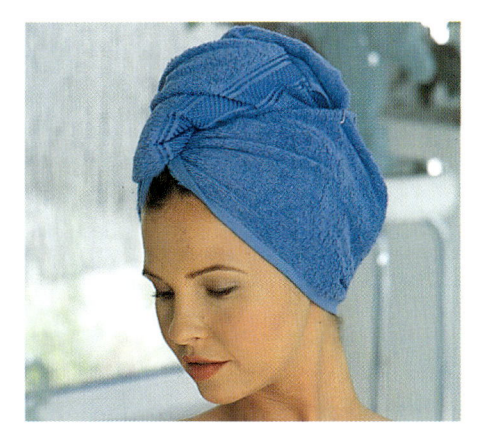

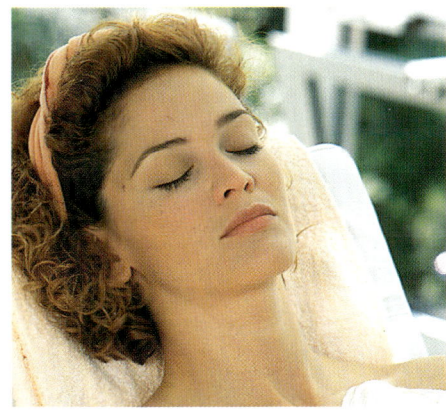

Gönnen Sie sich einen Schönheitstag mit Haare waschen, Gesichtspflege, vitaminreicher Ernährung und kalorienarmen Getränken.

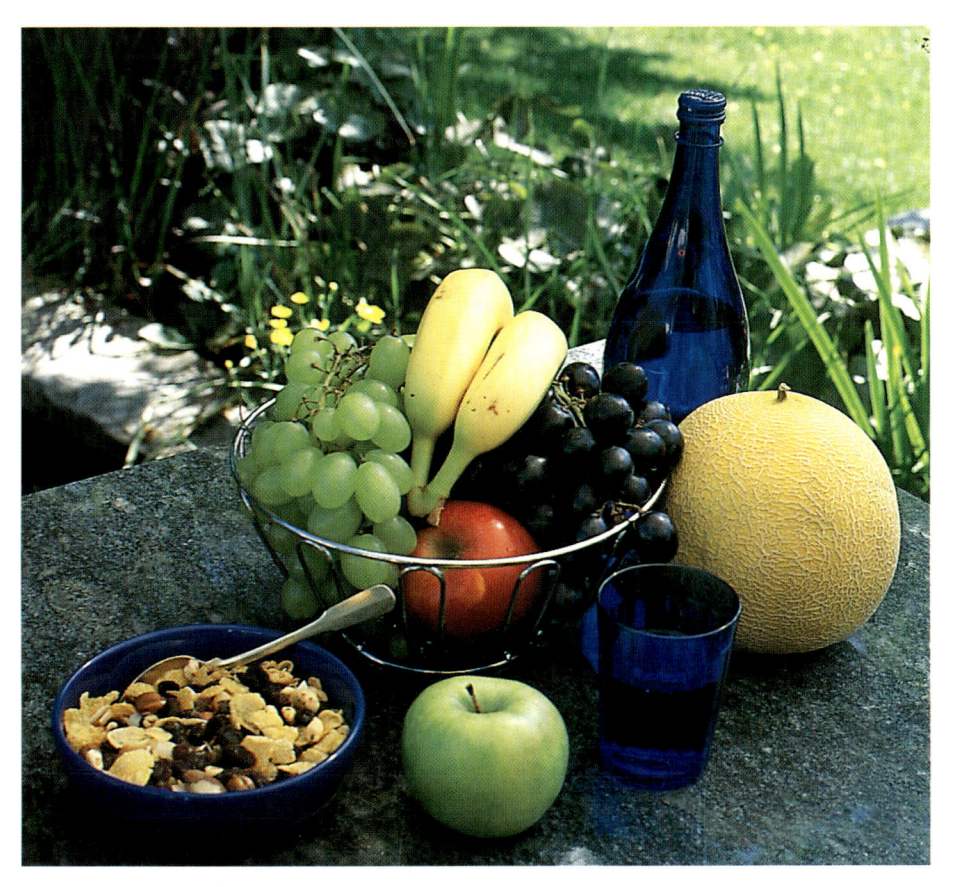

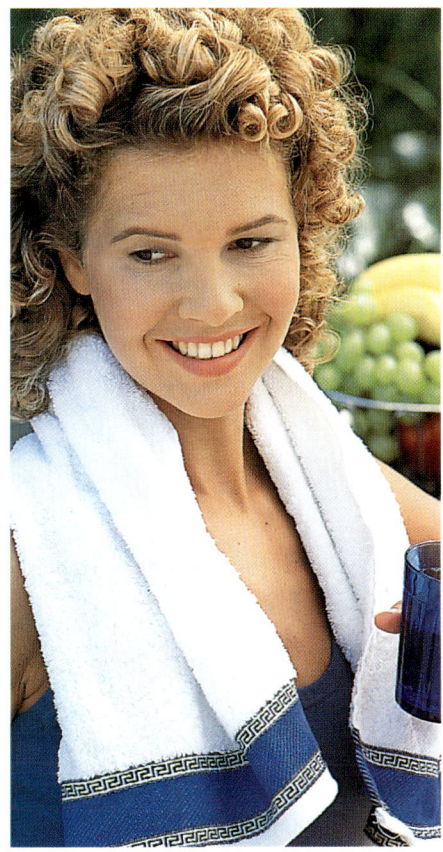

KÖRPER UND SEELE

Natürliche Schönheitsmittel zum Nulltarif

Was gibt es heutzutage schon umsonst? Nun ja, die ältesten Schönheitsmittel der Welt: Schlaf und Entspannung. Doch die kosten Zeit, und Zeit kostet bekanntlich Geld, werden Sie einwenden. Doch wer weiß es nicht selber nur zu genau: Einem entspannten und im wahrsten Sinne des Wortes ausgeschlafenen Menschen geht alles leichter von der Hand. Und die positiven Auswirkungen auf die Schönheit erzählt einem der Spiegel in schmeichelhaftesten Tönen.

Schlafmangel hat schwerwiegende Folgen. Der Mensch friert dann, auch wenn es um ihn herum angenehm warm ist. Und 24 Stunden ohne jeden Schlaf machen reizbar, die Konzentration und die Sehschärfe lassen nachweisbar nach, man leidet verstärkt unter Ängsten oder Niedergeschlagenheit.

Schlaf und Entspannung sind unbestritten Schönheitsmittel mit Erfolgsgarantie. Es muß aber nicht gleich eine Schlafkur à la Liz Taylor oder ein mehrmonatiger Yoga-Kurs in der Volkshochschule sein – obwohl beides durchaus zu empfehlen ist. Wenn Sie zu den vielen, vielen Frauen gehören, die von Familie oder Beruf oder gar von beiden zusammen rund um die Uhr in Trab gehalten werden, haben Sie für solche Binsenweisheiten wie »Schlaf und Entspannung glättet nicht nur die Seele, sondern auch die Haut« sicher nur ein müdes Lächeln. Doch probieren Sie es einfach – Schritt für Schritt – die beiden besten Schönheitsmittel Schlaf und Entspannung für Ihre Schönheit und Ihr Wohlbefinden zu nutzen.

Schlafen Sie sich schön

Ein Drittel seines Lebens verschläft der Mensch. Und das ist gut so. Ob wir den Schlaf lieben, ihn langweilig finden oder ihn gar fürchten – wir brauchen ihn. Zudem ist er das beste natürliche Schönheitsmittel. Wie jedes andere Lebewesen lebt auch der Mensch in einem Wechsel zwischen Aktivität und Ruhe. Der Tag ist, nach alter chinesischer Lehre, das Yang. Er dauert von morgens um

KÖRPER UND SEELE

fünf bis abends um fünf. Er ist kraftvoll und voller Energie. Die Nacht, von abends um fünf bis morgens um fünf, ist Yin, die Ruhe. Das heißt der Schlaf entspannt und regeneriert den Körper. Daraus folgt: Unsere Leistungsfähigkeit ist am größten, wenn wir mit der Sonne aufstehen. Die wohltuende Wirkung des Schlafes beruht auf einem chemischen »Umwandlungstrick« unseres Körpers. Denn nur im Schlaf wird Eiweiß, das wir mit der Nahrung aufnehmen, in körpereigenes Eiweiß umgewandelt. Und das braucht jede Körperzelle, um existieren zu können. Je besser und tiefer wir schlafen, um so intensiver kann der Umwandlungsprozeß ablaufen und desto widerstandsfähiger werden die Haut- und Körperzellen. Damit erklärt sich eines der Geheimnisse, warum Schlaf schön macht.

Was den »Schönheitsschlaf« stört

Wie gut oder weniger gut ein Mensch schläft, hat viel mit seiner Persönlichkeit zu tun. Wem es sehr schwer fällt, die großen und kleinen Sorgen des Alltags loszulassen, bringt sich oft um die Nachtruhe und dadurch auch um den Jungbrunnen Nr. 1. Da helfen zum Beispiel entspannende Übungen und Massagen. Keinesfalls aber Schlaftabletten, sie führen nur zu einem unnatürlichen Schlaf. Wer zur Tablette greift, legt sich abends auf die Seite und liegt sieben oder acht Stunden bleiern-reglos auf der Stelle. Die Folgen: Man fühlt sich matt und kaputt, sämtliche Glieder scheinen zu schmerzen, obwohl man scheinbar tief und fest durchgeschlafen hat. Und ein Blick in den Spiegel bestätigt, daß solch ein Schlaf garantiert nicht als Schönheitsmittel wirkt.

Um den beiden häufigsten Schlafstörern »nicht abschalten können« und »zuwenig Schlaf« beizukommen, gibt es einige Regeln, die erfahrungsgemäß zu einem gesünderen Schlaf verhelfen.

7 Regeln für einen gesunden Schlaf

1. Leichte Kost am Abend: Möglichst vor 20 Uhr, damit der Körper beim Schlafengehen nicht zu belastet ist.

2. Kein Alkohol kurz vor dem Schlafengehen: Nach viel Alkohol schläft man zwar »wie tot«, aber es ist nicht der regenerierende Schlaf, den der Körper braucht.

3. Schlaftrunk: Probieren Sie aus, was Ihnen wirklich schmeckt. Beruhigend wirken Tees aus Melisse, Johanniskraut oder Baldrian, ein Glas heiße Milch mit Honig.

4. Entspannen: Leichte Entspannungsgymnastik (→ Seite 14) oder diese ganz einfache Übung: Drücken Sie die Zungenspitze innen im Mund gegen die unteren Schneidezähne. Genau da, wo sie aus dem Zahnfleisch herauswachsen, denn dort liegt der große Entspannungspunkt.

5. Die Zimmertemperatur: Weder zu kalt noch zu warm darf es im Schlafzimmer sein. Bewährt hat sich eine Temperatur von 16 bis 18 Grad Celsius.

6. Schlafdauer: Bei Erwachsenen in der Regel zwischen sieben und neun Stunden. Aber immer auf das eigene Schlafbedürfnis achten.

7. »Zubettgeh-Ritual«: Freuen Sie sich auf das Schlafen, stimmen Sie mit einem kleinen Ritual darauf ein. Alles, was auf Sie persönlich beruhigend wirkt, ist dafür geeignet, ob es nun ein Rundgang durch die Wohnung, ein kleiner Spaziergang oder Haarebürsten oder Musikhören ist. Sie dürfen alles machen, es soll nur wirklich entspannend für Sie sein.

KÖRPER UND SEELE

Per Entspannung Energie tanken

Bewährte Entspannungsmethoden

Mit einer für Ihr Wesen und Ihre Persönlichkeit nicht geeigneten Entspannungsmethode tun Sie sich nichts Gutes. Informieren Sie sich deshalb. Viele Volkshochschulen oder Gesundheitsparks bieten Einführungsabende an. Ausführliche Anleitungen bekommen Sie im Buchhandel oder in der Stadtbücherei.
Erprobte Entspannungsmethoden sind:
- Autogenes Training,
- Feldenkrais,
- Meditation,
- Shiatsu,
- Taj Ji,
- Yoga.

Wichtig: Dem Wesen aller Entspannungsmethoden widerspricht es, dem Körper etwas mit Gewalt abzunötigen. Gehen Sie darum bei jeder Übung nur so weit, wie der Körper es zuläßt. Körperliche Anstrengungen oder gar Leistungssteigerung sind nicht gefragt.

Jede Bewegung des Menschen geschieht mit dem Einverständnis der Seele. Darum ist schon an den Körperbewegungen zu erkennen, wie sehr oder wie wenig jemand mit sich selbst in Harmonie lebt. Menschen, die sich ruckartig bewegen, sind wohl kaum ausgeglichen.
Viele Menschen setzen sich selbst ständig unter Druck und haben verlernt, sich richtig zu entspannen. Manch einer treibt bis zum Zusammenbruch Raubbau an seinen Kräften. Alle warnenden und stoppenden Ampeln werden überfahren – erst bei Gelb, dann bei Rot. Der Mensch gerät aus dem Gleichgewicht. Das hat zur Folge, daß nicht nur die Seele, sondern auch der Körper »Schlagseite« hat und krank wird. Ausgeglichen sein bedeutet, den Wechsel zwischen der An- und der Entspannung des Körpers, des Geistes und der Seele zuzulassen. Nur das richtige Entspannen bringt uns die Energien, die wir für die Anspannungen unseres täglichen Lebens brauchen.
Sich richtig entspannen kann man mit Hilfe verschiedener Entspannungsmethoden lernen. Doch keine funktioniert »auf Knopfdruck« und nicht jede ist für Sie persönlich geeignet. Probieren Sie aus, welche Methode Ihrer Persönlichkeit am meisten entspricht. Einige Beispiele werden hier genannt oder kurz beschrieben (—> auch Seite 14/15).

Yoga – die Einheit von Körper und Seele

Grundlage dieser jahrhundertealten aus Indien stammenden Lehre sind langsame und bewußte Körperübungen, kombiniert mit dem richtigen Atmen – tief, voll und rhythmisch. Durch Dehnungen und Drehungen soll Sauerstoff (gleich Lebensenergie) durch den ganzen Körper fließen. Er wird besser durchblutet, Blockaden und Verspannungen werden abgebaut. Hatha-Yoga, von dem hier die Rede ist, die 1. Stufe zur höchsten Einheit von Körper, Geist und Seele, bedeutet physische Disziplin. Wenn ein Inder sich der Gesundheit wegen dem Yoga zuwendet, begnügt er sich mit dem Hatha-Yoga. Wem Yoga zusagt, kann sich darin vervollkommnen. Zum Einüben dieser Entspannungmethode sollten Sie sich einem Lehrer (Volkshochschule, Gesundheitspark) anvertrauen.

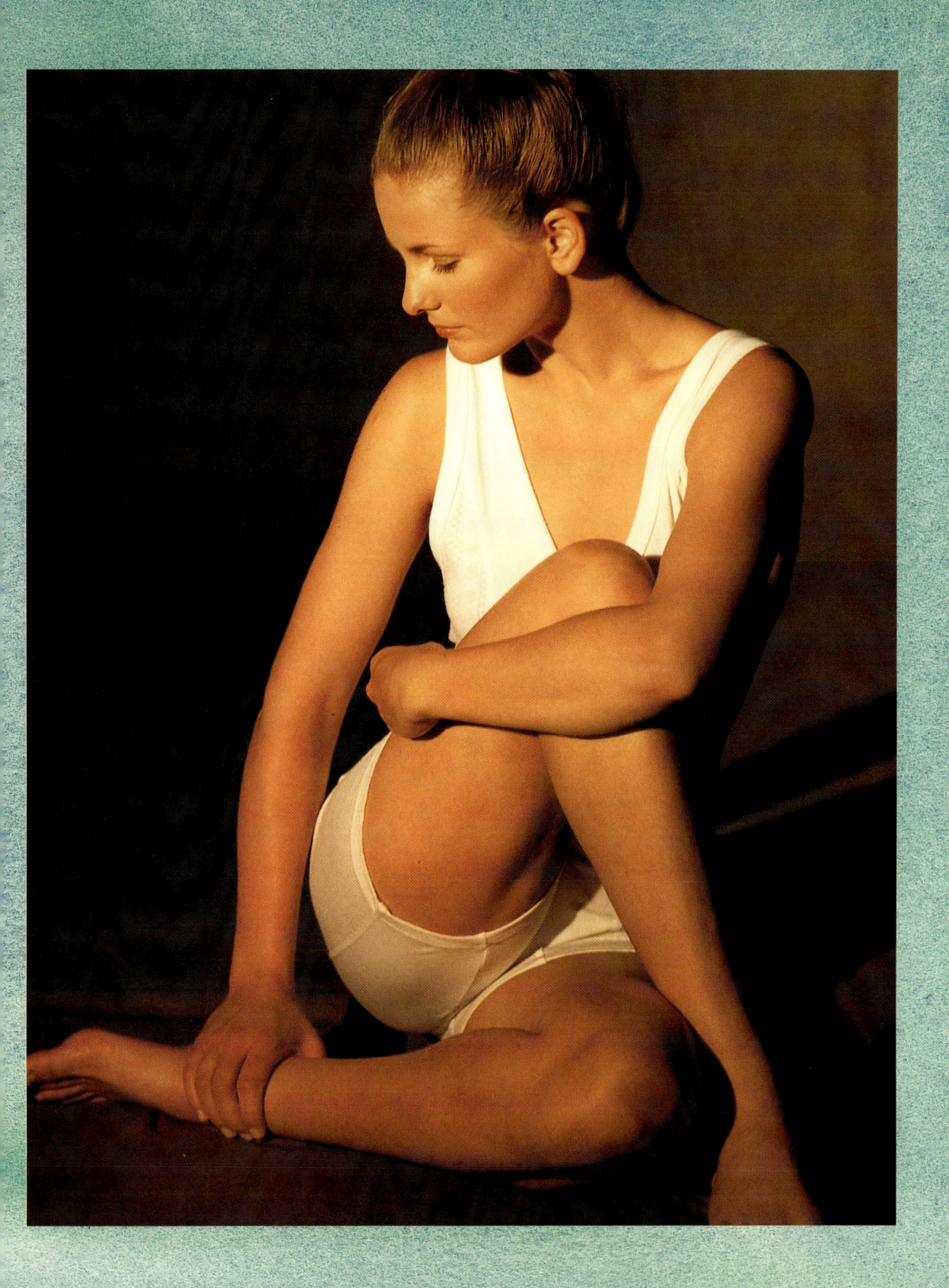

Körper und Seele

Shiatsu: die punktgenaue Entspannung

Man tut gut daran, diese kleinen Übungen im Schlaf zu beherrschen. Denn dann sind Sie stets und überall gegen Gereiztheit, Abgespanntheit und Anflüge von Kopfschmerzen gerüstet.

Foto 1: Die Haut etwa einen Zentimeter neben den äußeren Augenwinkeln mit Mittel- und Zeigefinger oder mit dem Daumen leicht massieren. In ganz kleinen Kreisen und wirklich nur mit sanftem Druck. Diese leichte Massage beruhigt, und man kann sie überall anwenden, zum Beispiel auch gegen Kopfschmerzen im Büro. Hilft auch beim Einschlafen.

Kaffee, Alkohol und Zigaretten sind böse Entspannungsbremser. In Streßsituationen putschen Sie hoch, und letztlich stehlen Sie einem auch noch den letzten Nerv. Wenn nichts mehr geht: Pause machen, einmal ums Haus herumlaufen und eine dicke Portion Vitamin C zu sich nehmen, zum Beispiel den Saft von zwei Zitronen trinken oder eine Paprika knabbern. Am besten dazu noch eine Banane essen, die enthält Magnesium, das Sie in Streßsituationen ebenso dringend brauchen wie Vitamin C.

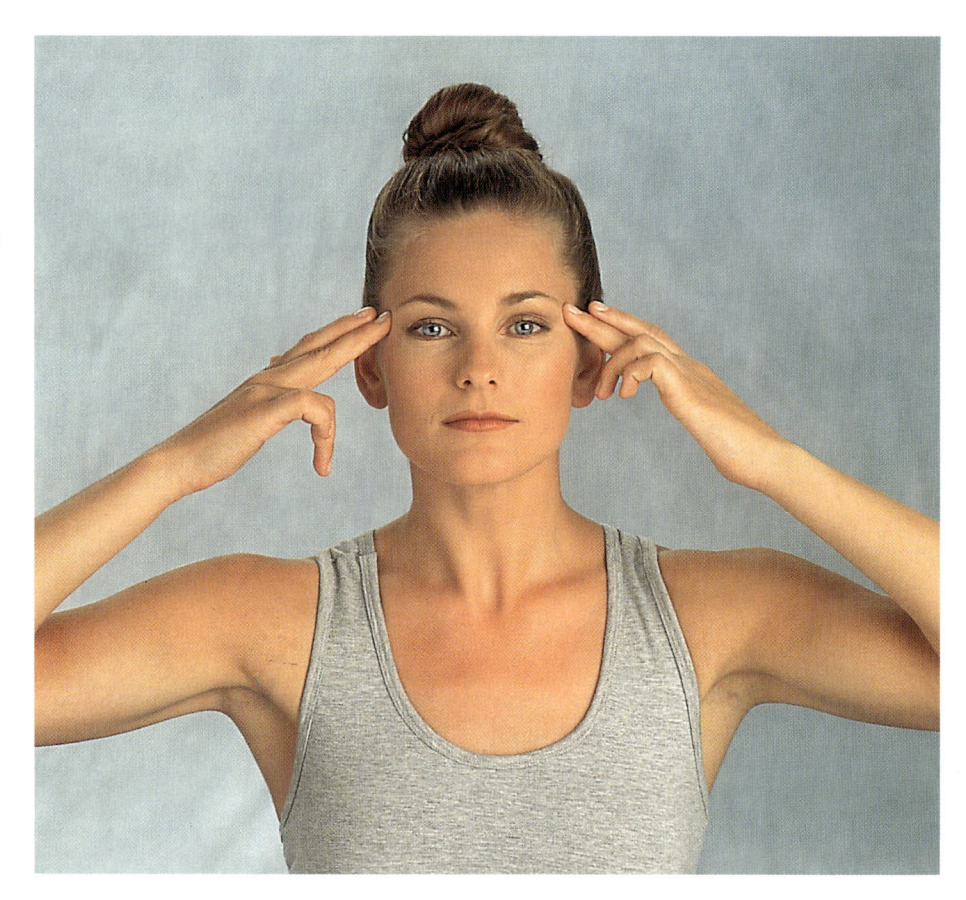

KÖRPER UND SEELE

Foto 2: Den Punkt innerhalb der Augenhöhlen, unterhalb des Brauenansatzes, leicht mit dem Zeigefinger drücken. Bis zehn zählen und so lange wiederholen, bis man sich besser und ruhiger fühlt. Die Übung hilft gegen Streß und Nervosität.

Foto 3: Ein Punkt liegt etwa einen Fingerbreit neben den Nasenflügeln. Wird dieser Punkt mit leicht kreisenden Bewegungen massiert, verschwinden Schwellungen unter den Augen und man wird rundum wieder munter.

Wer sich erstmals alleine mit Entspannungsübungen beschäftigt, macht anfangs oft den Fehler, daß er vor lauter Konzentration die Luft anhält und das Atmen vergißt. Das zu vermeiden, hilft die Ruhestellung, die man zu Beginn des Hatha-Yoga einnehmen sollte: Bevor Sie mit Ihren Übungen beginnen, locker auf den Rücken legen, die Beine leicht spreizen, die Arme locker neben dem Körper legen. Konzentrieren Sie sich nun einige Minuten lang allein auf das Atmen. Wichtig ist, die Muskeln während der Einatmung anzuspannen, die Luft 6 bis 12 Sekunden anzuhalten und die Muskeln erst wieder zu entspannen, wenn man ausatmet.

Tip: Unabhängig von jeder Entspannungsmethode können Sie mit dieser Übung jede Gymnastik beginnen. Gut geeignet ist sie auch, um an einem hektischen Tag mal zwischendurch in einer ruhigen Ecke einen »Punkt zu machen«.

Links: Das beruhigt und hilft beim Einschlafen.
Mitte: Das wirkt bei Nervosität und Streß.
Rechts: Das macht schnell wieder munter.

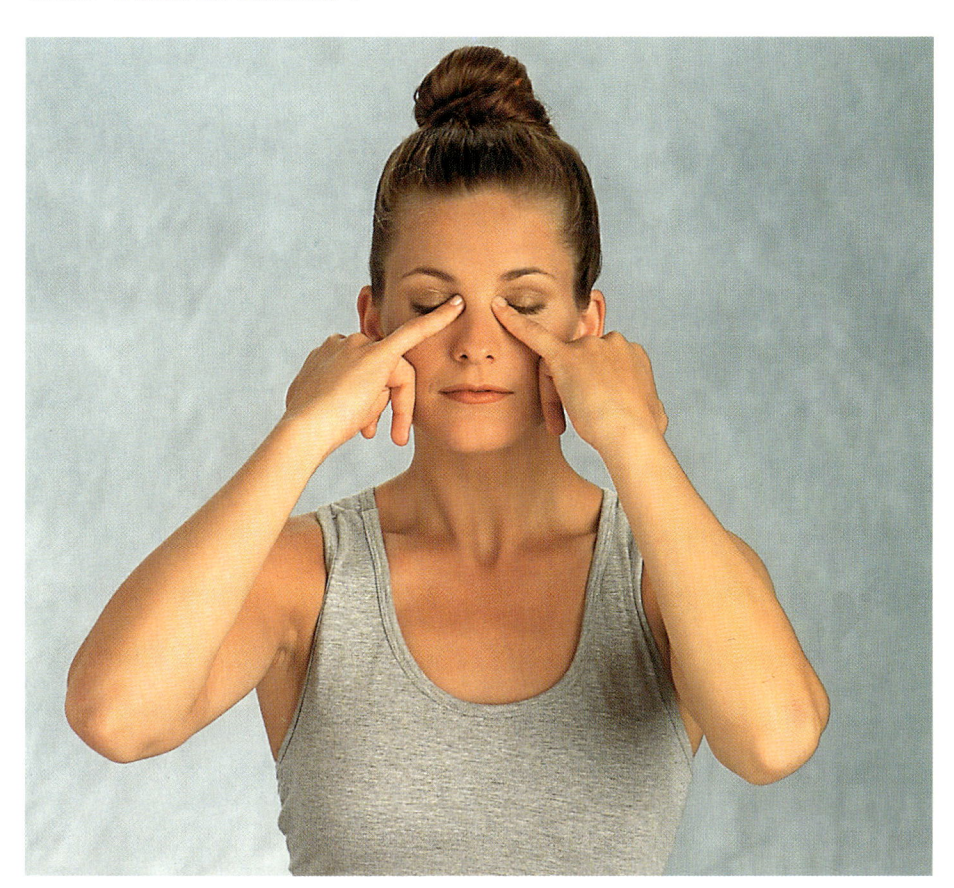

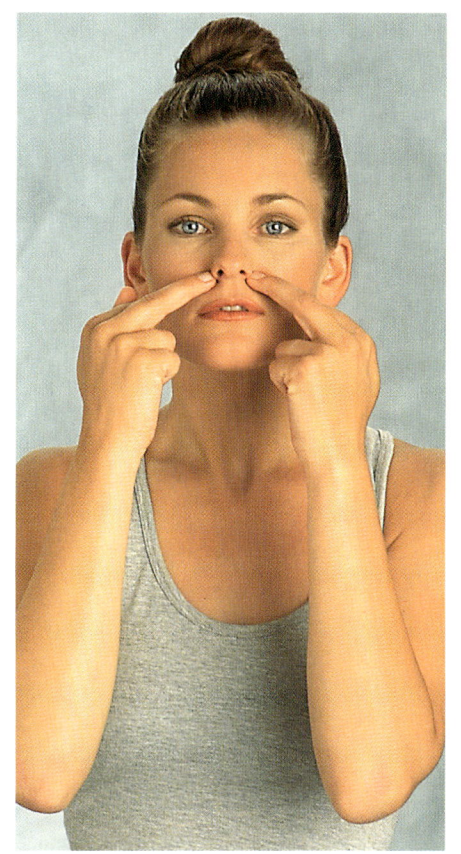

Körper und Seele

Fit durch Sauna und Massage

So »Saunen« Sie richtig

- Vorher mindestens einen Liter Flüssigkeit trinken und 10 Minuten ruhen.
- Warm Duschen, am Schluß heiß; den Körper gut abtrocknen, mit einem Bademantel warm halten.
- Ein heißes Fußbad nehmen, denn nur mit warmen Füßen schwitzt der Körper gut.
- In der Saunakabine 5 bis 10 Minuten auf die obere Liege legen, dann 5 Minuten auf die unterste Bank setzen.
- Die Sauna verlassen und den Körper mit einem sanften kalten Strahl aus dem Wasserschlauch abduschen: Erst das rechte, dann das linke Bein, außen vom kleinen Zeh hoch bis zur Hüfte, über den Innenschenkel runter bis zur Mitte der Fußsohle. Dann die Arme erst außen, von unten nach oben, dann innen, zurück vom Oberarm zur Handinnenfläche. Die ganze Prozedur zwei bis dreimal wiederholen.
- Vor dem nächsten Saunagang ruhen, so lange, wie der Saunagang dauerte.
- Nie mehr als drei und nie weniger als zwei Saunagänge machen.

Saunagänge und Massagen halten jung, sagt man. Auf jeden Fall aber tun sie dem gesamten Organismus gut. Ein Saunabad stärkt die Abwehrkräfte und entgiftet. Eine Ganzkörpermassage entspannt und belebt zugleich. Zugegeben, solche »Körpergenüsse« kosten Geld. Doch jede Mark ist gut angelegt, weil man sich danach leicht, frisch, fit, voller Tatendrang und Spannkraft fühlt.

Sauna – das gesunde Schwitzbad

Das Schwitzen ist die Klimaanlage des Körpers. Bei der in der Sauna herrschenden Temperatur von 80 bis 90 Grad Celsius und einer Luftfeuchtigkeit von nur 15% wird der Körper rundum gefordert. Die Blutgefäße erweitern sich, die Nieren arbeiten auf Hochtouren, der Stoffwechsel wird beschleunigt, die Haut wird wohltuend durchblutet.
Was die Sauna nicht kann: Schlank wird man nicht vom Schwitzen, denn die verlorene Körperflüssigkeit muß unbedingt (Mineralwasser, Eis- oder Früchtetees) ersetzt werden. Als Gesundheits- und Reinigungsbad hilft das Saunabaden, die körpereigenen Immunkräfte zu stärken.
Wichtig: Liegen gesundheitliche Störungen vor, müssen Sie unbedingt Ihren Arzt fragen, ob Sie in die Sauna dürfen. Bei manchen Erkrankungen kann Saunabaden sogar heilsam sein, doch dies kann nur Ihr Arzt entscheiden!

Massage – die wohltuenden Griffe

Ihren festen Platz haben die Ganz- und Teilkörpermassagen bei der Behandlung von allen möglichen Beschwerden. Meist »auf Rezept« lockern fachkundige Masseure oder Masseurinnen schmerzhaft-verkrampfte Muskelpartien oder verschaffen Linderung bei Rückenbeschwerden. Warum warten bis der Schmerz einen gepackt hat? Das Streichen, Kneten oder Klopfen wirkt nicht nur heilend, sondern auch vorbeugend gegen Verspannungen und Versteifungen der Muskulatur.

KÖRPER UND SEELE

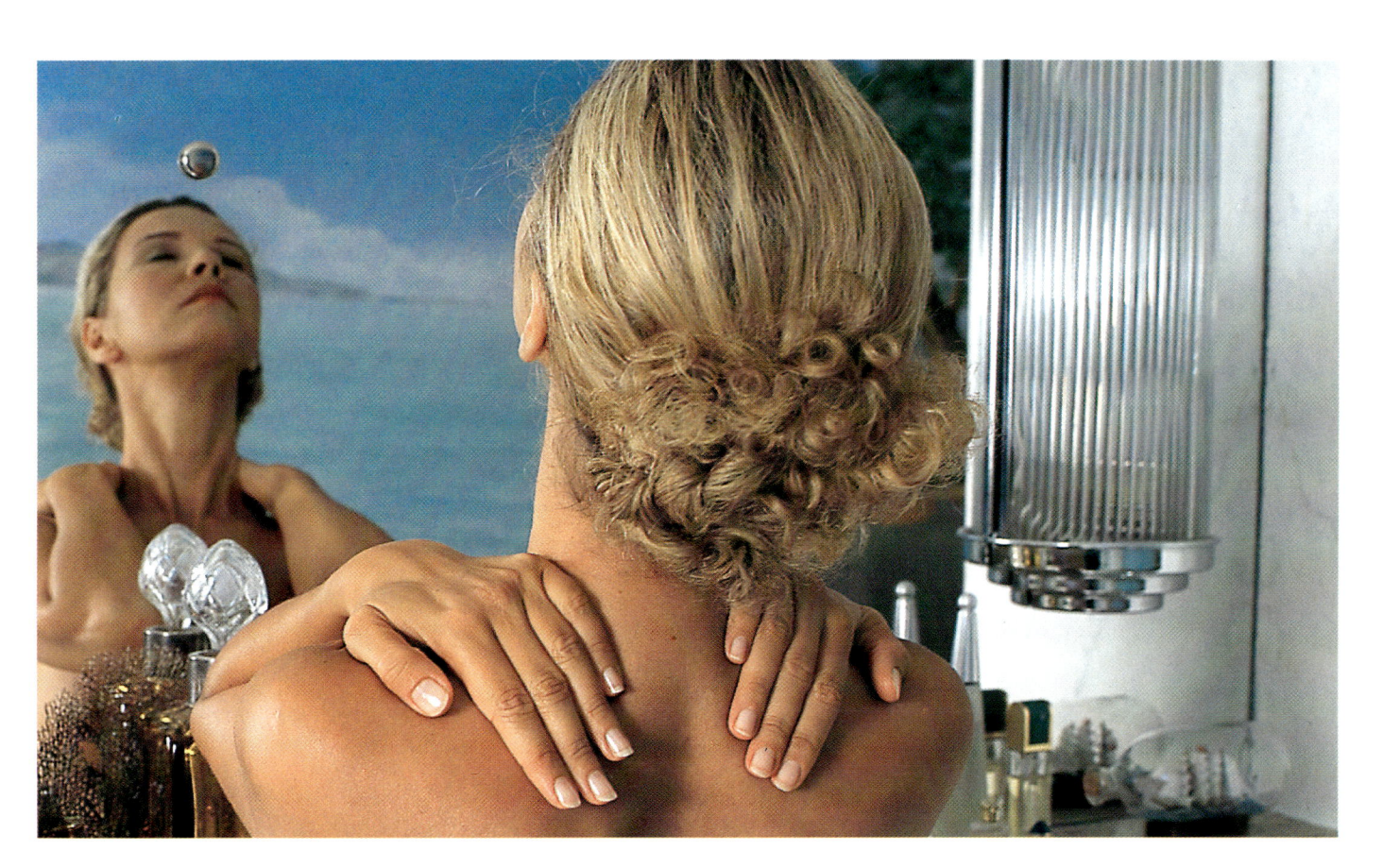

Zudem verschwinden mit der Zeit dabei auch Stück um Stück so manche störenden Fettpölsterchen. Nicht zu Unrecht gelten Massagen seit Jahrtausenden als eine Art Verjüngungsmittel. Ob Chinesen, Römer, Ägypter oder Araber, in den alten Kulturen galt die Massage als eine Kunst, deren Ziel es ist, den Körper zu verschönern und die Glieder zu stärken. In den Genuß einer Körpermassage kommen Sie in einem Kosmetiksalon oder Massageinstitut. Auch manche Saunabäder bieten diesen Service an, was ideal ist, da der Körper nach den Saunagängen bereits entspannt und entschlackt ist.

Massagetips: Massieren ist auch heute noch eine Kunst oder besser gesagt ein richtiger Beruf, den man erlernen muß. Vertrauen Sie Ihren Körper nur einer geschulten Fachkraft an. Daß Masseure besser massieren als Masseusen ist ein Vorurteil, es kommt auf das fachliche Können der Person an.

• Wundern Sie sich nicht, wenn mancher Massagegriff richtig schmerzt. Dann haben die sensiblen massierenden Hände genau Ihren Schwachpunkt erwischt. Keine Sorge, blaue Flecken bekommen Sie bei einer fachkundig ausgeführten Massage kaum.

• Bevor Sie sich ankleiden, unbedingt 15 Minuten ruhen! Gute Institute haben dafür einen Ruheraum.

Wichtig: Keine Massage bei fiebrigen Infekten, Krampfadern oder Venenerkrankungen. Fragen Sie im Zweifelsfall unbedingt Ihren Arzt!

Es muß nicht immer eine Ganzkörpermassage sein. Auch Teilmassagen, die sich auf besonders belastete Punkte konzentrieren – bei sitzender Tätigkeit oder Arbeit am Computer meist die Hals- und Schulterpartien –, verbessern spürbar Ihr Wohlbefinden.

Körper und Seele

Schönheitsfarmen: Verwöhn-Oasen

Hier bin ich Mensch, hier kann ich's sein. Nach diesem Dichtermotto gönnen sich immer mehr Frauen eine Woche oder auch zwei für sich. An einem Ort, wo nur zählt, wie Sie sind und wie Sie sein können. Kraft tanken, Energie speichern, entschlacken, genießen und Schönheit rundum stehen auf dem Programm.

Ein Luxus für wenige ist die Beauty-Farm, eine Idee aus den USA, längst nicht mehr. Eine einwöchige Kurzkur, um dem Alltag und seinen Belastungen zu entfliehen, gönnen sich viele Frauen – von jung bis alt – zumindest gelegentlich. Die Verwöhnung tut gut, doch nachhaltige Veränderungen der Lebensgewohnheiten lassen sich nur in einer zwei- bis dreiwöchigen Beauty-Kur erzielen.

Grundidee der Farmen ist es, fernab von allen täglichen Pflichten zu helfen, Körper, Geist und Seele gleichermaßen ins Gleichgewicht zu bringen. In einer schönen Umgebung, einer angenehmen Atmosphäre plant und sorgt man für Sie.

Auf der Beauty-Farm geht es nur um Sie

Ein Rundum-Beauty-Programm umfaßt die Pflege des ganzen Körpers. Das Grundprogramm kann durch Spezialprogramme erweitert werden, zum Beispiel um Laser-, Myoliftbehandlungen, Vlies oder Modellage oder um eine Cellulitebehandlung. Auch eine Schlankheits- oder Entschlackungskur kann mit der Beautypflege verbunden werden.

Auf gutgeführten Farmen wird das Tagesprogramm so gestaltet, daß genügend Zeit für Entspannung, Erholung, Selbstbesinnung und zwischenmenschliche Kontakte bleibt. Wählen können Sie zwischen einer reinen Schönheitsfarm, auf der nur Beauty-Gäste sind (der sogenannten Kuschelfarm, von leger bis stilvoll-elegant) und dem Hotel mit angegliederter Schönheitsfarm, wo Sie mit anderen, auch Nicht-Beauty-Gästen wohnen. Verwöhnen lassen kann man sich auch als Tagesgast. So ein Kurzprogramm umfaßt meist Pflegebehandlungen, Massage, Packungen, Maniküre, Pediküre und Make-up.

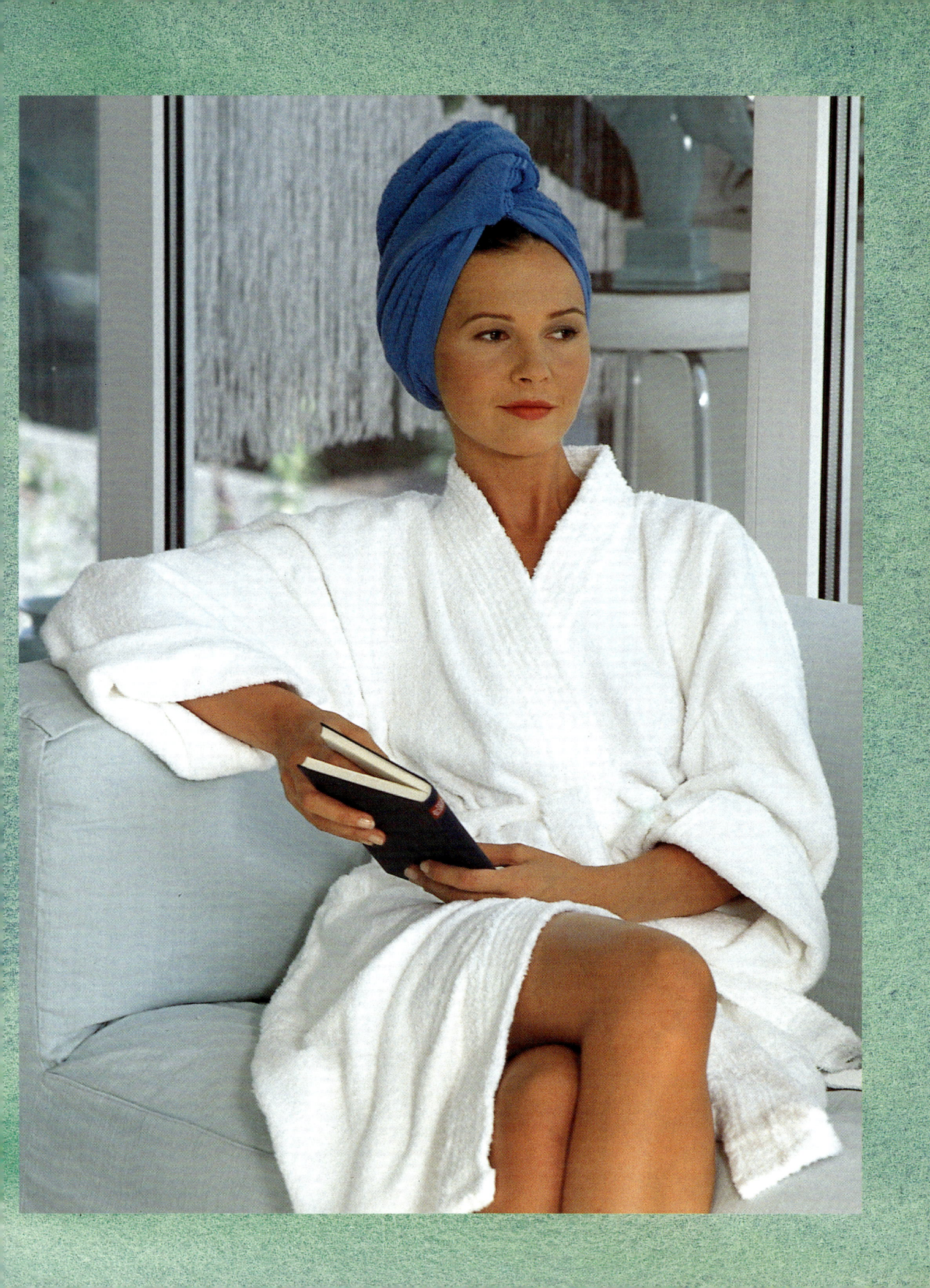

KÖRPER UND SEELE

Was Schönheit mit Gesundheit zu tun hat

Tränensäcke, geschwollene Füße, Falten – Schönheitsprobleme sind häufig Symptome, die auf gesundheitliche Probleme hindeuten. Schon die alten Chinesen sahen die Haut und ihre Erkrankungen in engem Zusammenhang mit Veränderungen bestimmter Organe.

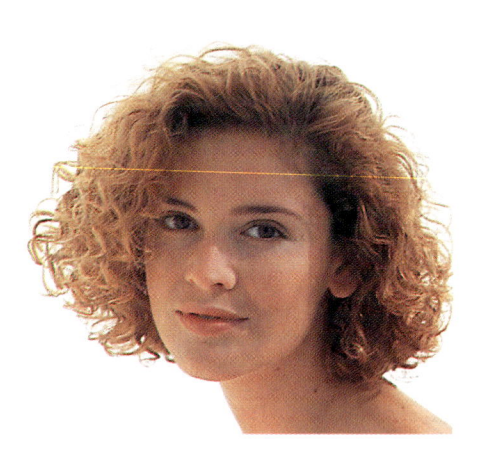

Es gibt noch eine ganze Reihe an Warnsignalen des Körpers: Betrachten Sie doch einmal aufmerksam Ihre Füße. Falls Sie eine Schwiele unter dem rechten Fuß haben, kann das ein Anzeichen dafür sein, daß mit der Leber oder mit der Gallenblase etwas nicht in Ordnung ist. Oder ist die große Zehe nach innen abgeknickt? Das deutet möglicherweise darauf hin, daß der Nacken und die Schulterpartie ständig verspannt sind.

Vorzubeugen ist natürlich in jedem Fall besser, als heilen zu müssen. Doch wenn das Problem nun einmal da ist, packen Sie es kurzerhand an. Für so manche »Unschönheit« gibt es einfache Lösungen.

Was häufig das Aussehen beeinträchtigt

Viele Frauen haben von Natur aus eine schöne Haut. Um sie schön zu erhalten, reicht allerdings die gute Pflege nicht. Die wahren Schönmacher der Haut sind die gesunde Ernährung und eine vernünftige Lebensweise.

Wer sich zu wenig bewegt, leistet einem weit verbreiteten Gesundheitsproblem Vorschub: dem Stau der Lymphe (–> Lexikon, Seite 170). Die Folgen für das Aussehen sind nicht zu übersehen: Im Gewebe sammelt sich Lymphflüssigkeit und bildet unschöne Ödeme. Meist sind die Finger, die Füße, Knöchel oder die Augenpartie betroffen. Aber auch eine falsche Atmung, das Rauchen, Alkohol und Übergewicht oder organische Störungen können den Lymphfluß blockieren.

Ein zuverlässiges Signal für den gestörten Lymphstrom ist, wenn Sie den Ring, den Sie abends noch ganz normal vom Finger ziehen konnten, am Morgen nur noch sehr schwer herunterbekommen. Auch wenn Sie bisher Kosmetikinstitute für überflüssig gehalten haben, gehen Sie jetzt mal hin und lassen Sie sich von einer entsprechend ausgebildeten Kosmetikerin eine Lymphdrainage machen.

20

KÖRPER UND SEELE

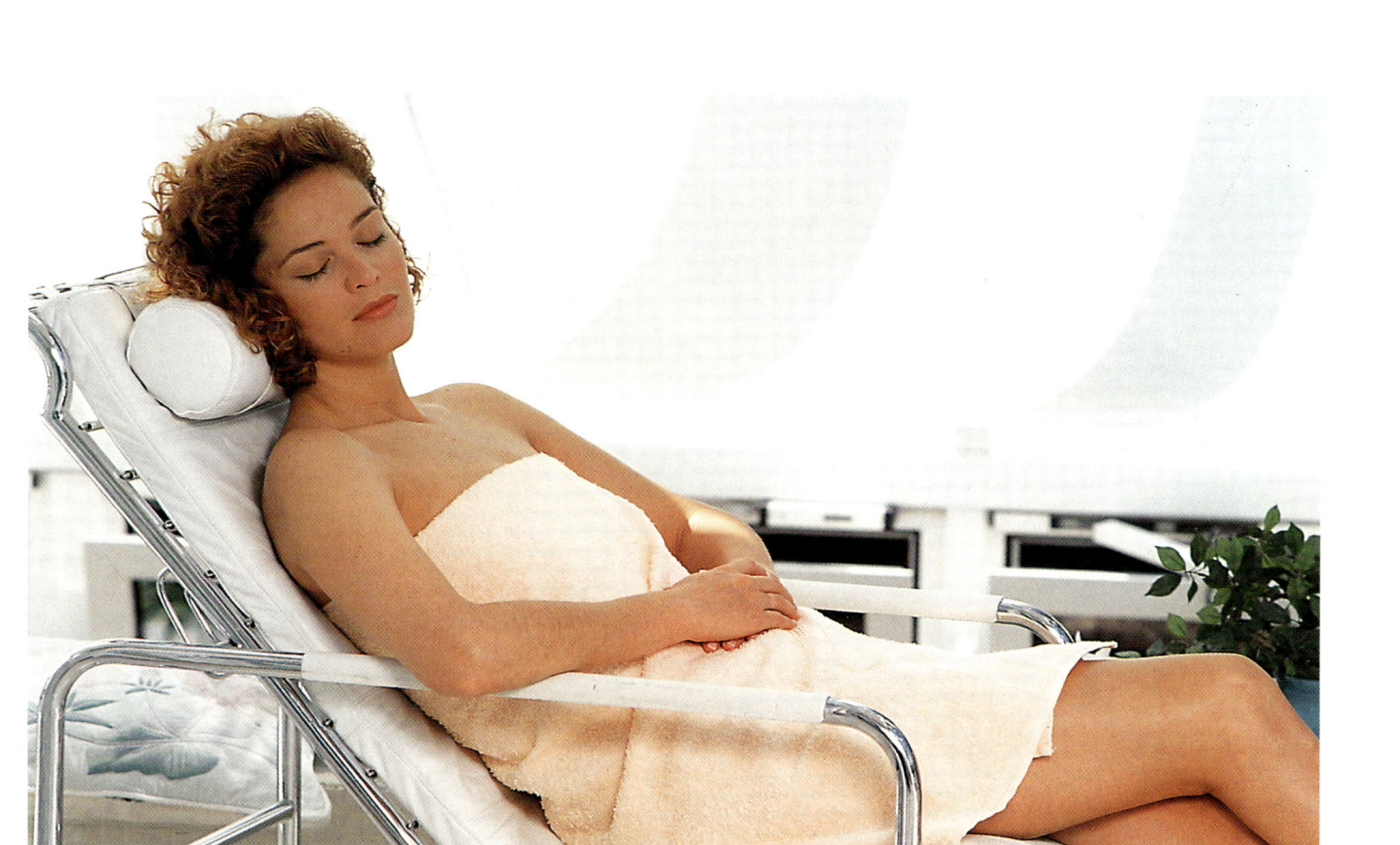

Sich wieder wohlfühlen durch Lymphdrainage

Eine erfahrene Kosmetikerin weiß die Grenze zu ziehen zwischen sanft-lindernden Behandlungen, die sie bieten kann, und Störungen, die von einem Arzt behandelt werden sollten. Es wird nicht geknetet, es wird nicht gewalkt, sondern nur unendlich sanft gestrichelt. Und doch bewirkt die Lymphdrainage kleine Wunder. 40 Liter Körperflüssigkeit werden bei einem 60-Kilo-Menschen bei einer Behandlung in Bewegung gebracht. Der Körper wird von innen entschlackt, gereinigt und regeneriert. Müde Haut wird frisch und elastisch, man fühlt sich wie neugeboren. Selbst der Alterungsprozeß der Haut kann durch regelmäßige Lymphdrainage verzögert werden, Haut-, Gewebe- und Knochenverletzungen heilen danach besser ab. Je früher bei gesundheitlichen Störungen die Lymphdrainage verabreicht wird, um so erfolgreicher ist die Behandlung. Besser für den gesamten Körper und das persönliche Wohlfinden ist es natürlich, wenn Sie die Lymphdrainage vorbeugend einsetzen.

Achtung: Bei akuten Entzündungen darf auf keinen Fall eine Lymphdrainage gemacht werden, da dann Bakterien und Viren über die Lymphbahnen im ganzen Körper verteilt werden und neue Entzündungsherde bilden. Auch bei Thrombose sollte auf die Drainage verzichtet werden, da die Gefahr einer Embolie besteht.

Nach Lymphdrainage sollten Sie auf eine kleine Ruhepause, in der Sie wohlig entspannt vor sich hin träumen können, nicht verzichten.

Körper und Seele

Das steckt hinte

Viele Gesundheitsstörungen haben sichtbare Auswirkungen auf das Aussehen. Für häufig vorkommende Gesundheitsstörungen sind nachfolgend die möglichen Ursachen aufgeführt und Gegenmaßnahmen angegeben, die Sie zum Teil selbst durchführen können. Bei einigen ist fachliche Hilfe (zum Beispiel von einer Kosmetikerin) nötig.
Wichtig: Gehen Sie im Zweifelsfall unbedingt zum Arzt!

Augen: Ringe oder Schatten
Ursachen: Leichte Kreislaufstörungen, niedriger Blutdruck, Vitaminmangel, Überarbeitung, durchzechte Nächte.
Abhilfe: Nehmen Sie sich die Zeit für dieses Pflegeprogramm:
• Morgens Augencreme auftragen,
• Abends Pads mit Lindenblütenlotion (im Fachhandel erhältlich) getränkt auflegen,
• 5 Minuten Morgengymnastik (Übungen —> Seite 48/49),
• alle 14 Tage eine Gesichts- und Körperlymphdrainage (Kosmetikinstitut),
• viel Bewegung an der frischen Luft,
• vitamin- und mineralstoffreiche Ernährung (—> Seite 24 bis 29),
• vor dem Schlafengehen etwa 20 Minuten Entspannungsübungen (Beispiele —> Seite 18/19).

Augen: Tränensäcke
Ursachen: In vielen Fällen Herz- und Kreislaufprobleme.
Abhilfe: Das unter »Augenschatten« aufgeführte Pflegeprogramm auch bei Tränensäcken. Vorsichtshalber aber zum Arzt gehen, denn Tränensäcke können Warnsignale für ernsthafte Gesundheitsstörungen sein.

Beine: Krampfadern
Ursachen: Solange das Lymphsystem noch einigermaßen mit dem Abtransport der Lymphe fertig wird, treten noch keine sichtbaren Stauungen auf. Das passiert erst, wenn sich 4 bis 6 Prozent Eiweiß im Lymphsystem abgelagert haben.
Abhilfe: Krampfadern treten in so unterschiedlichen Formen und Ausprägungen auf, daß Sie in jedem Fall einen Arzt zu Rate ziehen sollten. Beginnen Sie nie von sich aus eine Behandlung! Beschwerden können durch Lymphdrainagen gemildert werden. Das Krampfaderbein darf nur ganz vorsichtig behandelt werden, damit kein Venenverschluß durch einen Thrombus eintritt. Bei Krampfadern im Unterschenkel dürfen die Lymphbahnen ab dem Knie, im Oberschenkel und in der Leiste durch leichte Bewegungen entleert werden. Bei fachgerechter Ausführung ist schon nach der ersten Behandlung eine angenehme Erleichterung zu spüren.

Füße: unförmige Fesseln
Ursachen: Stauungen innen und außen seitlich der Ferse verweisen auf Gebärmutter- und Eierstockprobleme, denn seitlich innen der Ferse liegt die Reflexzone der Gebärmutter, seitlich außen die der Eierstöcke.
Abhilfe: In beiden Fällen ist es wichtig, sich gründlich vom Gynäkologen untersuchen zu lassen.
Durch Bauch-Lymphdrainage und Reflexzonenmassage an den Füßen wird die gestaute Lymphe abtransportiert. Zusätzlich wirkt ein Kräutertee unterstützend und entschlackend.

Füße: Stauungen im Mittelfußbereich
Ursache: Stauungen seitlich innen am Mittelfuß, manchmal dazu auch Schwellungen unterhalb der Augenbrauen signalisieren Blasenprobleme.
Abhilfe: Schwellungen an den Füßen und auch unterhalb der Augenbrauen gehen zurück, wenn die Blase wieder normal funktioniert. Um dies zu erreichen helfen:
• Lymphdrainage im Wechsel mit Fußreflexzonenmassage,
• Kräutertee – täglich morgens und abends eine Tasse,
• eine salzarme Diät,
• ausreichende Flüssigkeitsaufnahme – zwei bis drei Liter kalorienarme Getränke am Tag trinken.

KÖRPER UND SEELE

chönheitsfehlern

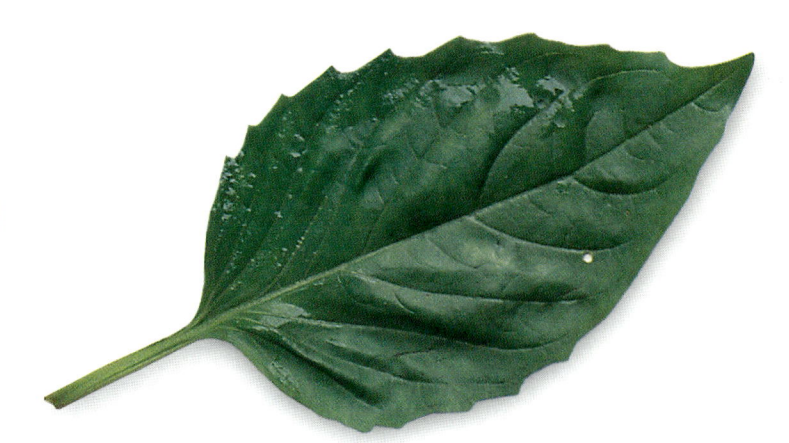

Gesicht: Akne
Ursache: Überfunktion der Talgdrüsen.
Abhilfe: Wichtig: die Ernährung. Viel frisches Obst und Salate bis zum Mittag, abends leichte Koste (Milchspeisen, Gemüse). Keine scharfen Gewürze und Süßigkeiten. Spezielle Akne-Cremes und -Masken wirken schützend, entzündungshemmend und sie clearen (klären) die Haut. Akne-Pusteln beim Hautarzt oder bei der Kosmetikerin entfernen lassen.

Gesicht: Mundwinkelfalte
Ursache: Die scharf ausgeprägte, Nasolabialfalte genannte, Mundwinkelfalte deutet auf eine Funktionsstörung des Darms hin.
Abhilfe: Regulierend wirkt eine Shiatsu-Massage (—> Seite 18). Dabei spannt man die Gesichtsmuskeln fest an und atmet gleichzeitig tief ein und aus. Bei der Anspannung wird das Blut aus dem Muskel herausgedrückt, bei der Entspannung fließt frisches, sauerstoffreiches Blut in den Muskel.

Lippen: Herpes
Ursachen: Die wassergefüllten Bläschen, meist an der Lippe, bilden sich als Folge von seelischem und körperlichem Streß. Die Infektion mit dem Herpes-Virus erfolgt meist schon im Kindesalter. Aktiviert wird er zum Beispiel durch körperliche Überanstrengung beim Joggen, auf dem Tennisplatz oder im Fitneßstudio. Ist das Immunsystem schwach, schlägt das Virus zu. Auch großer seelischer Kummer kann Herpes auslösen.
Abhilfe: Salben (Virostatika, aus der Apotheke) unterstützen den Heilungsprozeß. Um dem Virus aber keine Chance zu geben, muß dem Immunsystem auf die Beine geholfen werden: durch eine gesunde Lebensweise mit viel Schlaf, sanfter Bewegung an der frischen Luft (Spazierengehen) und gesunder, vitamin- und mineralstoffreicher Ernährung (—> ab Seite 24). Sportliche Aktivitäten und Fitneßtraining in jeder Form nicht übertreiben. Weniger hilft dem Körper und Ihrer Schönheit oft mehr.

Wangen: rote Äderchen
Ursache: Die vielen roten Äderchen auf den Wangen (Couperose genannt) treten meist nur bei Frauen mit zarter und empfindlicher Haut auf. Der häufige Wechsel von Wärme zu eisiger Kälte und ungeschützte Haut bei Wind und Wetter haben oft die Couperose zur Folge. Kommt man aus der kalten Luft in ein warmes Zimmer, fängt die Haut an zu glühen.
Abhilfe: Vor allem im Winter (Winterurlaub!) unbedingt die Haut schützen. Kakao-Butter oder ein Sun-Blocker-Stick (ein Stift, der eigentlich dazu dient, die Sonne komplett abzublocken) beugen vor. Couperose deutet oft darauf hin, daß die Haut mit mehr Fettcreme geschützt werden sollte.
Zusatztip: Auch zu ausgedehnte Saunabäder können die roten Äderchen zum Vorschein bringen.

Geschwollene Hände, Füße, Augenlider
Ursache: Der Lymphfluß ist gestört (—> auch Seite 20/21).
Abhilfe: Sechs bis zwölf Lymphdrainagen für Gesicht und Körper (bei einer entsprechend ausgebildeten Kosmetikerin) regen den Lymphfluß an und bringen sichtbar Linderung.
Und 5 bis 7 Minuten Gymnastik am Morgen (—> Seite 48/49) sollten auf Dauer zum Tagesbeginn gehören wie das Zähneputzen.

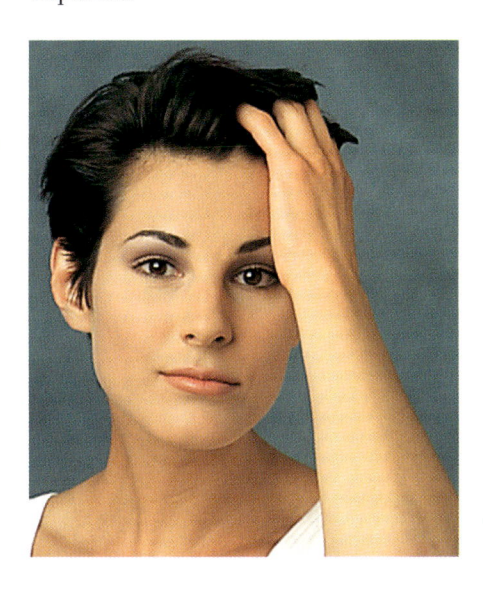

KÖRPER UND SEELE

Essen Sie sich gesund und schön

Die Ausrede mit den nicht funktionierenden Drüsen gilt nicht mehr. Überflüssige Pfunde sind angefuttert, so lästig diese Einsicht auch ist. Das Gute daran: Man hat es selbst in der Hand dafür zu sorgen, daß sie wieder verschwinden. Doch die richtige, ausgewogene Ernährung ist weit mehr als eine Gewichtsregulierung – sie ist der Schlüssel zur Gesundheit und zur Schönheit.

Mit einer ausgewogenen Ernährung können viele Gesundheitsprobleme im Anfangsstadium bekämpft werden. Und die Haut zeigt, was drinnen im Körper los ist. Ist sie trocken, faltig, feuchtigkeitsarm, kann die Niere zum Beispiel das Blut nicht entgiften und reinigen. Abhilfe bringt die richtige Mischung aus Vitaminen, Eiweiß und Mineralstoffen.

Gesund, fit und schlank zugleich

Einseitige Diäten und Abmagerungskuren, die schnelle Blitzerfolge versprechen, sind mit großer Vorsicht zu betrachten. Zu schnell ist der meist ohnehin belastete Stoffwechselhaushalt des Körpers aus dem Takt gebracht. Bei der auf Seite 26 beginnenden Drei-Wochen-Fit-und Schlank-Kur handelt es sich um eine ausgewogene Diät. Sie basiert auf der alten chinesischen Lehre von Yin und Yang, die besagt, daß Yin-Nahrungsmittel (zum Beispiel Kartoffeln, Spargel, Milchprodukte) leicht verdaulich sind und daher abends auf dem Speiseplan stehen sollten. Yang-Nahrungsmittel (zum Beispiel Salat, Fleisch, Obst) sollten morgens und mittags gegessen werden. Denn nur dann stimmt der Säure-Basen-Haushalt im Körper.

<u>Noch einige Tips:</u> Streichen Sie den berühmten Apfel am Abend. Kauen Sie immer intensiv, denn dadurch werden die Nahrungsmittel gut aufgespalten und verdaut. Und denken Sie daran, daß der Körper zwei bis drei Liter Flüssigkeit am Tag braucht.

KÖRPER UND SEELE

Die Schönmacher

Beauty-Vitamine schützen die Haut vor dem Altern

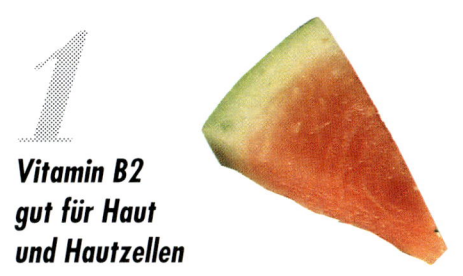

1
**Vitamin B2
gut für Haut
und Hautzellen**

Dieses Vitamin aus dem »Vitamin-B-Komplex« ist der Stoff, der Nägel, Augen, Haare und Lippen schön und gesund erhält.
Die B2-Nahrung: 1,6 mg braucht man täglich von diesem Vitamin. Sie stecken in 1 Liter Milch. Wem anderes besser schmeckt:
50 g Erdnüsse, 50 g Mandeln oder 125 g Pilze enthalten 0,5 mg, 50 g Käse 0,3 mg.
Mangelerscheinungen: fahle Haut, unreine Haut, rissige Mundwinkel.

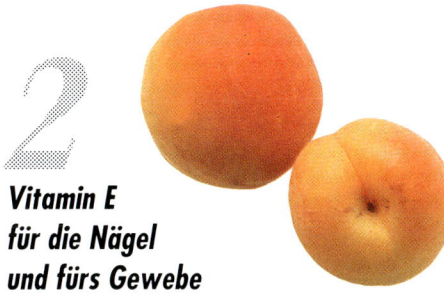

2
**Vitamin E
für die Nägel
und fürs Gewebe**

Dieses Vitamin sorgt nicht nur für schöne Nägel und kräftiges Gewebe, es hat eine Schutz- und Stärkungsfunktion für den gesamten Körper.
Die Vitamin E-Nahrung: 12 mg decken den täglichen Bedarf. Zum Beispiel enthalten 15 g Weizenkeime 23 mg, 100 g Himbeeren 4,5 mg, 150 g Truthahn enthält 2,85 mg, 100 g Avocado 3,0 mg, 100 g Schwarzwurzeln enthalten 6,0 mg.
Mangelerscheinungen: trockene, schuppige Haut, welke Haut, Altersflecken, Müdigkeit, Leistungsschwäche.

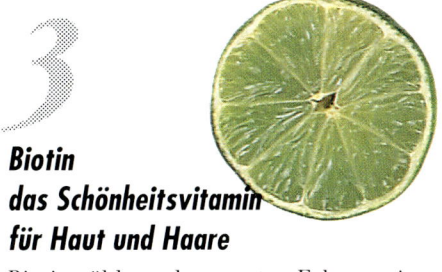

3
**Biotin
das Schönheitsvitamin
für Haut und Haare**

Biotin zählt nach neuesten Erkenntnissen zu einem der wirkungsvollsten »Schönmacher«. Es wird in unserem Darm durch Bakterien produziert, vorausgesetzt, wir bieten unserem Körper die entsprechende Nahrung.
Die Biotin-Nahrung: Pro 1000 verbrauchter Kalorien benötigen wir etwa 100 mg Biotin. Entscheidend ist eine gesunde Darmflora. Gut dafür sind Lebensmittel mit einer hohen Nährstoffdichte (wie Vollkorngetreide, Gemüse, Obst, mageres Fleisch und Fisch).
Mangelerscheinungen: Hautprobleme, Haarausfall, Schuppen, Nervosität, Abgespanntheit.

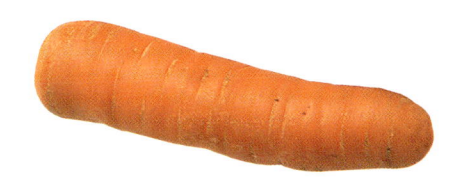

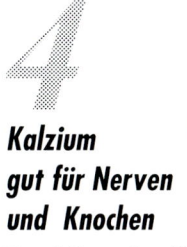

4
**Kalzium
gut für Nerven
und Knochen**

Den Mineralstoff Kalzium braucht der Mensch für den Knochenaufbau, die Zähne und die Blutgerinnung. Und nicht zuletzt stärkt er die Nerven.
Kalzium-Lieferanten: 800 mg braucht der Mensch am Tag. Enthalten sind in 200 g Milch 264 mg, 200 g Grünkohl 460 mg, 200 g Brokkoli 226 mg, 45 g Parmesan 580,5 mg, 45 g Tilsiter 386 mg.
Mangelerscheinungen: Hautblässe, Schwäche, Übelkeit, Durchblutungsstörungen, Ekzeme, Haarausfall.

5
**Sich
schön
essen**

Dieser kurze Überblick kann nur zeigen, daß Essen tatsächlich schön machen kann. Um an die Schönmacher wie Vitamine, Mineralstoffe und andere Biostoffe heranzukommen, ist eine gesunde Ernährung das A und O.

KÖRPER UND SEELE

Die Drei-Wochen-Beauty-Fit-Diät

Sie schmeckt, läßt einen nicht hungrig zurück und bringt den Organismus gründlich auf Vordermann.
Drei wichtige Grundregeln, die für alle drei Wochen gelten:
1. Zwischen Frühstück und Mittagessen wird 1 Glas Saft getrunken und ein 3/4 Liter Wasser. Nichts zwischendurch naschen!
2. Zu den Mahlzeiten wenig trinken, ein Glas trockener Weißwein darf es jedoch sein.
3. Zwischen dem Mittag- und dem Abendessen dürfen Sie sich eine Tasse Kaffee, Tee und Mineralwasser schmecken lassen. Abends aber – wegen der unbekömmlichen Säure – keine Säfte trinken.
• Die Mengenangaben gelten für eine Person.

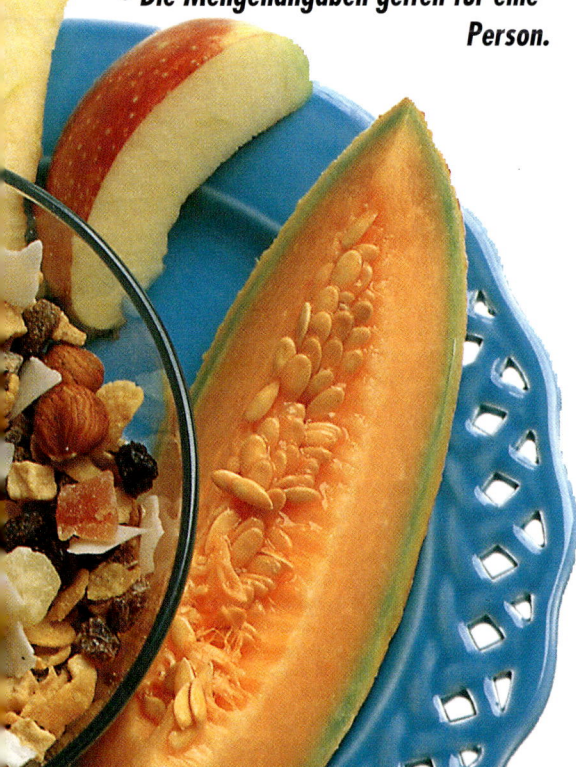

Die 1. Woche

Montag
Frühstück: 1 Apfel, Birne oder Banane, 1 Scheibe Vollkornbrot, 1 Teelöffel Butter, 1 Fruchtjoghurt, 2 Tassen Kaffee oder Tee.
• Zwischendurch: 1 Glas Saft aus Kiwi, Apfel, Banane, frisch gepreßt, und 3 Gläser Wasser.
Mittagessen: 1 Teller Tomatensuppe, gemischter Salat aus einigen Kopfsalatblättern, 1 kleinen Tomate und 5 Scheiben Salatgurke, 1 Ei und 1 Hühnchenbrust.
Abendessen: Gemüse aus 1 Stange Porree und Sojasauce.

Dienstag
Frühstück: 3 Eßlöffel Beerenobst mit 50 g Quark, 2 Scheiben Knäckebrot, etwas Butter, 1 Scheibe Schinken, 1 Teelöffel Marmelade, 2 Tassen Tee oder Kaffee.
• Zwischendurch: 1 Glas frisch gepreßter Orangensaft und 3 Gläser Wasser.
Mittagessen: 1 Teller Grießnockerlsuppe, 150 g Rumpsteak mit Kräuterbutter, 150 g Blumenkohl und 2 kleine Salzkartoffeln.
Abendessen: 1 Teller Kartoffelsuppe mit Tomaten, Lauch, Zwiebeln, Oregano frisch gekocht, 1 Teelöffel Sahne.

Mittwoch
Frühstück: 2 bis 3 Radieschen, 5 Scheiben Salatgurke, 50 g Kräuterquark mit 2 Scheiben Knäckebrot, Butter und 1 Tomate, 2 Tassen Kaffee oder Tee.
• Zwischendurch: 1 Glas Gemüsesaft aus Karotten, Rote Beete, Sellerie, Fenchel, 1 Teelöffel Distelöl und 3 Gläser Wasser.
Mittagessen: 50 g Feldsalat gemischt mit 50 g Chicorée, Petersilienwurzeln, Birnen- und Ananasstückchen, 150 g Broccoli mit Schmelzkäse überbacken und 2 kleinen Salzkartoffeln.
Abendessen: Omelette aus 2 Eiern, gefüllt mit 100 g Champignons.

Donnerstag
Frühstück: 1 Stück Obst nach der Saison, 1 Scheibe Vollkornbrot, 1 Scheibe Putenwurst, 1 gekochtes Ei, 2 Tassen Tee oder Kaffee.
• Zwischendurch: 1 Glas Saft aus Apfel, Banane, Karotten, Papaya und 3 Gläser Wasser.
Mittagessen: 1 Teller Steinpilzcremesuppe, 1 dünnen Pfannkuchen mit Blaubeeren.
Abendessen: 3 Schollenröllchen auf pikantem Zucchini- und Tomatengemüse.

Freitag
Frühstück: 1/2 Avocado und 250 g Trauben, 1 Scheibe Grahambrot, 1 Scheibe Schinken, 1 Magerjoghourt, 2 Tassen Kaffee oder Tee.

KÖRPER UND SEELE

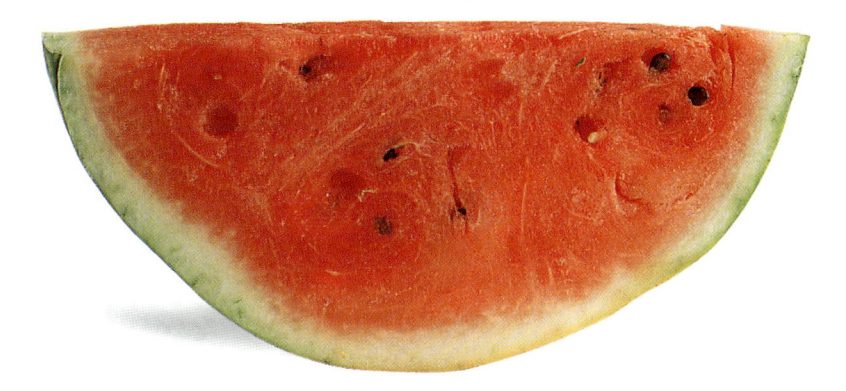

• Zwischendurch: 1 Glas Traubensaft und 3 Gläser Wasser.
Mittagessen: Kleine Salatplatte mit Kopfsalat, Paprika, Mais, Tomaten, Zwiebeln, Thunfisch, Oliven. 1 Seefisch-Filet mit Zitrone und Naturreis.
Abendbrot: 1 Teller Westerländer Fischsuppe aus Schellfisch, Seeaal, Schillerlocken, Steinbutt, Scholle und Heilbutt.

Samstag

Frühstück: 1 halbe kleine Ananas, 1 Orange, 50 g Himbeerquark, 2 Scheiben Knäckebrot, etwas Butter, 1 Scheibe Käse, 2 Tassen Kaffee oder Tee.
• Zwischendurch: 1 Glas Ananassaft und 3 Gläser Wasser.
Mittagessen: 1 Teller Erbseneintopf mit Würstchen, 50 g Joghurt-Quarkspeise mit Blaubeeren.
Abendbrot: 2 kleine Eierkuchen mit Spinat.

Sonntag

Frühstück: Krabbencocktail aus 50 g Krabben und 1 halben Avocado, 1 Scheibe Knäckebrot mit Hüttenkäse, 1/2 Scheibe Vollkornbrot mit Ei, 2 Tassen Kaffee oder Tee.
• Zwischendurch: 1 Glas Vitaminsaft aus 1 Rote Beete, 2 Karotten, 1 Apfel, 1 Banane, 1 halben Zitrone, 1 Teelöffel Distelöl und 3 Gläser Wasser.

Mittagessen: 1 Teller klare Rindfleischsuppe, 50 g Feldsalat mit 1 gekochten Ei und 1 Stange Chicorée, 150 g Filetsteak mit 1 Folienkartoffel und einem Teelöffel Crème fraîche.
Abendbrot: 1 Teller Reisauflauf mit Aprikosen und Apfelbrei.

Die 2. Woche

Montag

Frühstück:
1 halbe Mango mit 1 Scheibe Ananas, 1 Joghurt, 1 Scheibe Vollkornbrot, davon 1/2 Scheibe mit Honig und 1/2 Scheibe mit Aprikosenmarmelade, 2 Tassen Kaffee oder Tee.
• Zwischendurch: 1 Glas Karottensaft mir Apfel, Kiwi und 3 Gläser Wasser.
Mittagessen: Kleine Portion Eiersalat aus 1 Ei, einigen Blumenkohlröschen und 1 kleinen Tomate, angerichtet auf 2 Kopfsalatblätter und 3 Eßlöffel weißen Bohnen, 150 g Putensteak mit Ananas und Naturreis.
Abendessen: 3 Pellkartoffeln mit 100 g Kräuterquark und 100 g Champignons.

Dienstag

Frühstück: 50 g Quark mit Blaubeeren, 2 Scheiben Knäckebrot, etwas Butter, 1 Scheibe Schmelzkäse, 1 Scheibe Schinken, 2 Tassen Kaffee oder Tee.

• Zwischendurch: 1 Glas Blaubeersaft und 3 Gläser Wasser.
Mittagessen: 1 Teller Zwiebelsuppe mit Käse überbacken, 150 g Pfeffersteak mit 1 Folienkartoffel, dazu 2 Teelöffel Rahmjoghurt und etwas Knoblauch.
Abendessen: 2 große Tomaten gefüllt mit Reis und Kräutern, mit etwas Käse überbacken.

Mittwoch

Frühstück: 5 Scheiben Salatgurke und 1 halbe kleine Paprika, 50 g Kräuterquark, 2 Knäckebrot, etwas Butter, 1 Scheibe Käse, 2 Tassen Kaffee oder Tee.
• Zwischendurch: 1 Glas Apfelsaft und 3 Gläser Wasser.
Mittagessen: 1 kleine Portion Käsesalat aus Chesterkäse, Salami, Tomaten, Zwiebeln, eingelegten Gurken und Kopfsalat, 1 kleine mit Naturreis gefüllte Paprika.
Abendessen: 100 g Crevetten mit Mais und Champignons, 1 Scheibe Weißbrot.

Donnerstag

Frühstück: Je 1 halbe Birne und Banane, 100 g Johannisbeeren, 1 Scheibe Vollkornbrot, 1 Ei, 1 Scheibe Braten, 2 Tassen Kaffee/Tee.

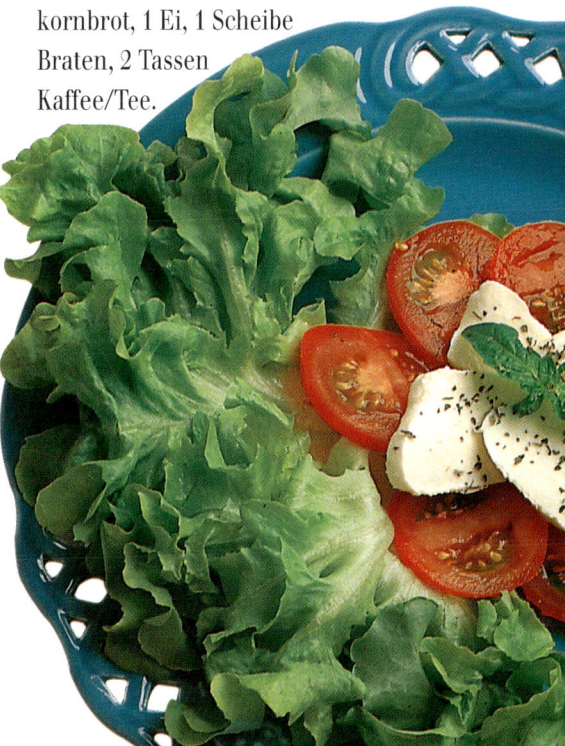

• Zwischendurch: 1 Glas Vitaminsaft aus Apfel, Banane, Rote Beete, Karotten und 3 Gläser Wasser.
Mittagessen: 1 Teller Minestrone, 1 kleine Portion Kaiserschmarrn mit Apfelmus.
Abendessen: 1 kleine Portion Spargel-Maissalat mit 1 gekochtem Ei.

Freitag
Frühstück: 1 Magerjoghurt mit 1 Teelöffel Honig und 2 Teelöffel kleingehackten Nüssen, 1 Scheibe Brot mit Servelatwurst, 2 Tassen Kaffee oder Tee.
• Zwischendurch: 1 Glas Aprikosensaft oder 3 Gläser Wasser.
Mittagessen: Kleiner Salatteller aus Blattsalat, Chinakohl, schwarzen Oliven, Radieschen, Salatgurke, Tomate und Kresse, 150 g Goldbarschfilet mit ein paar Champignons und etwas Käse überbacken, dazu Naturreis mit Curry.
Abendessen: 2 Scampispießchen mit Räucheraal und grünen Oliven.

Samstag
Frühstück: 50 g Quark mit Kirschen, 2 Scheiben Knäckebrot, Butter, 1 Scheibe Käse, 2 Tassen Kaffee oder Tee.
• Zwischendurch: 1 Glas Kirschsaft und 3 Gläser Wasser.
Mittagessen: 1 Teller Linsensuppe mit feinen Speckwürfeln und gerösteten Zwiebeln, 50 g Quarkspeise mit Himbeeren.
Abendessen: 1 Teller klare Brühe, 1 Konfitürenomelett mit Kirschen.

Sonntag
Frühstück: 50 g Stangensellerie, 1/2 rote und 1/2 grüne Paprika, 1 Scheibe Brot, Butter, 1 Scheibe Käse, 1 Scheibe Schinken, 1 Ei, 2 Tassen Kaffee oder Tee.
• Zwischendurch: 1 Glas Pfirsichsaft und 3 Gläser Wasser.
Mittagessen: 1 kleine Portion Hühnersalat mit grünen Salatbohnen, grünen Erbsen, Zwiebeln, Kopfsalat, Kiwi, Ananas, 1 kleine Rinderroulade mit Kartoffelpüree und 150 g Fenchelgemüse.
Abendessen: 1 Teller griechische Champignonsuppe.

Die 3. Woche

Montag
Frühstück: Rohkostteller aus je 50 g Karotten, Sellerie, Fenchel und 1 Apfel (alles geraspelt), 50 g gewürztem Quark, 1 Scheibe Vollkornbrot, 1 Scheibe Schinken, 1 Stück Schmelzkäse, 2 Tassen Kaffee oder Tee.
• Zwischendurch: 1 Glas Saft aus Rote Beete, Apfel, Karotten, Zitrone, Banane, 1 Teelöffel Distelöl und 3 Gläser Wasser.
Mittagessen: 1 halber Kopfsalat mit frischen Gartenkräutern, 1 Hähnchenbrust mit Reis, Weintrauben und Mangosauce.
Abendessen: 1 Teller Tomatencremesuppe mit 2 Scheiben französischem Weißbrot.

Dienstag
Frühstück: 1 Achtel Stück Honigmelone, 1 Joghourt mit 1 Teelöffel Honig, 2 Scheiben Knäckebrot, Butter, Himbeermarmelade, 1 Scheibe roher Schinken, 2 Tassen Kaffee oder Tee.
• Zwischendurch: 1 Glas Mangosaft und 3 Gläser Wasser.
Mittagessen: 1 Teller klare Brühe mit Eierstich, 150 g Rumpsteak mit Sauce Bernaise mit 2 Salzkartoffeln und 200 g Mischgemüse aus Blumenkohl, Karotten, Erbsen und Champignons.
Abendessen: 1 kleine Portion Langostinos im Reisrand mit Porree und Erbsen.

Mittwoch
Frühstück: 1 halbe Ananas, 50 g Quark, 1 Rührei mit Schinken, 1 Scheibe Vollkornbrot mit Butter, 2 Tassen Kaffee oder Tee.
• Zwischendurch: 1 Glas Heidelbeersaft und 3 Gläser Wasser.
Mittagessen: 1 kleine Portion Bauernsalat aus Kopfsalat, Tomaten, Oliven, Paprika, Zwiebeln, 1 kleines Bauernomelett aus je 1 Scheibe Roastbeef und Schinken, 3 kleinen Kartoffeln und 2 Eiern.
Abendessen: 1 Teller Spargelcremesuppe, 1 kleine Portion Spargelsalat mit Ei.

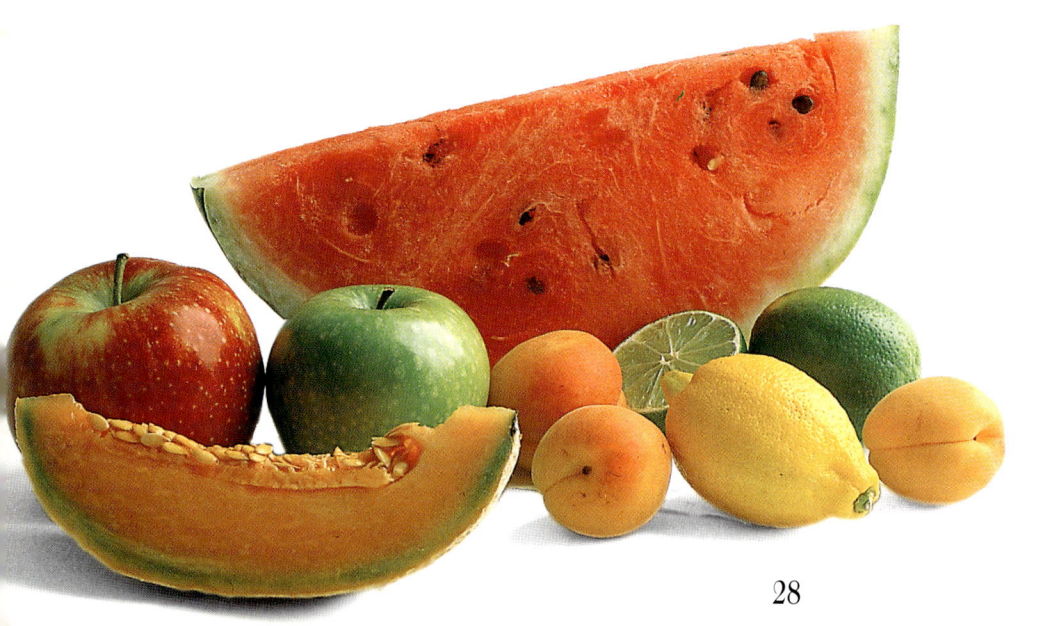

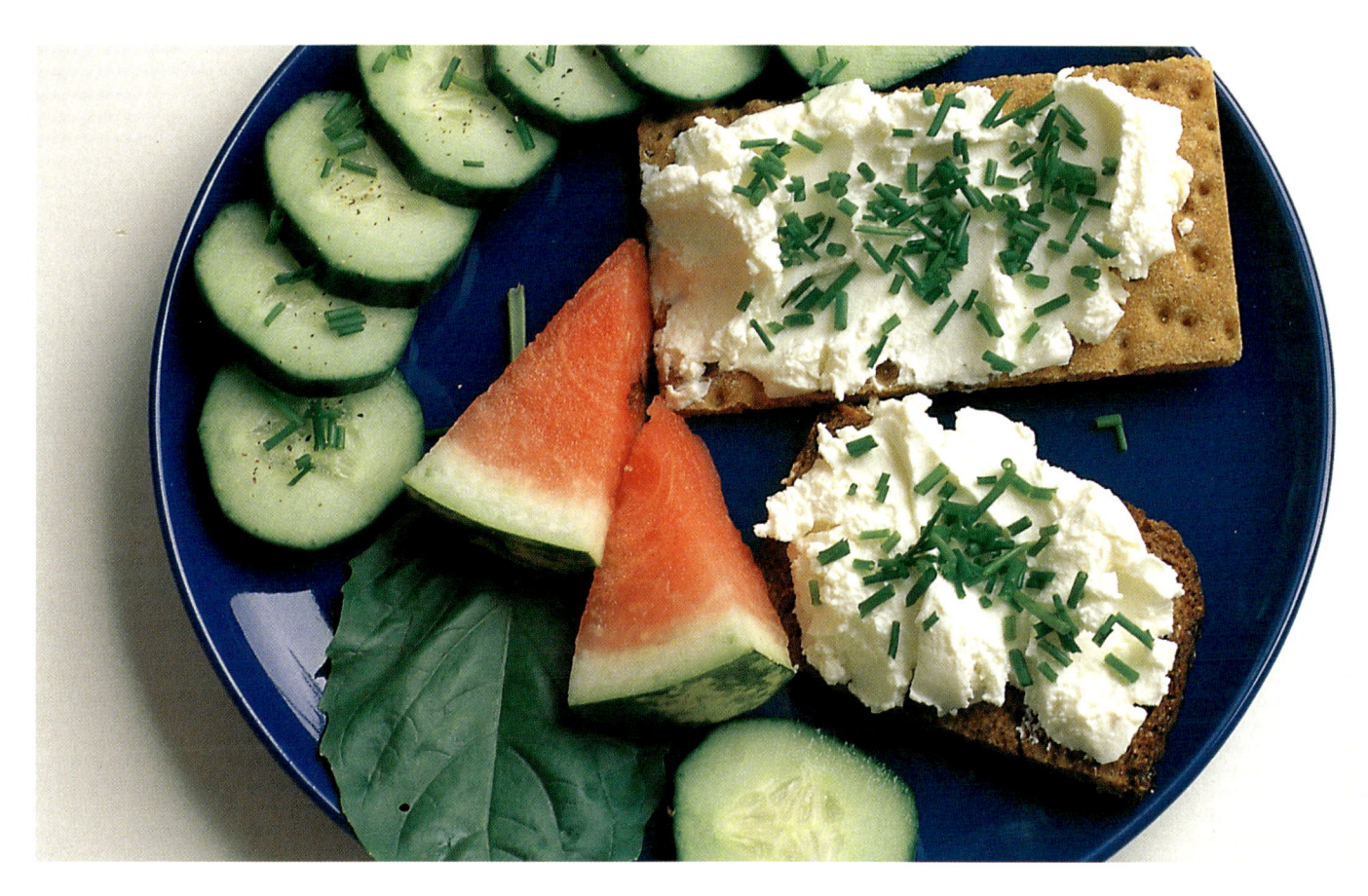

Donnerstag

Frühstück: 3-4 getrocknete Zwetschgen, 1 Schale Aprikosen- und Birnenkompott, 1 Joghurt, 2 Scheiben Knäckebrot, Butter, 1 Scheibe rohen Schinken, 1 Stück Camembert, 2 Tassen Kaffee oder Tee.
• Zwischendurch: 1 Glas Apfelsaft und 3 Gläser Wasser.
Mittagessen: 1 Teller russische Weinkrautsuppe mit Zwiebeln, Sauerkraut und Weißwein, 1 kleine Portion Apfelstrudel mit Nüssen und Vanillesauce.
Abendessen: 1 Teller Paella aus Makrelenfilet, Schollenfilet, Krabben, Muscheln, Reis und Zwiebeln.

Freitag

Frühstück: 50 g Hüttenkäse mit Orangenstückchen, 2 Scheiben Knäckebrot, Butter, Aprikosenmarmelade, 1 Scheibe Schnittkäse, 2 Tassen Kaffee oder Tee.
• Zwischendurch: 1 Glas Gemüsesaft aus Rote Beete, Sellerie, Karotten, Fenchel, Zitrone und 3 Gläser Wasser.
Mittagessen: 1 Viertel Eisbergsalat mit Sellerie, Tomaten, Paprika, Porree und Karotten, 1 Scheibe Heilbutt mit Kartoffelpüree und Blattspinat.
Abendessen: 1 Teller Kartoffelsuppe mit Lachsstreifen.

Samstag

Frühstück: 100 g Trauben oder 1 halbe Banane, 2 Scheiben Knäckebrot, Butter, 2 Scheiben Schweizer Käse, 2 Tassen Kaffee oder Tee.
• Zwischendurch: 1 Glas Birnensaft und 3 Gläser Wasser.
Mittagessen: 1 Teller französische Bohnensuppe mit Zwiebeln, Speckstreifen, Porree, 1 Kugel Eis mit heißen Himbeeren.
Abendessen: 2 gekochte Eier mit Dillsauce und 2 Scheiben Weißbrot.

Sonntag

Frühstück: 50 g Kräuterquark mit Gurke, Paprika, Tomate, 1 Scheibe Vollkornbrot, 1 Scheibe Käse, 1 Ei, 2 Scheiben Bündnerfleisch, 2 Tassen Kaffee oder Tee.
• Zwischendurch: 1 Glas Ananassaft und 3 Gläser Wasser.
Mittagessen: 1 kleine Portion Salat aus Petersilienwurzeln, Feldsalat, Apfel, Chicorée, Ananas.
1 kleines Porterhouse-Steak mit Knochen und Filet, 1 Folienkartoffel mit Knoblauch und Rahmjoghurt, 100 g grünen Bohnen und 2 kleine überbackene Tomaten.
Abendessen: 200 g getrüffelter Hummer mit geröstetem Toast, Butter und Weißwein.

KÖRPER UND SEELE

Streß und trotzdem schön

Wie ein Seismograph registriert die Haut, was einem zu schaffen macht – Alltagsstreß, Sonne, trockene Winter- und Heizungsluft, zu wenig Schlaf, die Zigarette zuviel, dazu die Umweltbelastungen. Auf all diese Zumutungen reagiert sie gereizt.

Nun ist Streß nicht immer zu vermeiden, aber sich um eine Schadensbegrenzung Gedanken zu machen, lohnt sich schon. Die Haut ist schließlich unser größtes und wichtigstes Organ. In jungen Jahren kann unser Schutzmantel noch gut Wasser speichern, doch ab 30 setzen ihm Sonne, Wind und Wetter mächtig zu. Die Haut spannt, schuppt, wird faltig. Beim Baby hat sie noch bis 74% Wasser, beim älteren Menschen kann der Wassergehalt auf 32% absinken.

Erste Hilfe für gestreßte Haut

Ganz wichtig bei Streß: so wenig Zigaretten, Kaffee und Alkohol wie möglich. Helfen Sie Haut und Körper zum Beispiel mit täglich 200 Milligramm mehr Vitamin C. Die stecken beispielsweise in vier Kiwis oder in einer Paprika. Und ein strammer Spaziergang am Abend. Oder radeln Sie sich den Ärger weg. Hauptsache Bewegung, empfehlen Streßforscher. Und unverzichtbar: täglich genug trinken, möglichlichst 2,5 Liter.

Bei Streß geht es der Haut nicht anders als einem selbst: Man braucht Streicheleinheiten. Als Anti-Streß-Erstprogramm zum Beispiel das entspannende Bad, eine Maske mit beruhigenden Wirkstoffen, eine Energieübung, die Verspannungen löst und die einen wieder richtig in Schwung bringt. Oft reichen dafür schon 30 Minuten (—> rechts). Nicht zu unterschätzen sind Duftstoffe, die für Entspannung sorgen. Oft ist ein Tupfer Lieblingsparfum schon eine Art »Aromatherapie« und beruhigt im wahrsten Sinne des Wortes die Sinne.

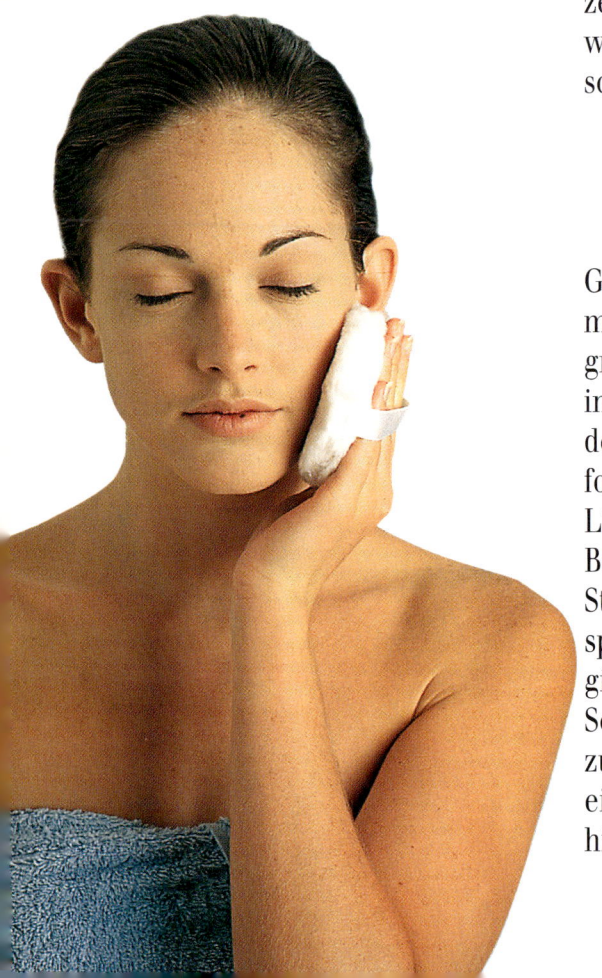

KÖRPER UND SEELE

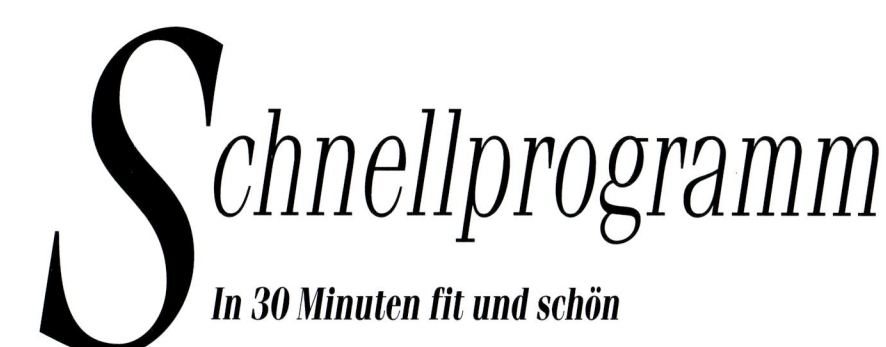

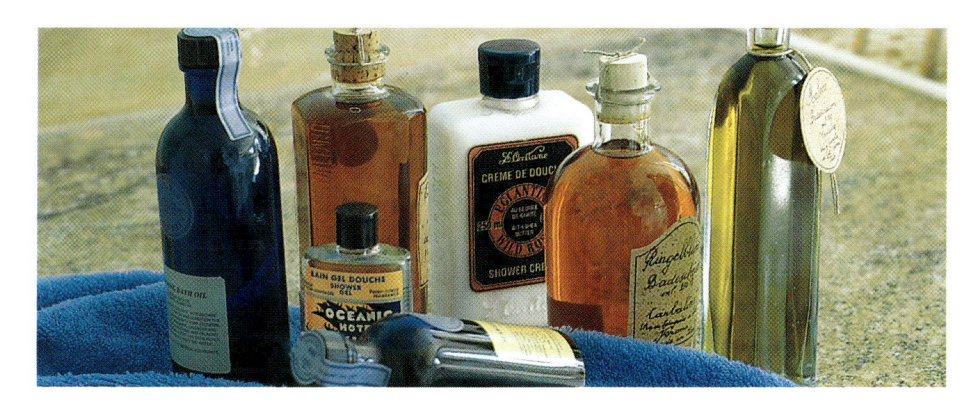

Schnellprogramm
In 30 Minuten fit und schön

1 Zu sich selbst kommen ist kein Luxus

Der eine gibt nur ungern zu, daß er sich gestreßt fühlt. Der andere redet ständig davon. Beiden gemeinsam ist, daß es ihnen schwerfällt, ein kleines »Auftankprogramm« einzulegen. Dabei reichen oft schon 30 Minuten aus, um ein wenig zu sich selbst zu kommen, sich und seinem Körper etwas Gutes zu tun – und damit mehr Lebensfreude und Spannkraft zu gewinnen.

2 Im Duftbad entspannen, Energie tanken

37 Grad sind die richtige Wassertemperatur, und ein Badezusatz (zum Beispiel mit belebendem Pfefferminz- oder Rosmarinöl) bringt angenehm in Schwung. Den gleichen Effekt haben Kalt- und Warmabreibungen oder eine Kalt-Warm-Dusche. Ideal sind auch die Wasseranwendungen nach der Kneippmethode (in der Fachliteratur informieren).

3 Von Kopf bis Fuß sanft cremen

Sich sanft von Kopf bis Fuß einzucremen, gibt nicht nur der Haut die Pflege, die sie nach dem Baden oder Duschen braucht, sondern ist zugleich eine wohltuend-entspannende Massage. Sehr angenehm vor allem nach einem anstrengenden Tag, wenn man sich schlaff fühlt und vielleicht gar keine rechte Lust mehr hat, die Abend-Verabredung einzuhalten.

4 Eine blitzschnelle Maske päppelt die Haut auf

Die ideale Soforthilfe, um wieder frisch und munter auszusehen: eine Vier/Fünf-Minuten-Maske mit beruhigenden Wirkstoffen. Sie kühlt und spendet Feuchtigkeit (als Creme-, als Creme-Gel- oder als Gel-Maske). Es gibt sogar Masken, die Sie auf der Haut lassen können. Das Make-up wird darüber aufgetragen.

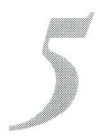

5 Durch sanften Fingerdruck wieder fit und munter

Mit den Zeigefingern die beiden Punkte am oberen Ende der Nase (in der Augenhöhle, direkt unterhalb des Ansatzes der Augenbrauen) sanft drücken. Bis zehn zählen. So oft wiederholen, wie es einem gut tut.

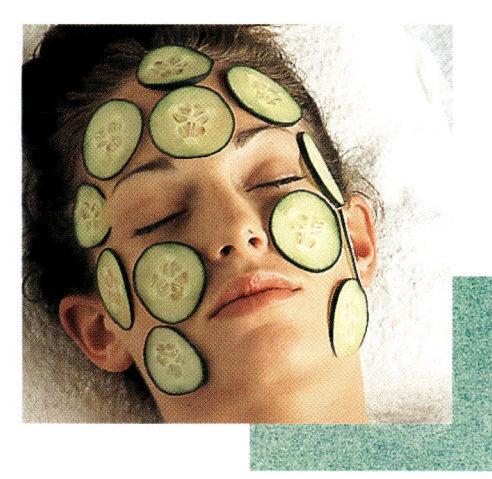

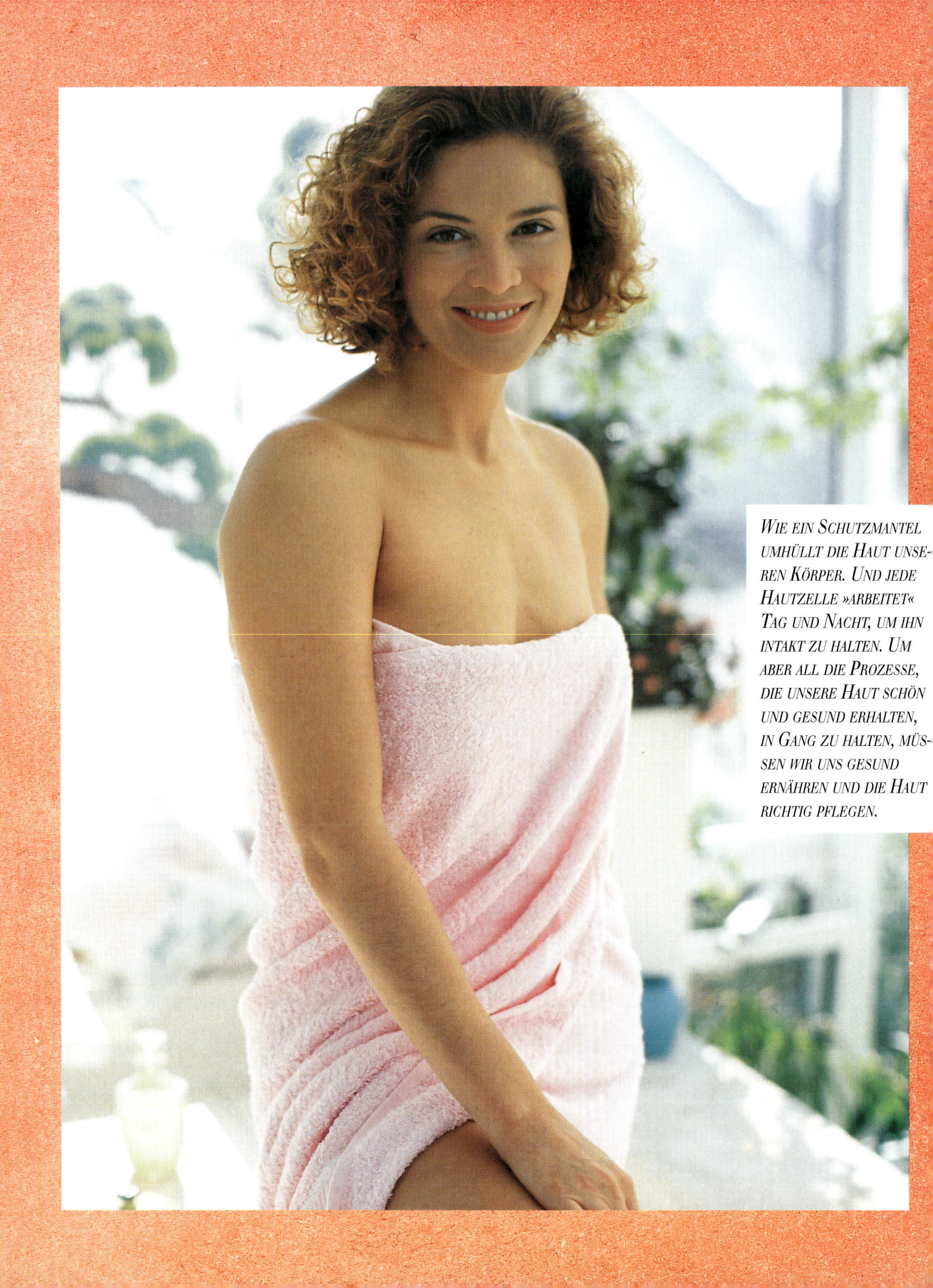

Wie ein Schutzmantel umhüllt die Haut unseren Körper. Und jede Hautzelle »arbeitet« Tag und Nacht, um ihn intakt zu halten. Um aber all die Prozesse, die unsere Haut schön und gesund erhalten, in Gang zu halten, müssen wir uns gesund ernähren und die Haut richtig pflegen.

Ein schöner Körper

Um sich straff und fit zu erhalten, bedarf es keiner Roßkur. Im Gegenteil: eine Radikal-Diät schadet nur und ein plötzlicher kurzer »Anfall« von Sportlichkeit bringt wenig. Nicht nur ein gertenschlanker Körper – auch wenn dieses Ideal noch so sehr propagiert wird – ist ein schöner Körper. Das Ziel aller Bemühungen sollte sein, die eigenen Maße zu finden, sich fit, die Haut elastisch und straff zu erhalten, Problemzonen wie die Oberschenkel, den Bauch, die Hüften gezielt anzugehen. Regelmäßig und systematisch betrieben führt Körperpflege zu sichtbaren Erfolgen. Und nicht zuletzt: Ob Duschen, Eincremen oder Gymnastik, betrachten Sie nichts davon als lästige Pflicht, genießen Sie es, fühlen und spüren Sie Ihren Körper dabei – es steigert Ihr Lebensgefühl.

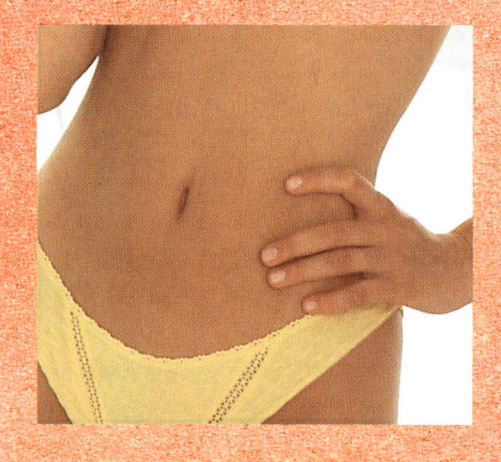

EIN SCHÖNER KÖRPER

Sanft gepflegt von Kopf bis Fuß

Es ist erstaunlich, wie viel die Haut mitmacht und aushält. Darüber wird leicht vergessen, daß sie ein ausgesprochen zartes Organ ist. Und das mit 1,8 qm größte des Menschen. Ihre äußere Hülle ist eine Mischung aus Fetten und Wasser, die man Säureschutzmantel nennt. Dieser Mantel schützt vor Infektionen, und man kann ihn chemisch messen: mit einer pH-Werteskala von 1 (sauer) bis 14 (stark alkalisch). Bei einer gesunden Haut liegt der Wert etwa in der Mitte, bei 5/6.

Wird der Haut nun zuviel zugemutet – zuviel Baden, Duschen, Seife – gerät das Schutzsystem aus dem Takt. Natürlich möchte man gepflegt und sauber sein, doch man kann des Guten zuviel tun. Seife oder Duschmittel zum Beispiel sollten nur dort eingesetzt werden, wo es nötig ist, also an den Stellen, an denen der Mensch schwitzt. Für den Rest des Körpers reicht oft Wasser pur.

Dusch- und Badetips

Einmal täglich duschen reicht. Ideal: erst warm, zum Schluß kurz kalt. Und drei Minuten sind die gesunde Grenze für die Haut. Auch fürs richtige Baden gelten Zeit- und Temperaturgrenzen. 10 Minuten tun gut bei einer Wassertemperatur von 37 Grad. Alles andere laugt die Haut nur aus. Und sogar das Abtrocknen ist wichtig. Denn nach dem Duschen oder Baden ist die Haut aufgequollen, dadurch öffnen sich die Poren. Trocknet man sich gleich ab, schließen sich die Poren sofort wieder und halten die kostbare körpereigene Feuchtigkeit. Um die Haut zu schützen, werden gute Bade- und Duschpräparate mit einem pH-Wert hergestellt, der dem Wert (zwischen 5 und 6) einer gesunden Haut entspricht, damit der Säuremantel nicht angegriffen wird. Zudem soll die Haut dadurch widerstandsfähiger gegen Umwelteinflüsse sein.

Bade- und Duschzusätze

Wo viel Schaum ist, da ist nicht unbedingt auch besonders viel schonende Pflege. Hautfreundlich sind die weißen Kronen auf dem Badewasser nicht. Immer mehr Badezusätze werden ohne Farbstoffe und ohne oder mit nur sehr wenigen Konservierungsstoffen hergestellt. Das macht sie für die Haut verträglicher. Wer trockene Haut hat und kein Öl verwenden möchte, sollte zu einem Cremebad als Zusatz greifen. Angenehm sind Duschzusätze, die der Haut auch gleich einen Cremeschutz mitliefern. Dieses »automatische« Cremen reicht jedoch nur der normalen Haut. Bei trockener muß man mit einer passenden Creme nachcremen.

Badeöle

Keine Sorge, auch Öle als Badezusatz reinigen. Ein ätherisches Öl hat sogar einen Doppelnutzen: Es reinigt und pflegt. Die Pflegewirkung kommt besonders dann zum Tragen, wenn vor dem Bad kurz geduscht wird. Ein wunderbar pflegendes Hautbad ist eines mit Olivenöl. Ähnlich wohltuend ist ein Weizenkleie- oder Buttermilchbad (2 Liter auf eine Badewanne). Die Öle von heute sind allesamt nicht mehr pappig klebrig. Die Klebstoffe von einst wurden nämlich längst durch eine neue Herstellungstechnik herausgefiltert. Wer sich heute in einem Ölbad aalt, behält nur einen leichten, pflegenden Film auf der Haut zurück. Ein weiterer Vorteil von Ölen: Sie sind frei von Emulgatoren und Konservierungsstoffen, enthalten also keine Zusätze, die die trockene Haut unnötig belasten würden. Besonders wohltuend für trockene Haut: Badeöle mit Oliven, Lavendel, Sesam, Mandeln, Weizenkeimen oder Soja.

Seife und Syndets

Daß Seife (eine Verbindung von tierischem Fett mit Laugen) den Säuremantel der Haut nachhaltig stört, stimmt nicht ganz. Eine normale Haut baut den schützenden Mantel innerhalb von drei, vier Stunden wieder auf. Trockene und empfindliche Haut braucht jedoch mehr Zeit, um wieder ausgeglichen zu sein zwischen sauer und alkalisch. Ist im Wasser dann noch viel Kalk, bildet sich die sogenannte Kalkseife an den Poren. Besser für trockene Haut bei kalkhaltigem Wasser ist ein Syndet. Syndets (ein Ersatzstoff für Seife ohne die hautunfreundlichen Laugen) gibt es als Waschlotion, als Duschlotion oder als Waschstück. Alle – ob fest oder flüssig – reinigen ebenso gut wie Seife, haben aber nicht die oben genannten Nachteile.

Tip 1

Bei der Auswahl der Körperreinigungsmittel verwirrt oft die Vielfalt und die Anzahl der Produkte. Eine gute Orientierungshilfe bieten die beiden bekannten Zeitschriften »test« (Stiftung Warentest) und »Ökotest«. Sie testen und bewerten die Reinigungs- und Pflegemittel nach den unterschiedlichsten Kriterien (wie Haut- und Umweltverträglichkeit).

Tip 2

Bei den meisten Körperreinigungsmitteln stehen Inhaltsstoffe auf der Packung. Das ist hilfreich für alle, die aus gesundheitlichen Gründen (wie Allergien, Hauterkrankungen) bestimmte Substanzen unbedingt meiden müssen.

EIN SCHÖNER KÖRPER

Die Hautglätter: Peelen und Bürsten

Wenn Sie am liebsten aus der Haut fahren möchten, weil sie juckt, trocken und schuppig ist, und spannt, als wäre sie zu eng, probieren Sie es doch mal mit einem Körperpeeling oder einer Trockenbürsten-Massage. Wohltuend zart wird dabei Ihre Haut von Schüppchen befreit und der Abtransport der Stoffwechsel-Schlacken beschleunigt. Außerdem wird sie gut durchblutet, glatt und geschmeidig. Aber Vorsicht: Nie mehr als zweimal in der Woche Bürsten oder Peelen, bei zarter Haut nur einmal!

So peelen Sie richtig

Ganz so wörtlich darf man die Übersetzung von Peelen (to peel = schälen) nicht nehmen. Was so erschreckend klingt, ist eine recht zarte Hautpflege mit Hilfe von speziellen Peeling-Produkten, die es von allen Kosmetikherstellern fertig zu kaufen gibt. Hautschonend und angenehm sind die wasserlöslichen Creme-Peelings, die am besten mit einer kleinen Peelingbürste mit Sisalborsten aufgetragen werden. Duschen und das Körper-Peelingmittel auf dem feuchten Körper auftragen. Mit einer Naturbürste das Peeling in kreisförmigen Bewegungen verteilen (—> rechts). Nach fünf Minuten das Peeling abduschen und die Haut eincremen oder einölen.

Wichtig: Alle zwei bis vier Wochen ein Körperpeeling reicht bei normaler Haut völlig aus. Auf jeden Fall nie mehr als einmal die Woche peelen! Bei Hautproblemen nur nach Rücksprache mit Ihrem Arzt ein Peeling machen!

Peeling zum Selbermachen

150 g Sahnequark mit 4 Eßlöffel grobem Salz vermischen. Die Mixtur sanft auf die feuchte Haut reiben. Nach fünf bis 10 Minuten mit viel lauwarmem Wasser abduschen.

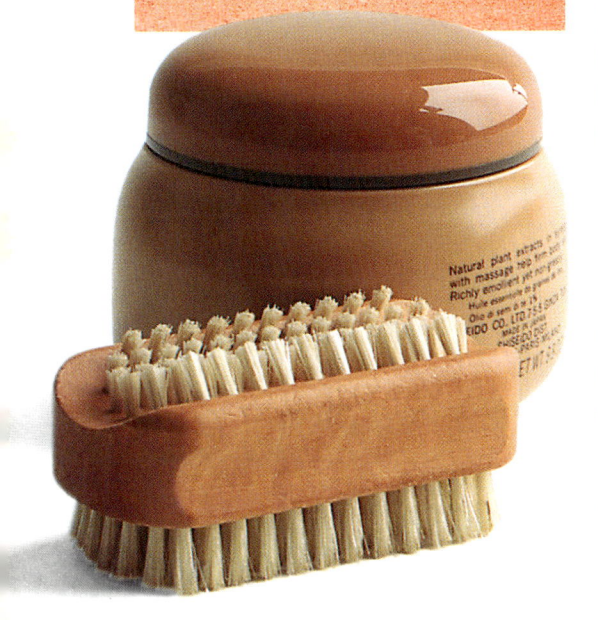

Tips für die Trockenbürsten-Massage

Genau richtig für die Haut und bequem zu handhaben sind die speziellen Bürsthandschuhe aus Naturfasern (meist Sisal). Gebürstet wird die trockene Haut vor dem Baden oder Duschen, von unten nach oben (—> rechts). Wer beim Bürsten der Rückenpartie mit dem Handschuh nicht zurechtkommt, kann sich zusätzlich ein Bürstenband anschaffen. Prak-

EIN SCHÖNER KÖRPER

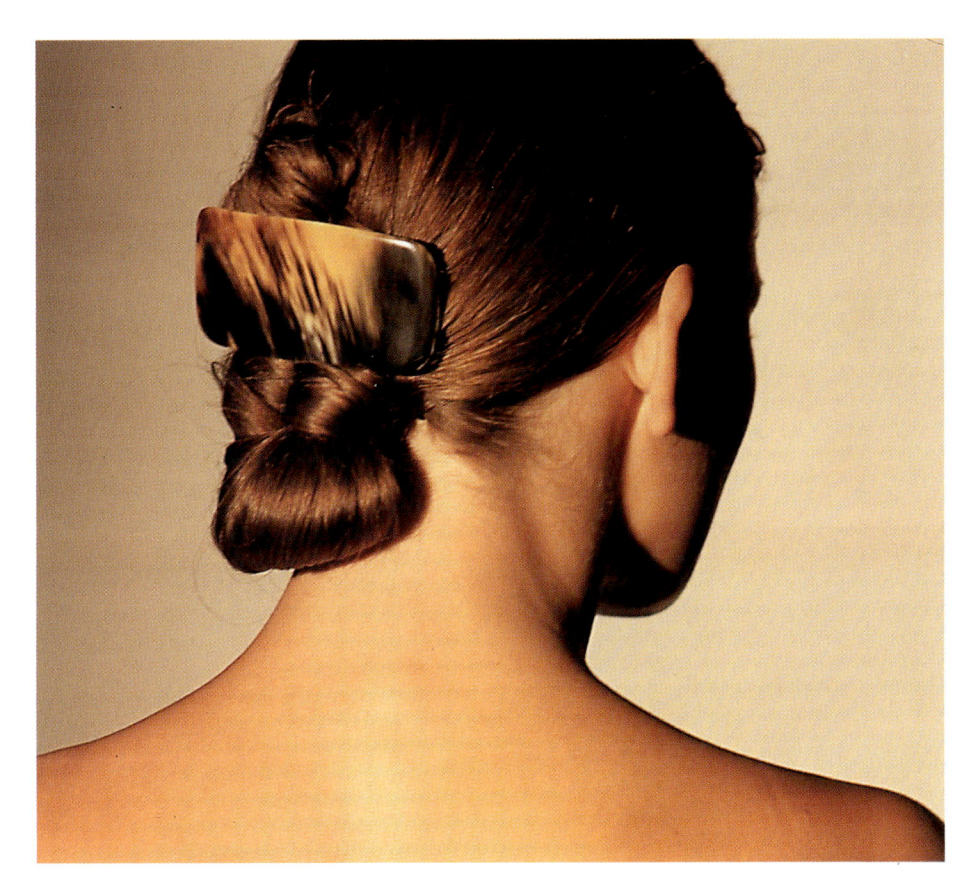

Pflegemittel helfen, den Feuchtigkeits- und Fetthaushalt der Haut zu regulieren, doch die Folgen von falscher Ernährung oder Bewegungsmangel können sie nicht »reparieren«. Unser Schutzschild muß nun mal von innen und außen gepflegt werden.

tisch für die Rückenmassage ist auch eine Körperbürste mit langem Stiel. Für die Füße und Hände kann man auch eine kleine Körperbürste benutzen. Beide sollten natürliche Borsten haben. Nehmen Sie sich für die Massage gut zehn Minuten Zeit, damit Sie auch jedes Fleckchen Ihres Körper sanft bürsten können. Nach der Bürstenmassage: den ganzen Körper mit Franzbranntwein einreiben. Das erfrischt und macht eine wunderbar glatte Haut. Danach am besten in den Bademantel kuscheln, Beine hochschlagen und ein paar Minuten entspannen.

So gehen Sie beim Bürsten und Peelen vor

Ob beim Peelingauftragen oder Bürsten, es kommt auf die Richtung und Reihenfolge der Bürstbewegungen an. Grundsätzlich geht es immer von unten nach oben und immer in kreisförmigen Bewegungen. Sie beginnen also mit den Beinen.
- *Beine: erst das rechte Bein bürsten (außen, von unten nach oben über die Hüfte bis zum Po), dann das Innenbein von unten bis zur Leiste bürsten. Anschließend kommt das linke Bein dran.*
- *Arme: mit dem rechten beginnen (erst außen, dann innen).*
- *Busen: von der Achselhöhle über das Dekolleté um den Busen herum bis zum Brustbein bürsten, dann unterhalb des Busens bis zur Achselhöhle. Das Gleiche auf der linken Seite.*
- *Bauch: von unten rechts nach oben rechts bürsten, mit der Bürste über den Bauch nach links oben und links unten gehen.*
Dann den Bauch von der linken zur rechten Seite bürsten.
- *Rücken: seitlich der Wirbelsäule von unten nach oben, dann seitlich von der Wirbelsäule weg über Hüfte, Rücken und Schulter.*

EIN SCHÖNER KÖRPER

Täglich cremen, ölen...

Es ist nicht Luxus, nach dem Baden oder Duschen zu einem Körperpflegemittel zu greifen, sei es nun eine Creme, ein Öl, ein Gel oder eine Körpermilch. Es ist fast ein »Muß«, denn es geht dabei nicht allein um Schönheit und Weichheit. Unsere Haut ist der wichtigste Schutzschild gegen alle möglichen negativen Einflüsse der Außenwelt.

Die Haut schützen, aber nicht zukleistern

Bei der Wahl des Pflegeproduktes kommt es auf die Inhaltsstoffe an. Vitaminhaltige Produkte unterstützen die natürliche Regeneration der Haut. Aloe Vera (eine Heilpflanze aus Mexiko) wirkt beruhigend bei roten Flecken, Sonnenbrand und empfindlicher Haut. Ein hoher Gehalt an Mineralfetten (Erdölprodukte) kleistert die Haut zu, nimmt ihr im wahrsten Sinn des Wortes den Atem. Natürliche Öle wie Pflanzenöle oder Jojobaöl dagegen schützen und pflegen.

Ihr Hauttyp entscheidet, ob Sie Creme, Feuchtigkeitscreme, Lotion, Öl oder Gel nehmen sollten. Dazu eine Orientierungshilfe, die wegen der Fülle der Produkte stark vereinfacht ist und es Ihnen nicht erspart, beim Kauf eines Körperpflegemittels auf die Empfehlung des Herstellers zu achten:

- Für trockene, fett- und feuchtigkeitsarme Haut eignet sich eine Creme. Sie bildet einen Schutzfilm.
- Für normale bis ölig glänzende Haut paßt eine Feuchtigkeitscreme. Sie zieht schnell ein und bildet keinen Fettfilm.
- Für jeden Hauttyp geeignet sind natürliche Öle. Die Auswahl an Körperölen, die Ihre Haut pflegen, aber nicht zum Glänzen bringen, ist groß.
- Sowohl für fettige als für fettarme Haut gibt es jeweils geeignete Körperlotion (auf die Packung schauen!). Nehmen Sie eine Bodymilk, die natürliche Öle (wie Mandelöl, Jojobaöl) enthält.
- Für normale, fettige, vor allem jüngere Haut gut geeignet ist ein Gel. Es hinterläßt einen unsichtbaren Film, der die Feuchtigkeit konserviert. Wenn die Haut dennoch spannt, zusätzlich cremen oder auf Feuchtigkeitscreme umsteigen.

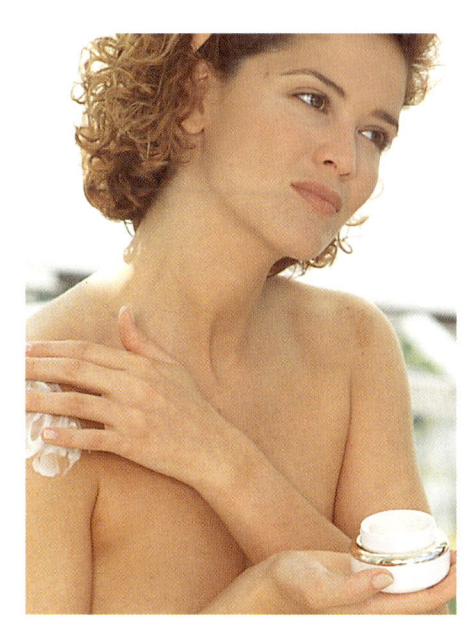

Cremes pflegen und schützen die Haut, deshalb sind sie mehr als ein Schönheitsmittel.

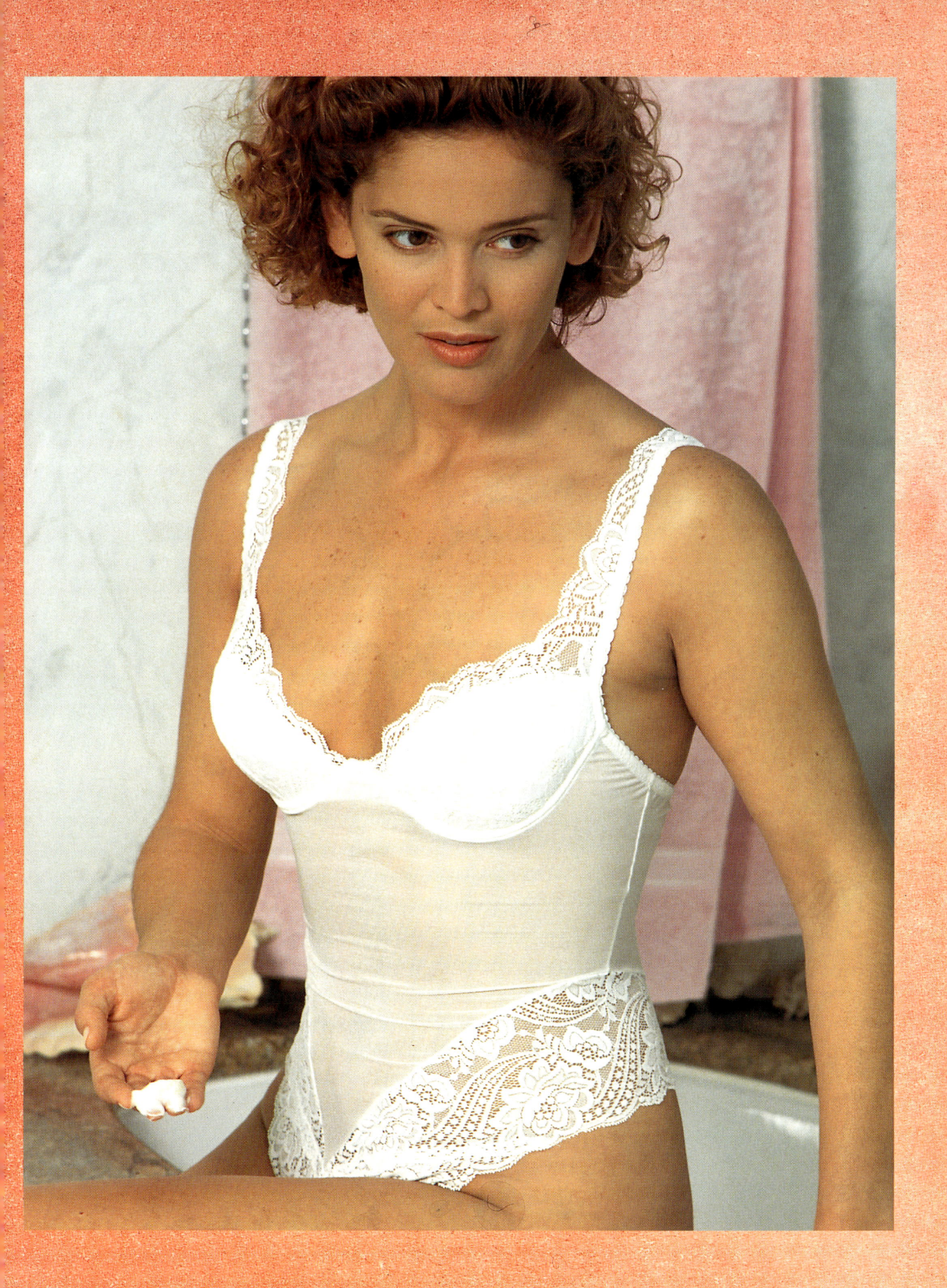

Ein schöner Körper

Die Sensiblen: Dekolleté und Hals

Wer mag schon Rötungen, Schüppchen, gar Knitterfältchen auf dem Dekolleté? Schließlich kann man nicht immer »hochgeschlossen« daherkommen, schon gar nicht im Sommer. Ob man will oder nicht, das Dekolleté muß man immer mehr oder weniger herzeigen. Und ausgerechnet diese »neuralgische« Hautpartie zwischen Körper und Kinn reagiert so empfindlich, wenn man ihr nicht genügend pflegende Zuwendung schenkt. Im Dekolletébereich hat die Haut nämlich kaum Talgdrüsen, ist besonders dünn und zumeist trocken. Und was oft vergessen wird: die »Fortsetzung« vom Dekolleté ist der Hals, der auch seine spezielle Pflege braucht.

So kann sich Ihr Dekolleté sehen lassen

Was dem Dekolleté gar nicht bekommt, ist bis zum Hals in sehr warmes Badewasser einzutauchen. Also besser nur bis zum Busen im Wasser verschwinden. Reinigen sollten Sie die sensible Hautpartie nur mit einer hautschonenden, rückfettenden Babyseife und pflegen nur mit einem natürlichen Öl oder Ihrer Gesichtscreme. Und nicht vergessen: Wenn Sie eine Maske oder eine Packung aufs Gesicht auflegen, das Dekolleté ebenfalls mit dem hochkarätigen Wirkstoffspender bedenken! Und wer bei einem großen Auftritt mit einem tiefen Einblick glänzen möchte, kann den Ausschnitt effektvoll präparieren. Zum Beispiel mit einem Körperpuder mit Glimmer. Dessen winzige Perlglanzpartikel lassen die Haut schimmern und ebenmäßig aussehen. Oder mit einer glänzenden Bodymilk. Nicht ganz makellose Partien lassen sich mit Camouflage und Puder in einem zarten Roséton gut kaschieren.

Zum Dekolleté gehört auch der Hals

Irgendein unhöflicher Mensch hat den Spruch in die Welt gesetzt »Am Hals erkennt man das Alter einer Frau«. Dabei stimmt das keineswegs. Was man so bösartig als »Jahresringe« oder etwas charmanter als »Ve-

---

Pflegetips für Hals und Dekolleté

1. Täglich nach dem Duschen einölen, cremen oder ein spezielles Busen- und Halspflege-Präparat sanft einreiben.
2. Einmal pro Woche eine ganz leichte Bürstenmassage. In sanften, kreisförmigen Bewegungen vom Busen bis zum Kinn. Die empfindlichen Brustwarzen aussparen.
3. Einmal in der Woche Wechselkompressen straffen und durchbluten die Haut an Hals und Kinn. Ein Handtuch in sehr warmes Wasser tauchen, auswringen, auf Kinn und Hals pressen, bis dreißig zählen, dann ein in kaltes Wasser getauchtes Tuch auswringen und aufpressen. Beides fünfmal wiederholen.

EIN SCHÖNER KÖRPER

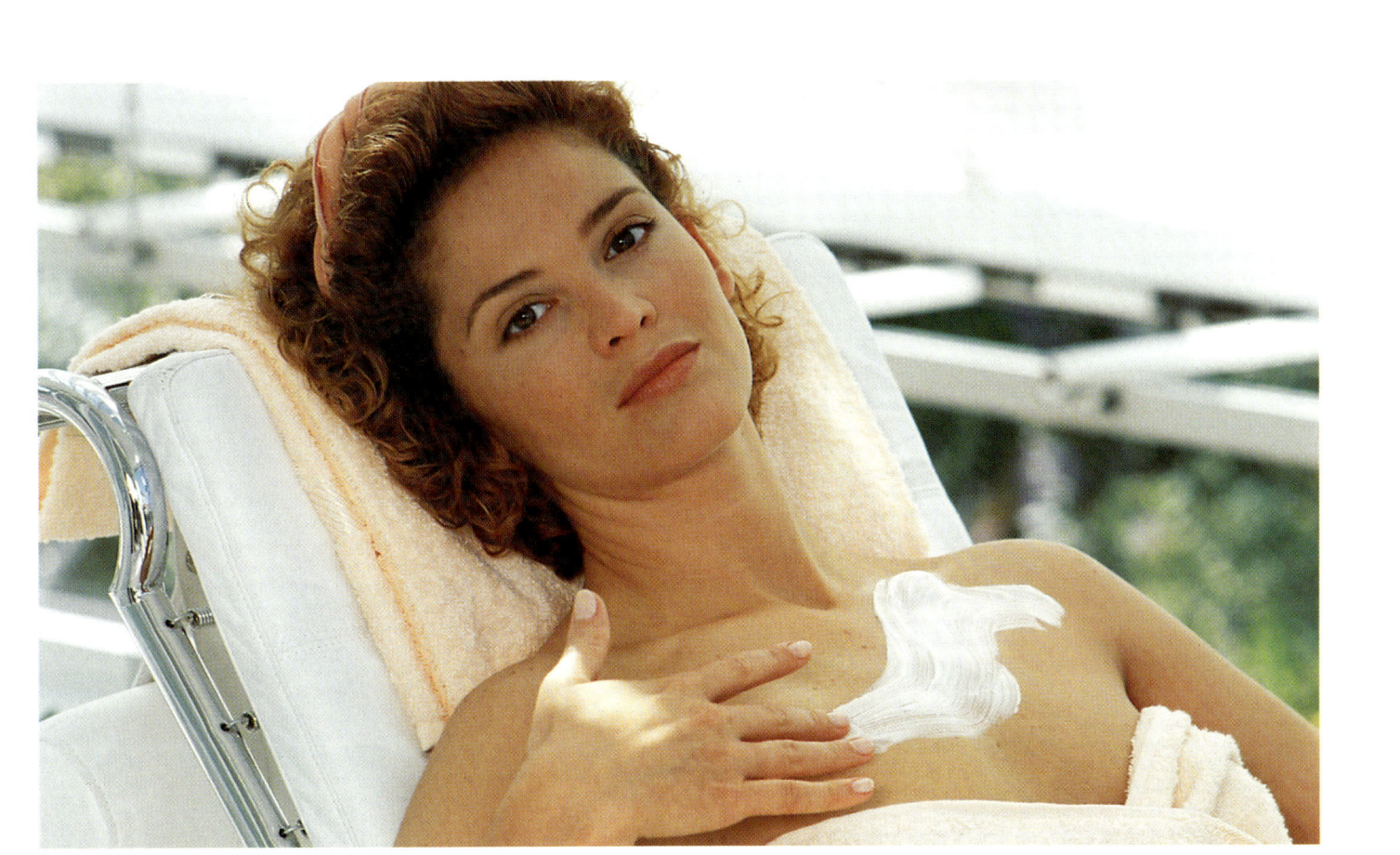

nus-Collier« bezeichnet, sind Falten und Fältchen, die durchaus schon bei Fünfundzwanzigjährigen zu beobachten sind. Bei soviel Spöttelei hilft nur: »Kopf hoch« – das ist erst einmal eines der einfachsten Mittel gegen Halsfalten. Und dann beziehen Sie den Hals in das beschriebene Dekolleté-Pflegepogramm mit ein. Statt natürlichem Öl oder Gesichtscreme können Sie auch eine spezielle Halscreme, die viele Pflegemittelhersteller anbieten, verwenden. Beim Cremen oder Ölen das Kinn leicht nach oben recken und das Pflegemittel vom Kinn aus mit streichenden Handbewegungen von oben nach unten einmassieren. Mit wenig Druck und nie von unten nach oben!

Als Extra-Pflege gelegentlich eine Gesichtsmaske auf Dekolleté und Hals auflegen. Zum Beispiel eine glättende Aufbaumaske. Wird ein Bogen Haushaltsfolie darübergelegt, ist der Effekt noch besser, da die Wärme die Wirkung verstärkt.

Das hilft gegen Halsfalten und Doppelkinn

Wichtig sind eine gute Kopf- und Körperhaltung. Wer ewig den Kopf hängen läßt, die Schultern nach vorne zieht oder bewußt (manchmal auch unbewußt) wütend oder verstimmt das Kinn förmlich in den Hals preßt, muß sich über Halsfalten nicht wundern. Lassen Sie ab und zu mal den Kopf kreisen, rechts- und linksherum. Dann den Kopf in den Nacken werfen und langsam nach vorne senken.
Schlafen Sie so flach wie möglich. Kissenberge fördern Faltenbildung und Doppelkinn.

EIN SCHÖNER KÖRPER

Das hält den Busen in Form

Ständig ändert sich die Idealvorstellung über den Busen. Einmal ist es der kleine knabenhafte, ein anderes Mal der üppige volle, der die Gemüter von Frauen und Männern bewegt. Was auch immer gerade Mode ist, entscheidend ist, was man aus dem Busen, den die Natur einem mitgegeben hat, macht.

Spezial-Tips für einen schönen Busen

Auf die Haltung kommt es an! Jeder Busen »sitzt« besser bei einer aufrechten, geraden Körperhaltung. Gift für die Brustmuskulatur: Schultern nach vorne hängen lassen und mit krummem Rücken sitzen. Aber man kann noch mehr tun:

Wechselduschen: Den Busen warm und kalt duschen. Das regt die Durchblutung und den Stoffwechsel an. Cremes oder Lotions, die Collagen enthalten, unterstützen die Feuchtigkeitsbindung und die Gewebefestigkeit. Das Protein Collagen ist das Hauptelement im faserigen Knochengewebe, in Bändern, Sehnen und Haut.

Bürstenmassagen: Mit einer Trockenbürste (Naturborsten) in kleinen kreisenden Bewegungen die Brust sanft bürsten.

Peeling: Das Peeling (—> Seite 36) rund um den Busen auftragen. Nach kurzer Einwirkungszeit mit den Fingerspitzen oder einer angefeuchteten Sisalbürste abrubbeln.

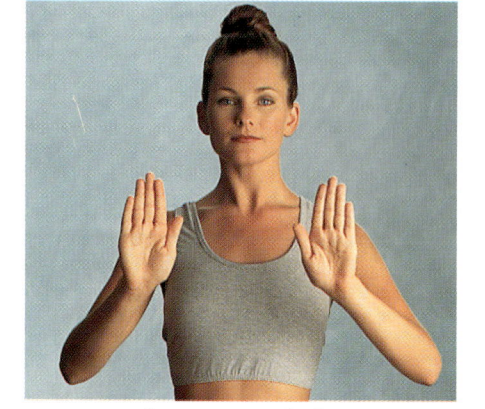

1 Festigt die Brustmuskulatur.

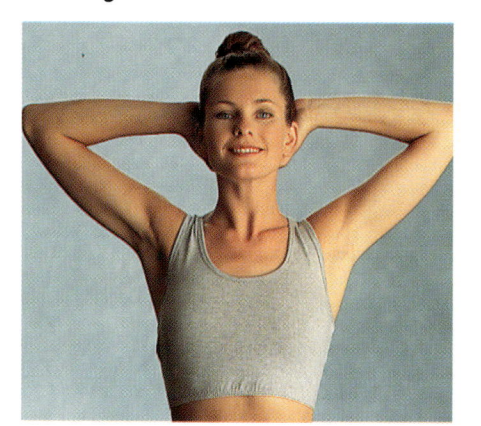

2 Sorgt für gute Haltung.

Gymnastik für den Busen

Einfache Übungen, die Sie durchaus tagsüber mal zwischendurch machen können, halten den Busen straff, helfen aber auch eine schwache Brustmuskulatur zu festigen.

Wichtig: Vermeiden Sie bei jeder Brustgymnastik ruckartige Bewegungen. Dehnen Sie die Muskulatur immer langsam, und gehen Sie langsam in die Ruhestellung zurück.

EIN SCHÖNER KÖRPER

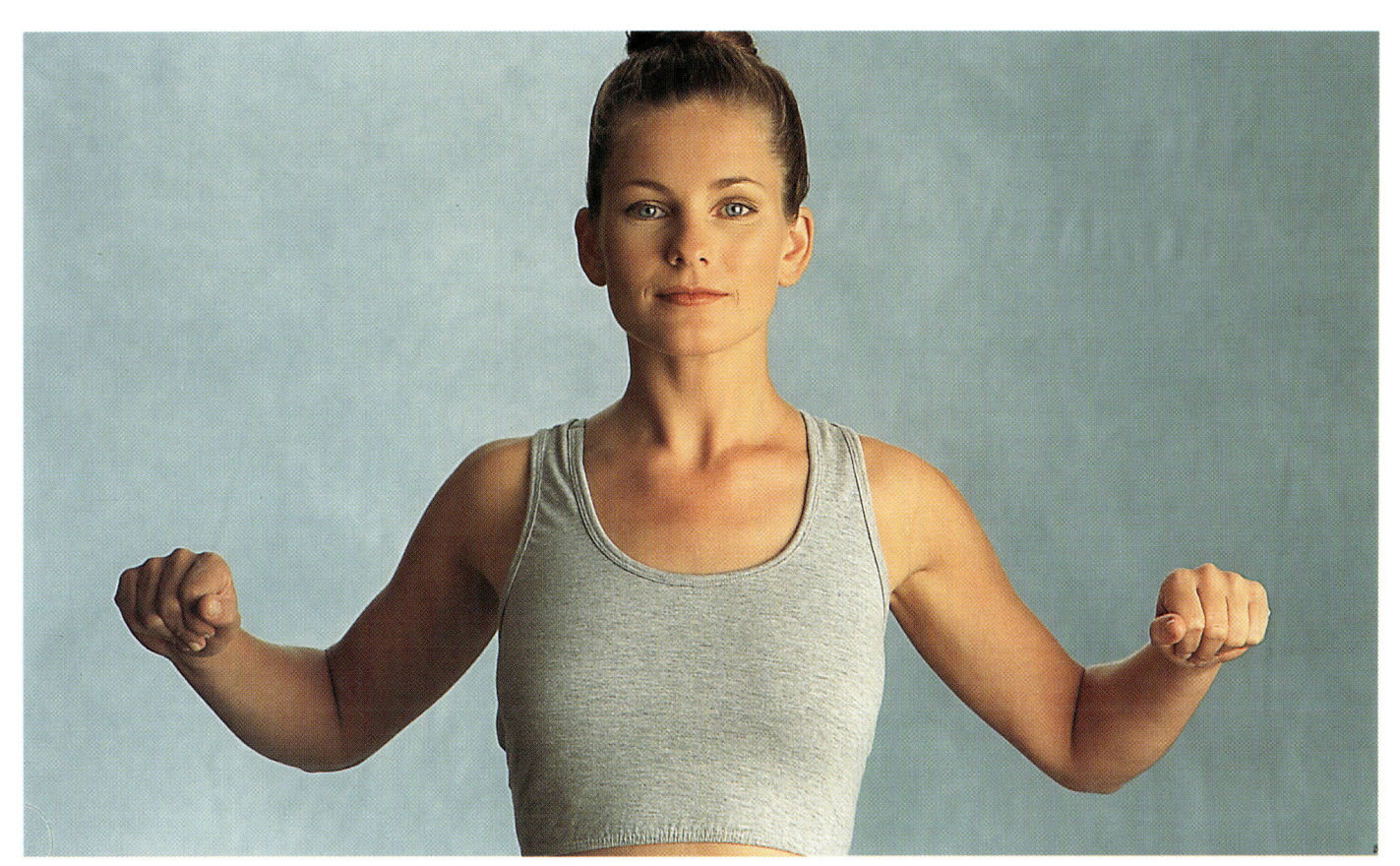

3 Gibt dem Busen Spannkraft und Elastizität.

Foto 1: Das festigt die Muskulatur. Die Hände vor den Körper halten und fest nach vorne drücken, als ob Sie eine unsichtbare Wand wegdrücken wollen.
Die Übung 5mal wiederholen.

Foto 2: Sich ganz gerade hinstellen und die Arme hinter dem Kopf verschränken. Dabei die Brustwirbel in wippenden Bewegungen fest nach vorne drücken und die Arme fest zudrücken.
Die Übung 10mal wiederholen.

Foto 3: Sich aufrecht hinstellen und die Arme anwinkeln. Brustwirbel nach vorne drücken und mit den Ellenbogen 3mal nach hinten wippen. Die Arme strecken, mit gestreckten Armen 3mal nach hinten wippen.
Die Übung 10mal wiederholen.

Foto 4: Sich aufrecht mit geradem Rücken und gegrätschten Beinen hinstellen. Die Hände vor dem Busen ineinander verschränken und mit beiden Ellenbogen nach außen drücken, als wolle man sie auseinanderziehen.
Die Übung 10mal wiederholen.

Foto 5: Sich aufrecht mit geradem Rücken und gegrätschten Beinen hinstellen. Die Handflächen in Brusthöhe ein paarmal fest gegeneinanderdrücken, als wolle man etwas zerdrücken.
Die Übung 8mal wiederholen.

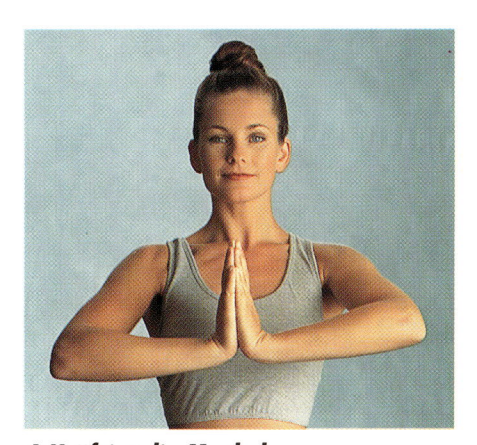

4 Kräftigt die Muskeln.

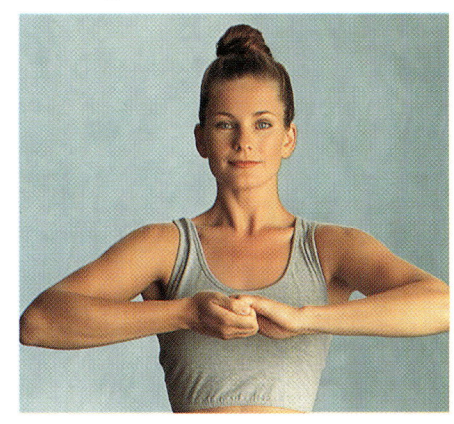

5 Festigt die Muskeln.

EIN SCHÖNER KÖRPER

Das strafft die Problemzonen

Die Muskeln von Bauch, Po und Oberschenkel machen schnell mal schlapp – wenn sie nicht ausreichend beschäftigt werden. Doch mit diesen Übungen haben die Muskeln gut zu tun. Sie werden kräftiger. Bauch, Po und Oberschenkel haben keine Chance mehr, mollig auszusehen. Sie präsentieren sich bei regelmäßigem Training – täglich etwa 5 bis 10 Minuten – schon bald wieder knackig und wohlgeformt.

Suchen Sie sich aus den folgenden Übungen jene aus, die Ihnen am meisten behagen. Ganz Energische turnen das ganze Programm durch. Grundregeln: Regelmäßig wenige Übungen machen, ist besser als alle paar Wochen eine Gewaltkur. Übungen immer ruhig und locker angehen, es muß kein Schweiß fließen, Sie sollten Ihre Muskeln nur bewußt fühlen.

Das trainiert Bauch und Po

Foto 1: Sich aufrecht hinsetzen (frei oder gegen eine Wand). Den einen Fuß zum Oberschenkel hin anziehen. Das durchgedrückte Bein (den Fuß nach oben hin anwinkeln) einige Zentimeter über den Boden heben. Langsam, bis zu einem Winkel von 45 Grad. Pausieren und dann langsam absenken, ohne mit der Ferse den Boden zu berühren. Mehrfach heben und senken. Dann das Bein wechseln. Die Übung 4mal wiederholen.

Foto 2: Mit geschlossenen Beinen aufrecht hinstellen. Die Arme hoch über den Kopf strecken, einatmen und sich langsam mit gestreckten Armen nach vorne beugen. Mit beiden Händen die Unter-

1 Das kräftigt bis in die Zehenspitzen.

EIN SCHÖNER KÖRPER

2 Stärkt Oberschenkel und Waden.

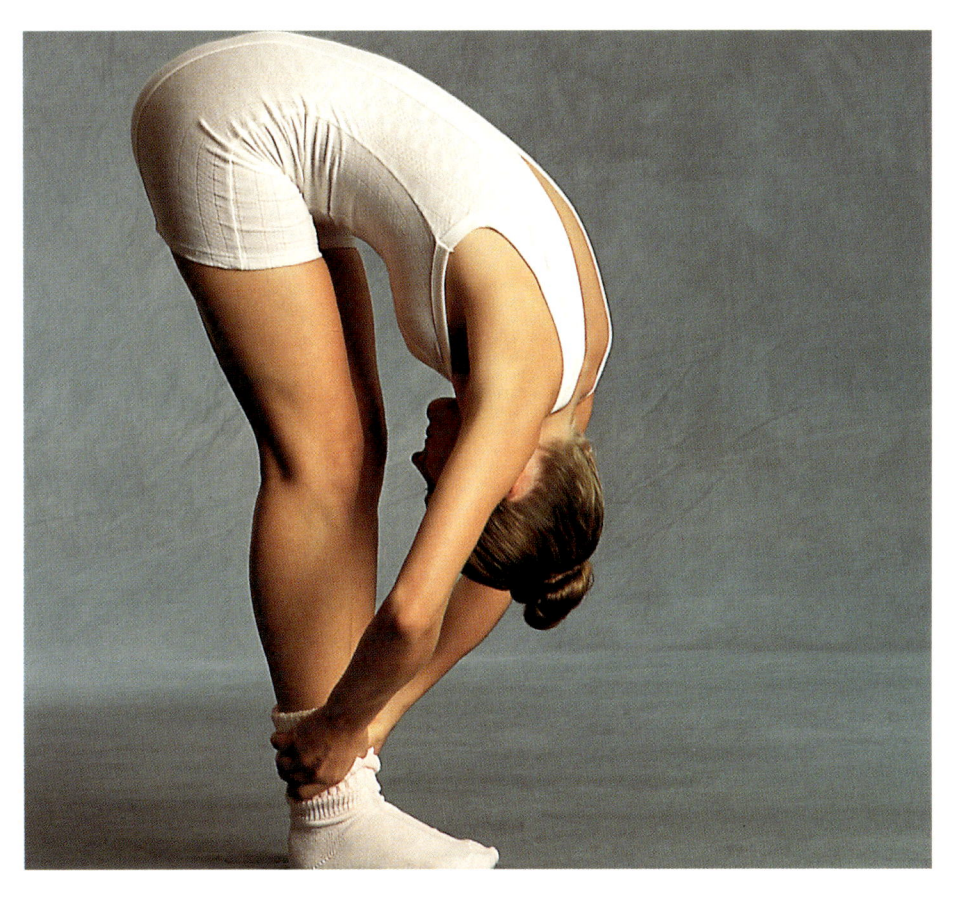

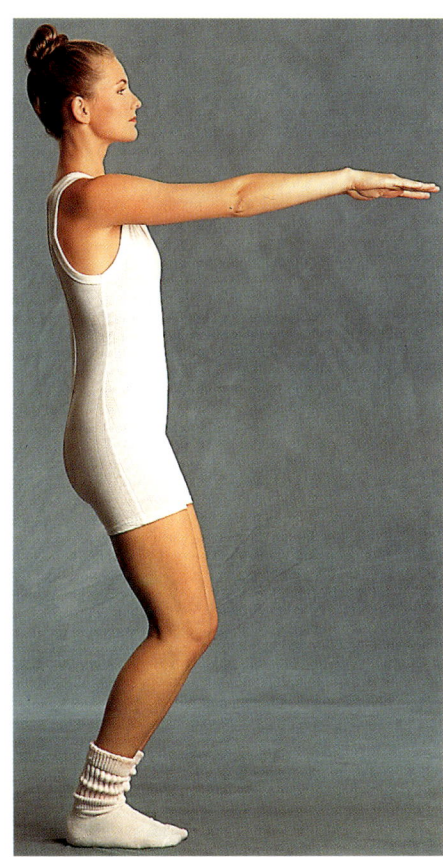

3 Entstaut und macht fit.

schenkel umfassen und den Kopf bis runter zu den Knien ziehen. 10 bis 15 Sekunden so verweilen, ausatmen und wieder hochkommen.
Die Übung 10mal wiederholen.
<u>Foto 3</u>: Sich gerade hinstellen und die Arme nach vorne ausstrecken. Nun 10 schwingende, langsame Kniebeugen machen.

Extra-Tips für den Bauch

Sanftes Bauch-Stretching im Bett: Das Kopfkissen zur Seite legen und sich lang auf dem Rücken ausstrecken. Ausatmen und dabei Lendenwirbel fest nach unten drücken. Durch das Ausatmen wird der Bauch kräftig eingedrückt und das Becken leicht nach oben gekippt.
Die Übung 10mal wiederholen.
<u>Etwas anstrengender ist diese Übung</u>: Sich auf den Rücken legen und beide Beine so hoch wie möglich heben. Lendenwirbel fest auf den Boden drücken, kein Hohlkreuz machen.
Die Knie sanft durchdrücken und mit beiden Beinen langsam runtergehen, bis etwa 5 cm über dem Boden. Und wieder langsam hoch.
Die Übung 8mal wiederholen.

<u>Wirkungsvoll:</u> Sich auf den Boden setzen und beide Hände seitlich neben dem Rücken abstützen. Die gestreckten Beine hochheben. In dieser Position die Unterschenkel langsam beugen und strecken. Beim Strecken die Knie durchdrücken. Die Übung 8mal wiederholen.

EIN SCHÖNER KÖRPER

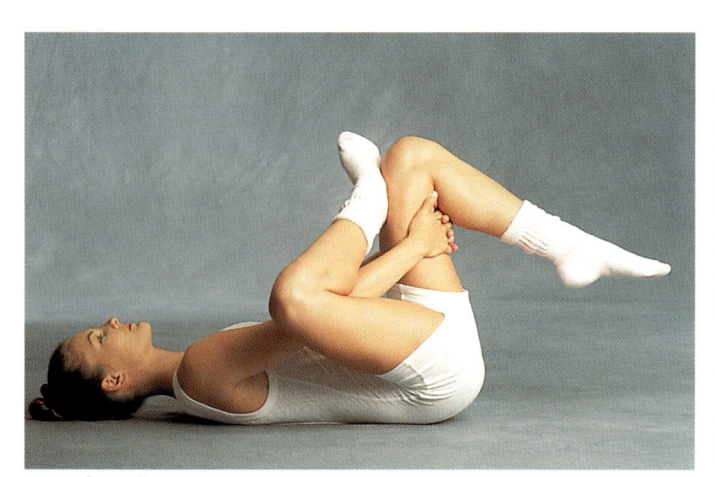

1 Dehnt die Po-Muskulatur.

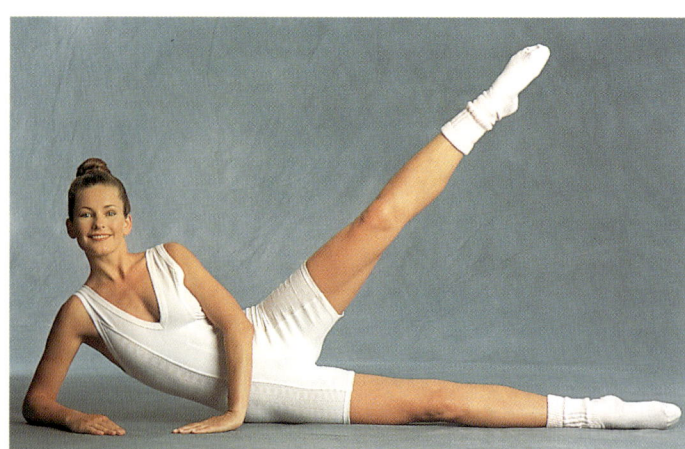

2 Trainiert Bein- und Po-Muskulatur.

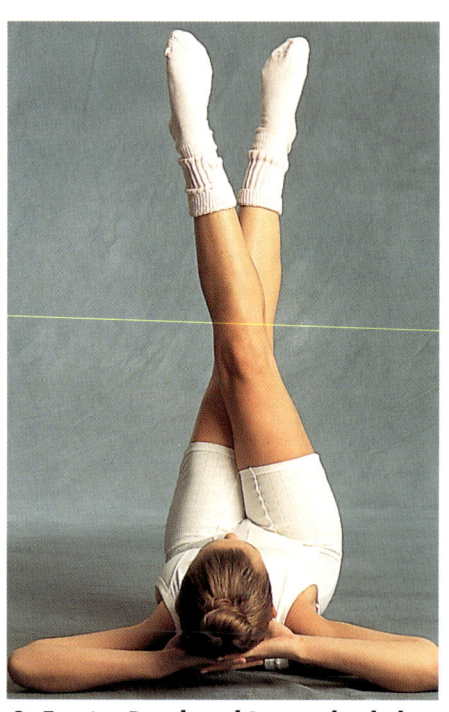

3 Festigt Bauch und Innenschenkel.

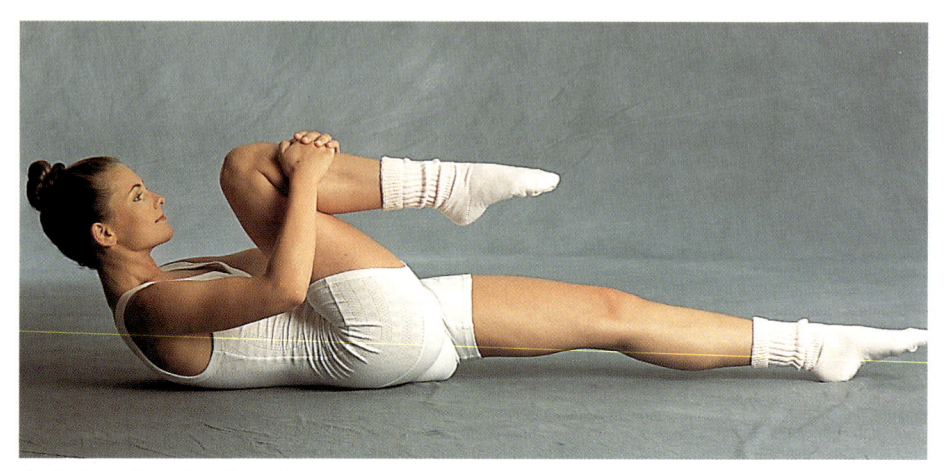

4 Bringt den Bauch in Form.

Übungen für Bauch, Po und Beine

Alle Problemzonen auf einmal können Sie mit diesen Übungen packen.
<u>Foto 1:</u> Sich flach auf den Rücken legen. Den linken Fuß auf das rechte Knie legen, den rechten Oberschenkel mit beiden Händen hochziehen. 20 Sekunden halten. Der Rücken muß ganz flach auf dem Boden aufliegen! Die Übung je 4mal (linkes Bein auf rechtes Knie, dann rechtes Bein auf linkes Knie) wiederholen.
<u>Foto 2:</u> Sich auf die linke Seite legen und den Arm aufstützen. Die Beine leicht anwinkeln. Das obere Bein heben und senken. Das obere Bein beim Heben und Senken nicht auf dem unteren Bein ablegen! Die Seite wechseln. Die Übung je 10mal wiederholen.
<u>Foto 3:</u> Sich auf den Rücken legen, die Hände unter dem Kopf verschränken und die Beine hochstrecken. Beide Beine im Wechsel kreuzen. Die Übung 20mal wiederholen.
<u>Foto 4:</u> Sich mit dem Rücken flach auf den Boden legen, mit beiden Händen das rechte Knie umfassen und das Bein angewinkelt so weit wie möglich zur Brust ziehen. Dabei den Kopf anheben und das linke

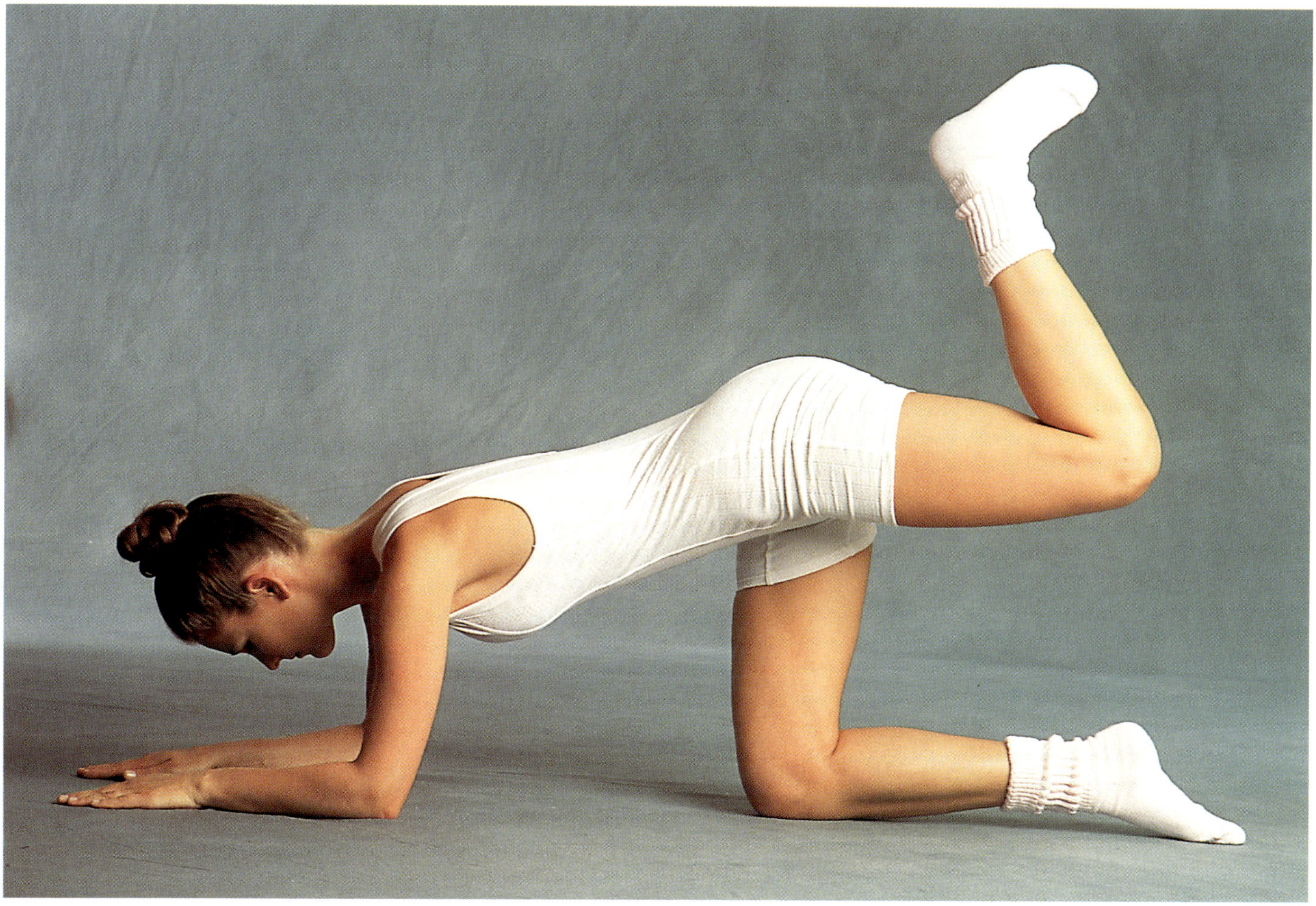

5 Strafft die Oberschenkel.

Bein gestreckt auf dem Boden halten. Nach 10 bis 30 Sekunden wechseln. Die Übung je Bein 8mal wiederholen.
<u>Foto 5:</u> Mit dem Körper, abgestützt auf Unterschenkel und Unterarme, eine Bank bilden. Nun das linke Bein angewinkelt anheben und halten. Das Bein strecken und beugen. Wichtig: die Spannung im Oberkörper nicht verlieren, damit die Po- und Oberschenkelmuskulatur schön gestrafft wird. Die Übung 8mal wiederholen. Dann das Bein wechseln.
<u>Zusatztips:</u> Eine ganze Menge aushalten müssen sie, die Beine. Oft werden sie durch falsches Schuhwerk mißhandelt. Zu langes Stehen verursacht Schmerzen in Beinen und Rücken, zu langes Sitzen bringt Stauungen, schlimmstenfalls Durchblutungsstörungen. Vernachlässigte Beine neigen zu Krampfadern und Cellulite.
• Vor allem, wenn Sie sehr viel stehen oder sitzen müssen, sollten Sie tagsüber immer wieder mal die Beine hochlegen.
• Wohltuend ist auch, wenn Sie die Unterschenkel locker vor und zurück pendeln lassen.
• Wechselfußbäder, Wandern und Laufen sorgen dafür, daß Beine und Füße gut durchblutet werden.

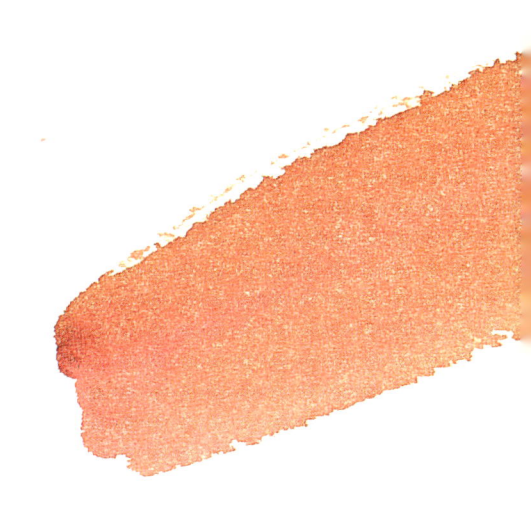

EIN SCHÖNER KÖRPER

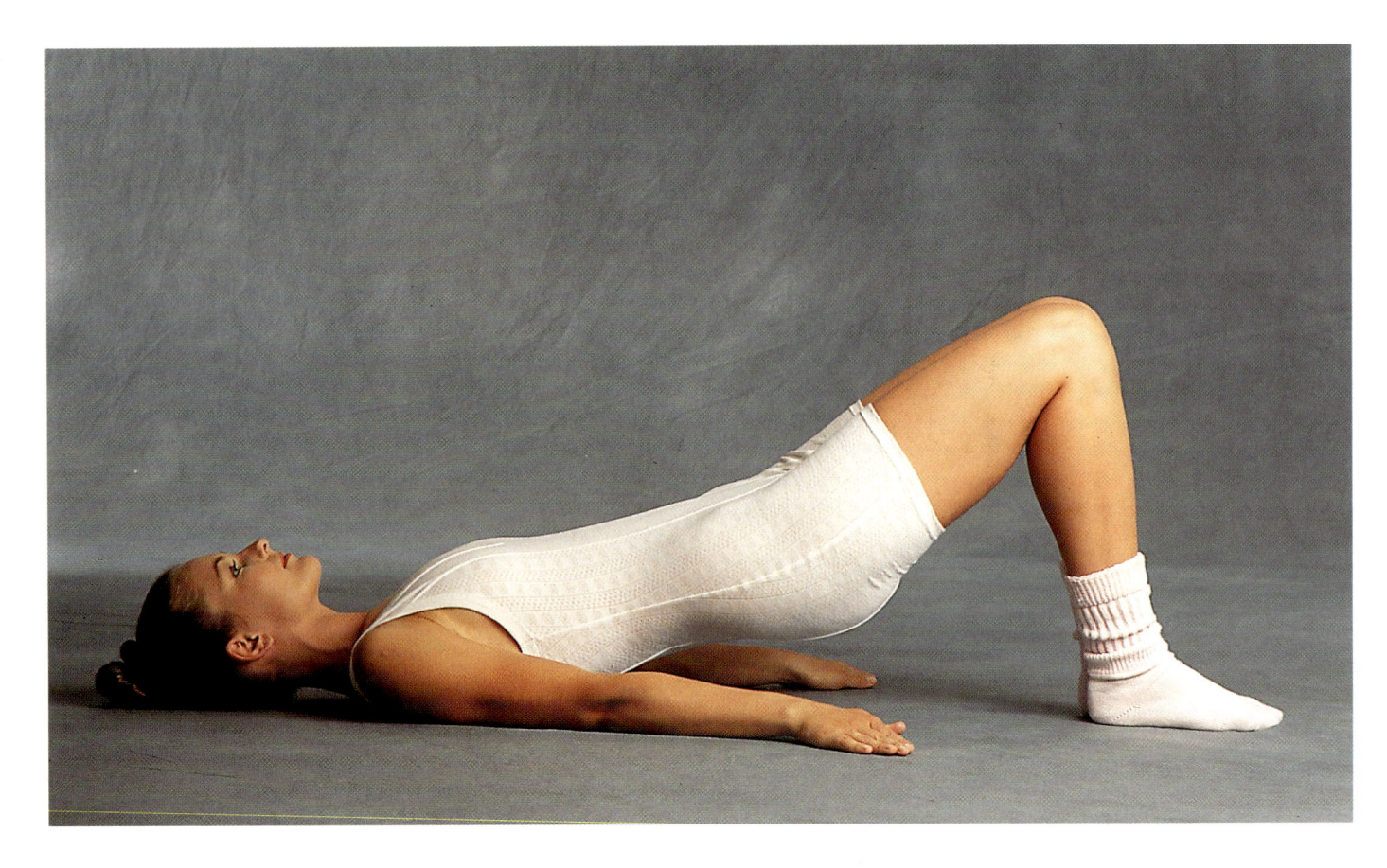

Das bringt Muskeln mächtig in Bewegung:

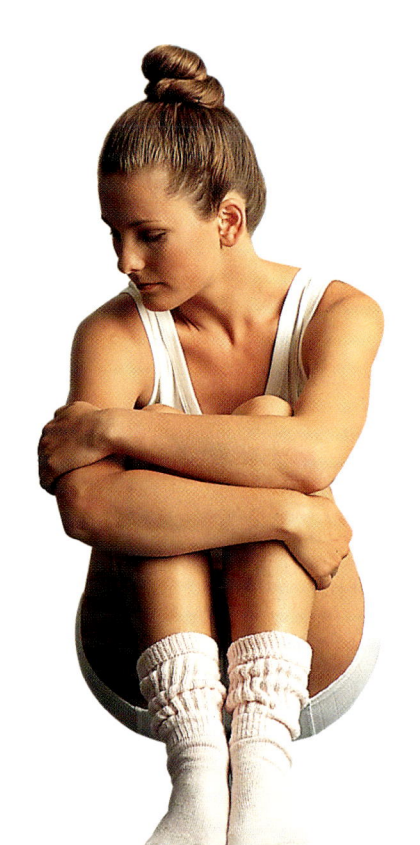

Zwei Übungen, die munter machen und die Muskeln festigen.

<u>Foto 1:</u> Sich flach auf den Rücken legen und beide Arme neben sich ausstrecken. Die Beine anwinkeln, Füße flach auf dem Boden lassen. Einatmen und das Becken nach oben drücken, so daß es mit den Oberschenkeln eine Linie bildet. 20 Sekunden halten. Ausatmen und Wirbel für Wirbel wieder runtergehen. Die Übung 8mal wiederholen.

<u>Foto 2:</u> In Grätschstellung mit angewinkelten Oberschenkeln und geradem Oberkörper stehen. Die Hände auf die Knie legen. Nun die rechte und die linke Schulter im Wechsel nach vorne drücken. Die Übung je 10mal wiederholen.

<u>Foto 3:</u> Auf den Boden knien, den Oberkörper nach vorne und die Unterarme flach auf den Boden legen. Den Kopf senken. Das rechte Bein seitswärts so hochheben, daß der Oberschenkel fast waagerecht zum Boden steht. Fußspitzen strecken und beugen. Das Bein wechseln. Die Übung 5mal wiederholen.

<u>Spezialcremes:</u> Täglich angewendete Cremes, speziell für Bauch und Po entwickelt, können den Prozeß, wieder in Form zu kommen, unterstützen. Massieren Sie den Bauch mit einer dieser proteinhaltigen Cremes längs des Dickdarms. Links ist der aufsteigende, rechts der absteigende Dickdarm.

EIN SCHÖNER KÖRPER

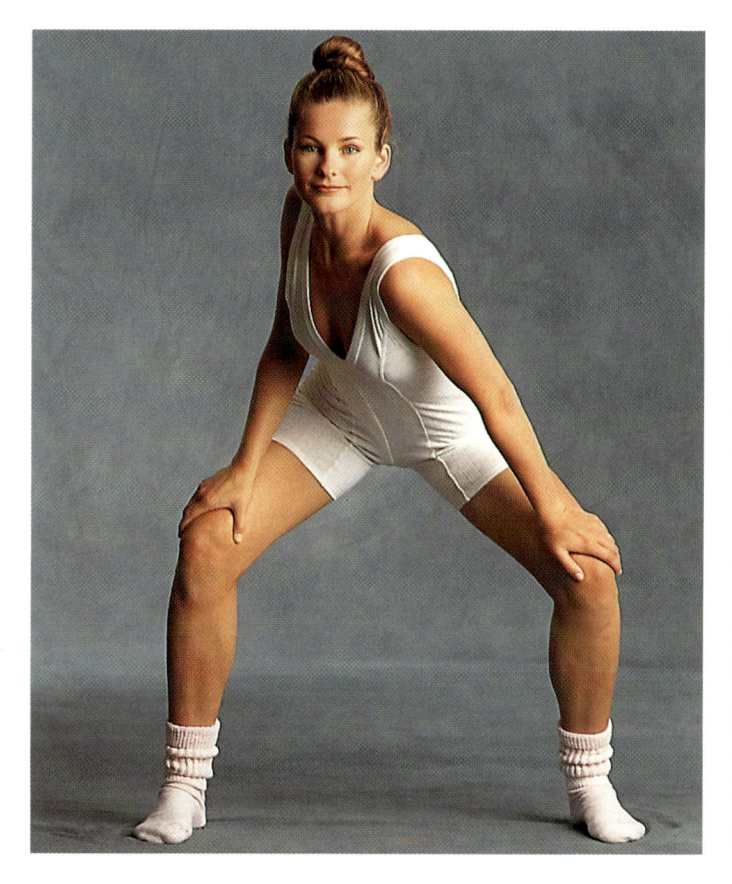

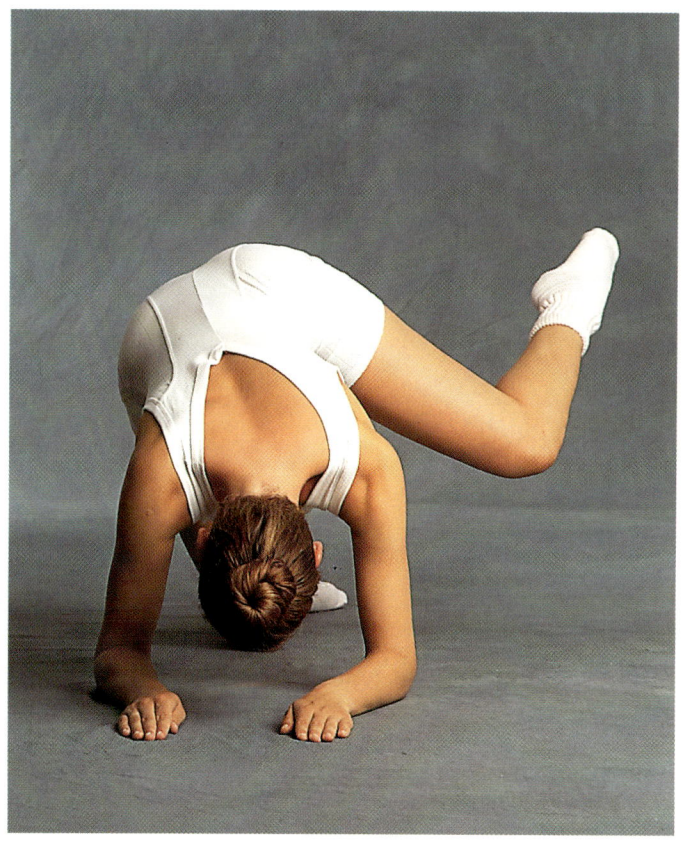

Spezial-Tips für Bauch und Po

Mit der Körpermitte ist es so eine Sache. Dort scheinen sich die verflixten Pfunde besonders gern festzusetzen. Der Bauch ist der Mittelpunkt unseres Körpers, er ist aber auch der Seelen-Mülleimer. Streß, Frust und Ärger setzen sich dort ebenfalls fest. Werden sie nicht »verdaut«, legt der Bauch an Umfang zu. Wenn die Pölsterchen einmal da sind oder man ständig mit Blähungen zu tun hat, hilft nur die Konsequenz: FdH, das bewährte Rezept, von allem nur die Hälfte zu essen, und ein paar Minuten Gymnastik.

Ist vom Bauch die Rede, geht es auch um den Darm. Und ein träger, matter Darm vergiftet Körper und Seele. Wenn Sie sich also mal richtig dick und kraftlos fühlen, muß dem Darm auf die Sprünge geholfen werden, zum Beispiel, eine halbe Stunde vor dem Frühstück ein Glas lauwarmes Wasser trinken.

Die gründliche Darmreinigung schafft die Voraussetzung dafür, daß die lebenswichtigen Vitamine, Mineralstoffe und Spurenelemente aus der Nahrung aufgenommen werden können. Und als Unterstützung sehr zu empfehlen: Wechselduschen, sie wirken erfrischend und sorgen für einen hervorragenden Stoffwechsel. Erst von der Beinaußenseite nach oben bis zur Hüfte und dem Po duschen, dann innen runter bis zum Zeh. Das Ganze 3mal.

Die Fotos von links nach rechts:
1 Muskeltraining, bei dem es aufs richtige Atmen ankommt.
2 Kräftigt und lockert die Muskeln.
3 Kräftigt Bauch- und Oberschenkelmuskulatur.

EIN SCHÖNER KÖRPER

Was Ihre Beine schöner macht

Lange Beine hat einem die Natur mitgegeben, oder auch nicht. Wer sie nicht hat, sollte keinen Gedanken darauf verschwenden. Entscheidend ist, daß gepflegte Beine schöner sind als solche, denen kaum etwas Gutes getan wird. Ob man die Härchen an den Beinen entfernen will, ist Geschmacksache. Sehr viele und sehr dunkle Haare machen sich aber vor allem im Sommer bei nackten Beinen nicht sonderlich gut.

Tagtäglich tragen sie uns durchs Leben und lassen uns selten im Stich. Grund genug, sie nicht so stiefmütterlich zu behandeln, wie es viele Menschen tun. Bürstenmassagen und tägliche Wechselduschen bringen Sie und Ihre Beine gut in Trab. Und eine zarte, feuchtigkeitsspendende Body-Milch sollten Sie den Beinen ebenfalls täglich gönnen. Eine kleine Aufmerksamkeit für Ihre Beine: sie öfters mal hochlegen.

Kleiden Sie sich beingerecht

Schönheitsdefizite der Natur, zum Beispiele dicke Beine, können mit einigen Tricks kaschiert werden.

<u>Stämmige Beine:</u> Längere Röcke und Kleider sind kleidsamer als kurze. Enganliegende Hosen nur mit einem langen Oberteil tragen. Kurze Oberteile lassen die Beine noch kräftiger wirken.

<u>Kräftige Oberschenkel:</u> Knielange Röcke, Bermudas oder Leggings gleichen hier aus. Die Leggings sollten jedoch mit einer längeren Bluse, einem trapezförmigen T-Shirt oder mit einem hüftlangen Blazer getragen werden. Vorsicht mit engen Röcken.

<u>Dünne Beine:</u> So hübsch Stöckelabsätze sind, bei dünnen Beinen bewirken sie eher das Gegenteil. Man sieht staksig aus. Auch dunkle Strümpfe, enge Hosen und enganliegende Kleider ziehen dünne Beine noch mehr in die Länge. Zu empfehlen sind flache Schuhe, helle Strümpfe, weite Hosen, Bermudas oder Wickelröcke. Wählen Sie ruhig auffällige Kleidung, großzügige Muster und bunte Farbkombinationen.

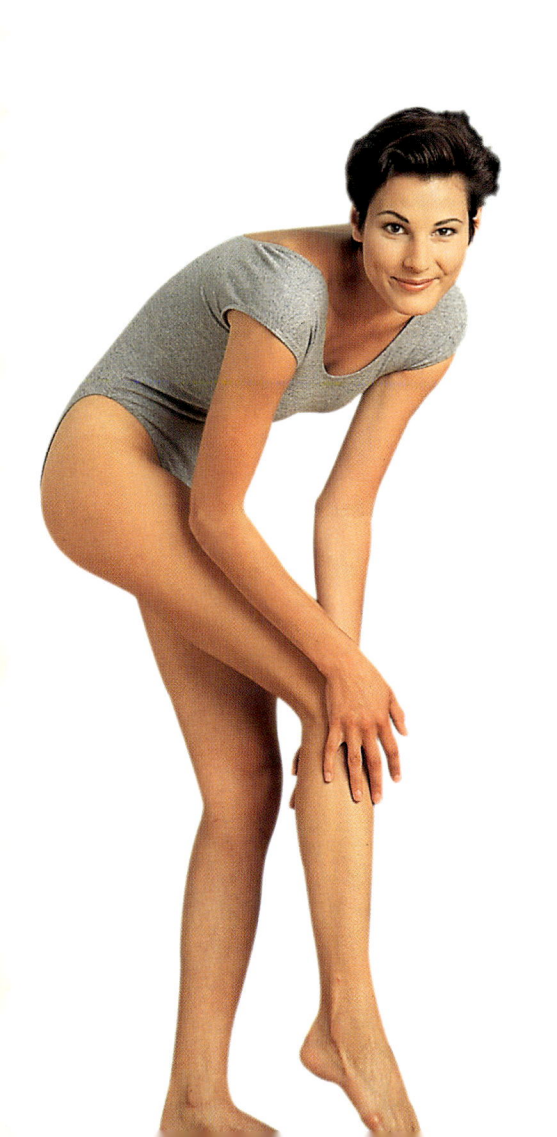

Ein schöner Körper

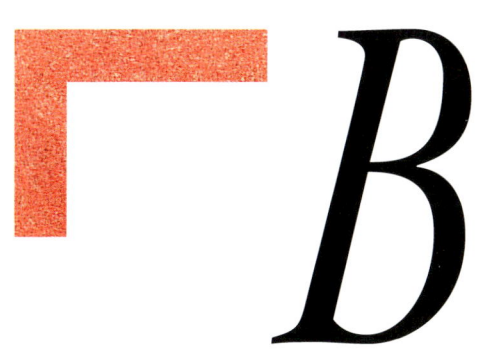

Beine enthaaren

So kommen Sie zu glatten, zarten Beinen

Sollte die Haut auf das Enthaaren mit kleinen Pickeln reagieren: täglich mit einer Körpercreme einreiben.

1 Die Naßrasur mit Rasierschaum und Klinge

Sie hat den Vorteil, daß man die Rasur in der Badewanne oder unter der Dusche miterledigen kann. Wird zweimal rasiert, sind die Beine wunderschön glatt, aber der Erfolg hält nur zwei bis drei Tage. Wer regelmäßig naßrasiert, braucht nur einmal drüberzugehen.
<u>Wichtig:</u> Keine stumpfen Klingen verwenden. Am besten pro Rasur eine neue Klinge. Nach der Rasur die Beine gut eincremen oder einölen.

2 Die Trockenrasur mit dem »Damenbein-Rasierapparat«

Es gibt speziell für die Beine hergestellte Elektrorasierer, die die Härchen wie eine Pinzette aus der Haut ziehen. Die Anwendung ist problemlos, es piekst jedoch etwas. Dafür hält der Erfolg aber auch bis zu zwei Wochen an.
<u>Wichtig:</u> Die Haut sollte trocken sein, also immer vor dem Baden oder Duschen rasieren.

3 Haar-Entfernungscremes schnell und leicht anzuwenden

Eine Creme oder ein Schaum befreien Sie in wenigen Minuten von unerwünschter Haarpracht. Einfach auf die nassen Beine auftragen, einwirken lassen und anschließend nach Gebrauchsanleitung entfernen. Bei normalem Haarwuchs dauert es 10 Tage, bis die Haare nachwachsen.
<u>Wichtig:</u> Verträglichkeitstest machen, indem Sie 24 Stunden vor dem Enthaaren ein bißchen Enthaarungscreme in die Armbeuge streichen. Nur wenn sich keinerlei Reaktion zeigt, das Mittel verwenden.

4 Wachsbehandlung schmerzt, wirkt aber recht lange

Kann von der Kosmetikerin gemacht werden. Wer es selbst machen möchte: Wachsplättchen zum Warmmachen gibt es zu kaufen. Es ist eine recht schmerzhafte Prozedur, befreit aber für längere Zeit von den lästigen Härchen.

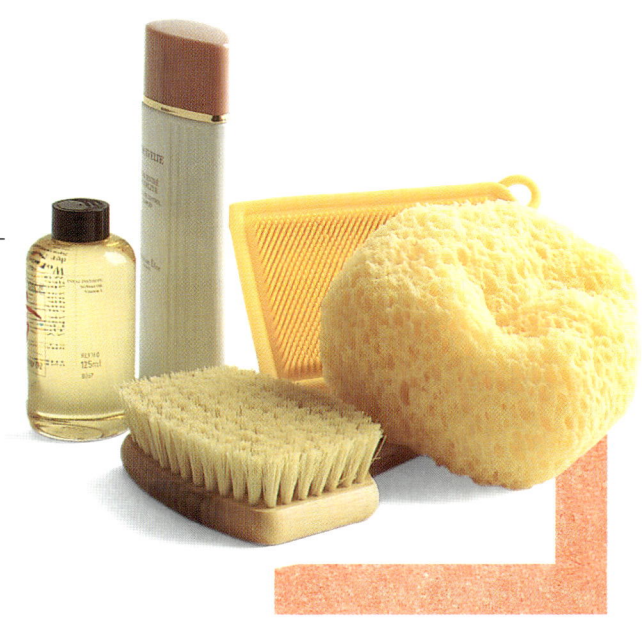

5 Die Bikinizone, eine besonders sensible Region

Für die Bein-Innenseite unterhalb des Schritts ist eine Rasur nicht zu empfehlen. Die nachwachsenden Haare pieksen. Es sei denn, man rasiert täglich. Eine Enthaarungscreme tut bessere Dienste, denn bei dieser Behandlung wachsen die Haare stoppelfrei nach und bilden erst nach einigen Tagen einen weichen Flaum. In der Bikinizone ist eine Behandlung mit Warm- oder Kaltwachs besonders gründlich, aber auch sehr schmerzhaft.

EIN SCHÖNER KÖRPER

Auf gutem Fuß mit den Füßen

»Werkzeug« für die Fußpflege

Um Verletzungen zu vermeiden, sollten Sie nur hochwertige Gerätschaften verwenden. Sie benötigen:
• Eine Nagelzange und Nagelknipser zum Kürzen der Nägel.
• Sandpapierfeilen zum Glätten der Nägel.
• Rosenholzstäbchen zum Zurückschieben der Nagelhaut.
• Bimsstein und Hornhauthobel, um die Hornhaut wegzuschmirgeln. Trockenbürste und Franzbranntwein für die Hornhaut auf der Fußsohle.

Wichtig: Eingewachsene Nägel, Schwielen und Hühneraugen sollte unbedingt ein Fachmann (Fußpflegerin oder Kosmetikerin) behandeln.

Meist werden sie etwas nachlässig behandelt, obwohl sie ständig gute Dienste leisten. Einmal die Woche eine Stunde, damit hilft man nicht nur den Füßen, sondern auch dem ganzen Körper, denn unsere Füße sind durch 72.000 Nervenbahnen mit den Körperorganen verbunden.
Die Pflege der Füße sollte darum zwei Bereiche umfassen: die äußere Behandlung (Druckstellen, Hornhaut) und die Stimulierung durch Gymnastik und Massage.

Die goldenen Regeln der Fußpflege

Hornhaut entfernen: Am Anfang steht das Fußbad, damit die Haut schön weich ist. Nach so einem Bad läßt sich Hornhaut bestens wegrubbeln. Ist sie noch nicht so dick, gelingt das mit einem Bimsstein. In hartnäckigeren Fällen muß der Hornhauthobel her.

Nägel pflegen: Fußnägel immer gerade abschneiden, sonst wachsen die Ecken ein. Rauhe Kanten mit einer Sandpapierfeile glätten, und die Nagelhaut mit einem Rosenholzstäbchen zurückschieben. Wer die Nägel lackieren möchte: eine Lackierhilfe aus Schaumstoff (im Fachhandel) oder Wattebäusche zwischen die Zehen klemmen.

Fußgymnastik: Zwei einfache Übungen, die Sie überall im Sitzen machen können: Den rechten Fuß anheben, betont langsam im Uhrzeigersinn kreisen lassen (fünfmal), dann die Übung mit dem linken Fuß machen. Noch bequemer: einen Hartholzroller (in Drogerien erhältlich) abwechselnd mit dem rechten und linken Fuß hin und her bewegen. Das löst gut Verspannungen.

Fußpflege-Tips: Gesundheitsschuhe mit Gumminoppen (etwa 2 Stunden lang tragen) sind ideal als Massage, sie entstauen und regen den Kreislauf an. Ein Peeling-Gel für die Füße, mit gemahlenem Bimsstein, mit Fenchel und Rosmarin, erfrischt und pflegt.

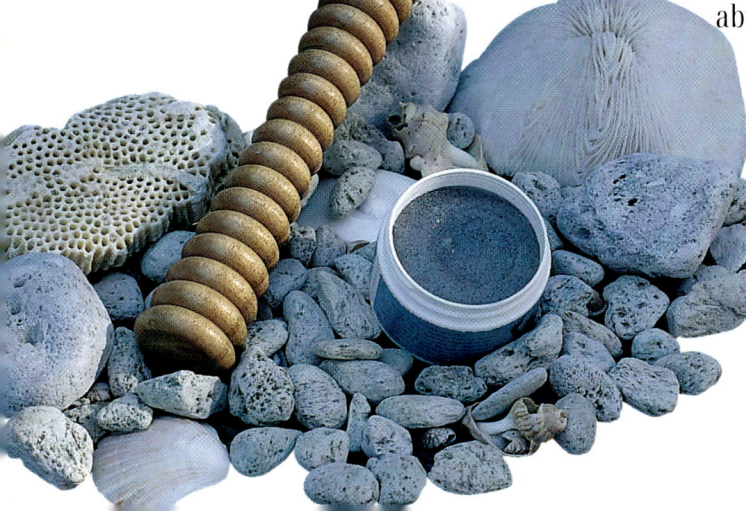

Das macht müde Füße munter

• Ein einfaches Fußbad in klarem Wasser wirkt Wunder. Nehmen Sie aber lauwarmes Wasser, in kaltem krampfen sich die Blutgefäße zusammen.
• Bei geschwollenen Füßen hilft: Roßkastanie, Hamamelis und Pfefferminze (als Badezusatz oder in einer Fußcreme) oder ein Fußgel mit den Wirkstoffen Kampfer, Allantoin oder Menthol.
• Gegen brennende und empfindliche Füße gut: Aloe Vera, Arnika, Azulen (zum Beispiel eine Arnica-Salbe).
• Bei trockener, rissiger Haut sorgt eine sogenannte Schrundensalbe (aus der Apotheke) für Abhilfe. Sie hat einen hohen Fettanteil und wird kräftig in die Haut einmassiert.

<u>Wirkungsvoll gegen Fußschweiß und Fußpilz:</u> Fußbad mit Kochsalz (ein bis zwei Eßlöffel pro Liter, gut im Wasser verrühren). Außerdem: Bürsten Sie Füße und Fußsohlen regelmäßig (trocken) und reiben Sie sie mit Franzbranntwein ein. Machen Sie Wechselfußbäder (fünf Minuten ins warme, eine Minute ins kalte Wasser), und massieren Sie einen Fußbalsam ein. Oder stecken Sie die Füße in ein Zinnkraut- (Schweißfüße) oder Ringelblüten-Bad (Fußpilz).

Pflegeprogramm für die Füße: Ein Fußbad machen, die Hornhaut entfernen, die Füße eincremen und etwas Fußgymnastik mit einem Hartholzroller machen.

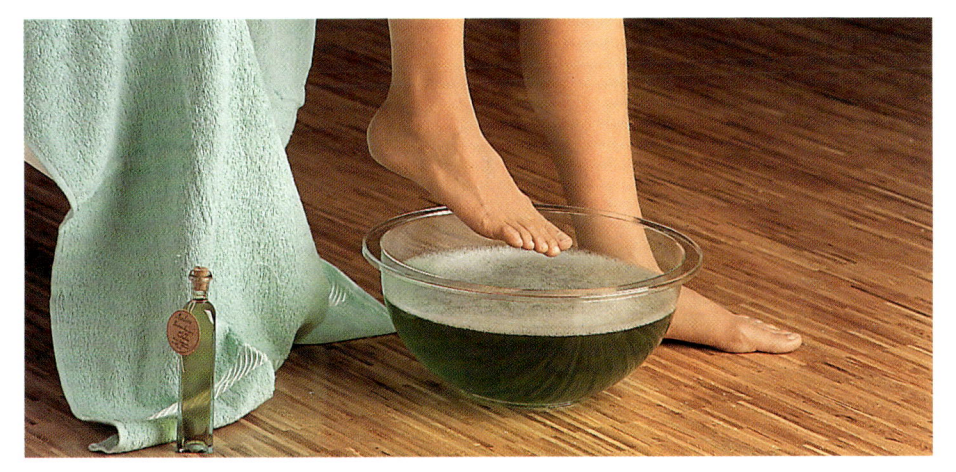

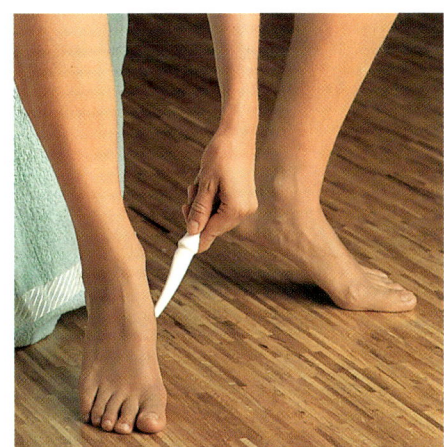

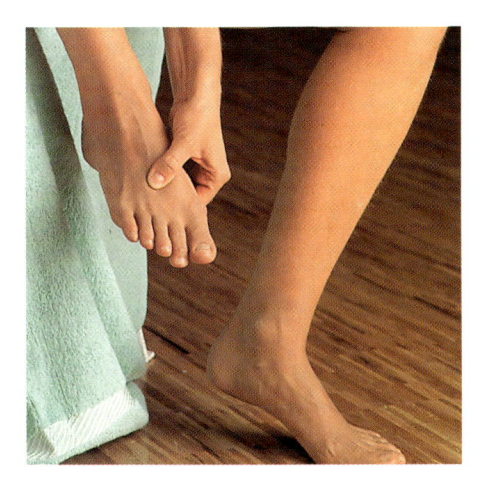

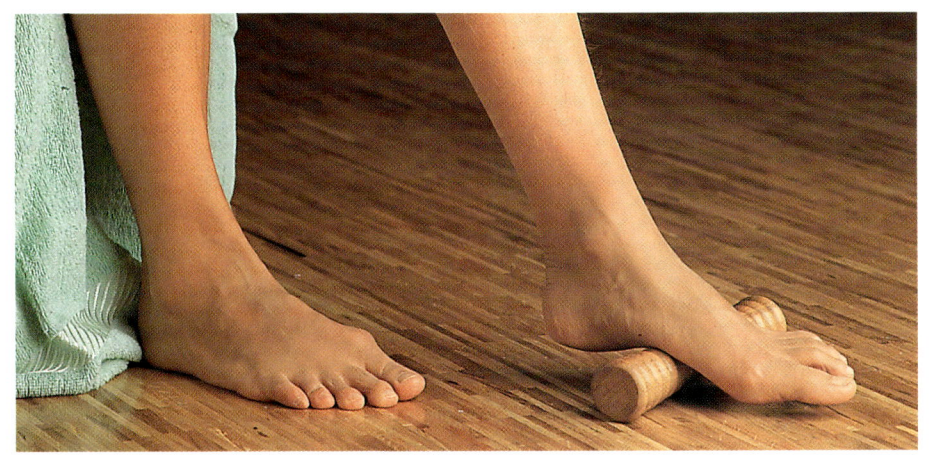

EIN SCHÖNER KÖRPER

Die Hände sprechen Bände

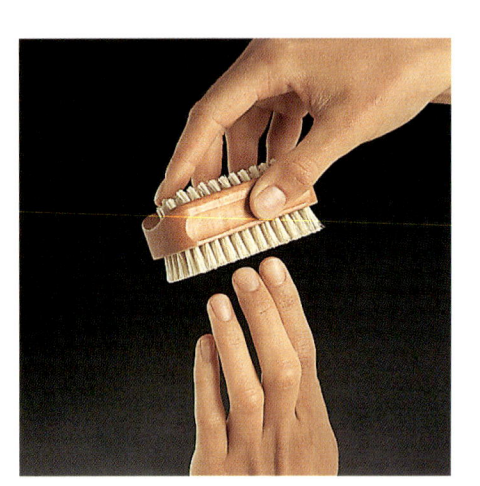

Die Hände sind die ganz persönliche Visitenkarte eines Menschen, und sie stehen ständig im Blickpunkt. Um so erstaunlicher ist es, was manche Frauen der Haut an ihren Händen alles zumuten. Von der gröbsten Gartenarbeit bis zum Schrank ablaugen, wird alles mit bloßen Händen erledigt. Als ob die schützenden Haushaltshandschuhe, die es für ein paar Mark überall zu kaufen gibt, eine Schande wären.

Schöne gepflegte Hände sind schon lange nicht mehr das Privileg der feinen Leute und Nichtstuer. Ganz im Gegenteil, gerade wenn man viel zu tun hat, steigern sie das Selbstwertgefühl. Und wenn Sie mal genauer hinschauen, signalisieren Ihnen vor allem Ihre Fingernägel sogar mögliche Gesundheitsstörungen (—> Seite 58/59). Es sind besonders gute Signalgeber, denn sie müssen – wie die Haut – nicht nur von außen, sondern auch von innen (zum Beispiel durch vernünftige Ernährung) gepflegt werden.

Tips für die Nagelpflege

Nicht nur die Maniküre (—> Seite 56) gehört zur Nagelpflege. Um zum Beispiel splitternde oder spröde Nägel zu vermeiden, aber auch zu behandeln, können Sie einiges tun:
- *Cremen Sie die Nägel einmal am Tag mit Cacao-Butter ein.*
- *Baden Sie Ihre Nägel einmal in der Woche: Warmem Wasser etwas Kernseife zusetzen und die Hände 10 Minuten darin baden. Auch sehr wirksam: ein Fingerbad in warmem Oliven- oder Mandelöl.*
- *Eine vitamin- und calciumreiche Ernährung macht die Nägel schön.*
- *Wenn Nägel splittern, kann das auch an einer unsachgemäßen Maniküre liegen. Gefeilt werden sollte immer nur in eine Richtung. Ist das nicht der Grund für das Problem, hilft oft eine Pillenkur – mit Vitamin E mindestens ein halbes Jahr lang, mit Spezialdragees aus der Apotheke. Aber: Im Zweifelsfall den Arzt fragen!*
- *Um schön auszusehen, muß man die Nägel nicht unbedingt lackieren, polieren reicht auch. Dafür gibt es das praktische Polierkissen, das unsere Großmütter schon benutzt haben. Mit seiner rauhen Seite werden Unebenheiten auf der Nagelplatte beseitigt, mit der glatten wird poliert.*

<u>Übrigens:</u> Fingernägel erneuern sich im Durchschnitt in drei bis fünf Monaten. Am schnellsten wachsen sie im Frühjahr, am langsamsten im Winter. Im Durchschnitt wachsen sie 3 Millimeter pro Monat.

EIN SCHÖNER KÖRPER

Pflegeprogramm

Tips für zarte, weiche Hände

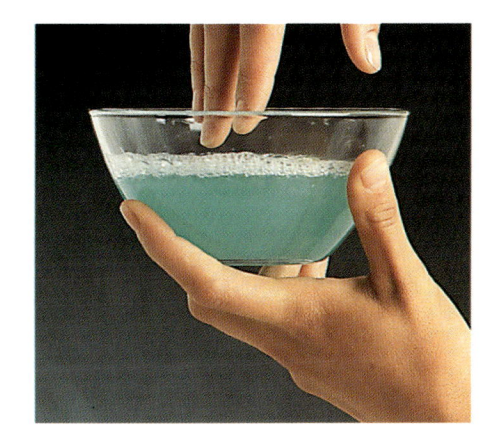

1 Die Handcreme immer griffbereit haben

Es sollte einem in Fleisch und Blut übergehen, die Hände nach jedem Waschen mit einer pflegenden Handcreme einzureiben. Nicht vergessen: Die Creme auch rund um die Fingernägel sanft einmassieren.

2 Trockene Hände brauchen ein Verwöhn-Bad

Trockene und rauhe Hände werden wieder geschmeidig, wenn sie trocken gebürstet (mit Naturborsten), dann mit Franzbranntwein eingerieben werden und anschließend 10 Minuten in einem Ölbad mit Olivenöl oder Mandelöl verwöhnt werden. Die Hände dann mit einer feuchtigkeitsspendenden Handcreme einreiben. Kein Glyzerin verwenden, das macht trockene Hände noch trockener.

3 Zitronensaft beruhigt und glättet empfindliche Haut

Empfindliche, gerötete Hände wäscht man am besten mit Babyseife oder Mandelkleie. Reiben Sie die Hände mit Zitronensaft ein und tragen Sie eine Handcreme mit ein paar Tropfen Vitaminöl auf.

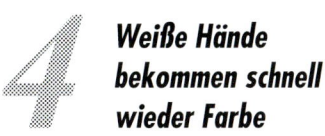

4 Weiße Hände bekommen schnell wieder Farbe

Die Durchblutungsstörungen machen Hände weiß. Hilfreich sind heiße Hand- oder Armbäder mit Kräuterextrakten oder eine Durchblutungscreme. Sehr gut ist Handgymnastik: Hände zehn Sekunden lang fest zu einer Faust pressen, langsam locker lassen und dann alle zehn Finger nach hinten strecken.

5 Die Hände zwischendurch entspannen und entkrampfen

Zwei Entspannungs-Übungen, die Sie überall machen können: Öffnen und schließen Sie die Hände ganz schnell. Strecken Sie beim Öffnen die Finger ganz weit auseinander. 10mal wiederholen. Kreisen Sie im Handgelenk mit beiden Händen 10mal nach innen und 10mal nach außen.

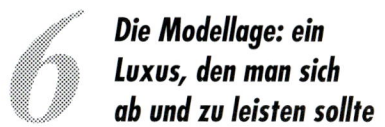

6 Die Modellage: ein Luxus, den man sich ab und zu leisten sollte

Das Nonplusultra der Pflege ist eine Handmodellage, die eine Kosmetikerin auflegt.
Bei dieser Spezialbehandlung werden Cremes und hochwertige Ampullen auf die Hände aufgetragen, darüber wird eine cremige Paste gelegt. Die Masse bleibt zwanzig Minuten drauf und erwärmt sich aus eigener Kraft auf etwa 42 Grad.
Das Wohltuende bei dieser Intensivpflege ist: die Haut wird angenehm durchblutet, Schlacken und Stauungen werden zum Abfluß gebracht.

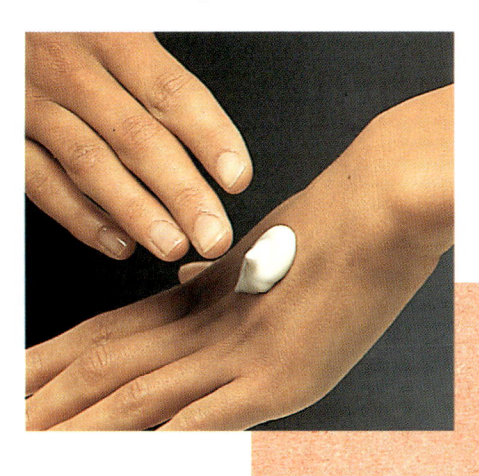

Ein schöner Körper

Maniküren und gut lackieren

Ein bißchen Vorbereitung erleichtert die Nagel-Verschönerungs-Arbeit. Griffbereit sollten sein: eine Nagelhautzange, Sandblattfeilen in verschiedenen Stärken, ein Rosenholzstäbchen. Dazu der Nagellackentferner, Kernseife, Nagelöl, eine Nagelcreme, Nagelhärter, der Unterlack, der Nagellack. Und nun kann es Schritt für Schritt losgehen.

Nägel und Nagelhaut in Form bringen

Der Nagellack muß nicht unbedingt die gleiche Farbe wie der Lippenstift haben. Je gepflegter die Nägel sind, um so auffallender darf er sein, vor allem bei festlichen Anlässen.

Als erstes wird der Lack – wenn vorhanden – entfernt. Dazu Nagellackentferner auf ein Wattepad geben und den Lack – von unten nach oben – entfernen. Anschließend die Hände waschen.

Nun werden die Nägel mit einer Sandblattfeile in Form gebracht, dann fünf Minuten in einer Schale mit warmem Wasser und Kernseife gebadet, um dann die zarte Nagelhaut mit dem Rosenholzstäbchen zurückzuschieben. Überschüssige Haut und seitliche Verhärtungen dürfen vorsichtig mit der Nagelschere entfernt werden. Nochmals mit einer feinen Nagelfeile nacharbeiten. Die Finger wieder kurz ins Kernseifenbad tauchen und abtrocknen.

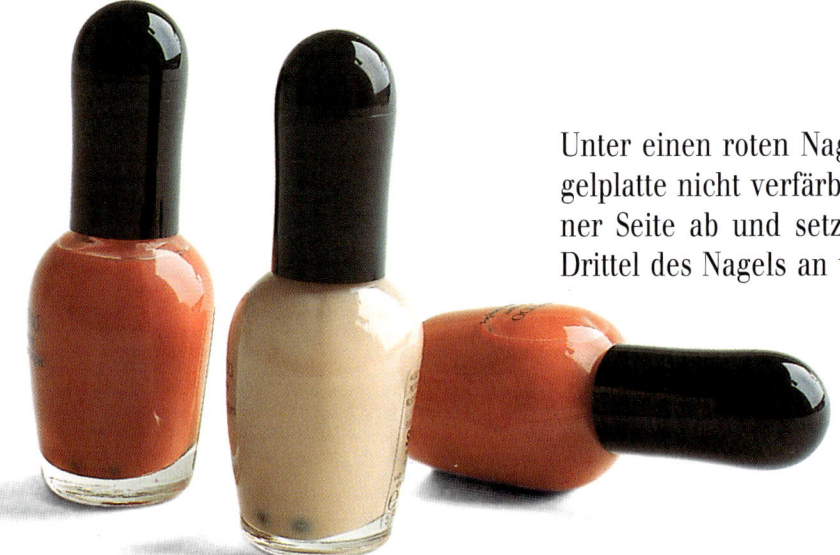

Glänzend lackieren

Unter einen roten Nagellack gehört ein Unterlack, damit sich die Nagelplatte nicht verfärbt. Streifen Sie beim Lackieren den Pinsel auf einer Seite ab und setzen Sie den ersten Pinselstrich auf dem oberen Drittel des Nagels an und ziehen von unten nach oben hoch. Nun setzen Sie den Pinsel unten in der Mitte an und ziehen in einem Zug nach oben. Dann den Nagellack an beiden Seiten auftragen, jeweils von unten nach oben.

Damit ein farbiger Lack intensiv wirkt, sollte eine zweite Schicht aufgetragen werden. Aber erst, wenn die erste gut getrocknet ist. Der

glänzende Abschluß: etwas Fettcreme auf den trockenen Nagellack verteilen und leicht in das Nagelbett einmassieren.
<u>Künstliche Fingernägel:</u> Modellierte oder aufgesetzte Nägel sollte man nicht ständig tragen, da sonst die eigenen Fingernägel verkümmern und dünner und empfindlicher werden.

Tips für schön lackierte Nägel

• Bei brüchigen Fingernägeln vor dem Lackieren einen Nagelhärter auftragen, dann sitzt der Lack besser.
• Das lästige Warten darauf, daß der Lack endlich trocken ist, verkürzt ein Nagellack-Trockenspray. Es wirkt in Sekundenschnelle.
• Streichen Sie gleich nach dem Lackieren mit der Fingerkuppe über den oberen Nagelrand. Dadurch haftet der Lack besser und splittert nicht so schnell ab.
• Kommt der Nagellack mal hin, wo er nicht hingehört, dann wischen Sie ihn vorsichtig mit einem in Nagellackentferner getränkten Wattestäbchen ab. Haben Sie mal völlig »daneben lackiert«, den Lack besser ganz entfernen, und den verunglückten Nagel neu lackieren.

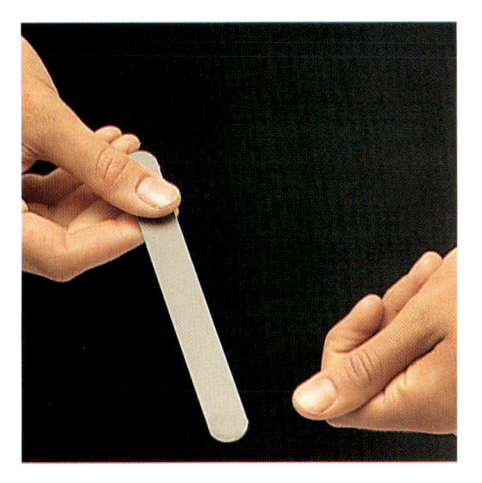

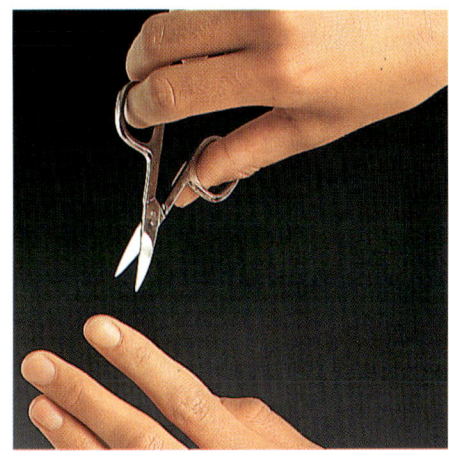

Das gehört zum Maniküren und Lackieren: Sandblattfeile, eine gute Nagelschere, ein Rosenholzstäbchen, farbloser Unterlack und Nagellack in der gewünschten Farbe.

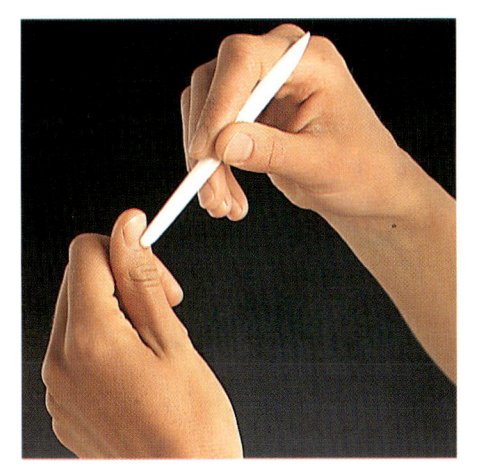

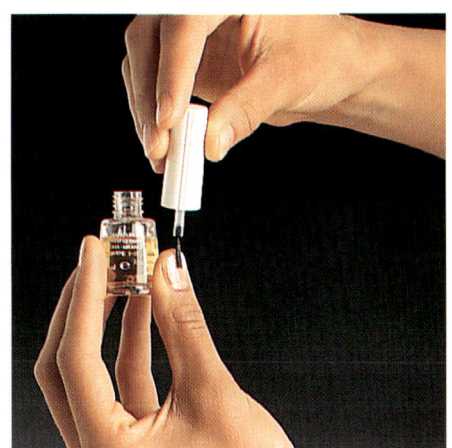

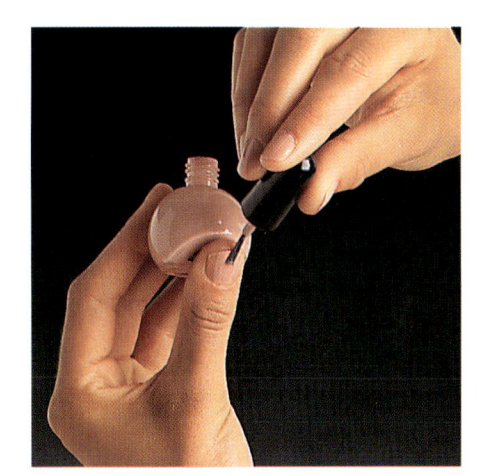

Ein schöner Körper

Die Nägel und Ihre Gesundheit

Ein gesunder Fingernagel ist fest, elastisch und läßt die darunter liegende Fingerkuppe klar durchschimmern. Ist dem nicht so, läßt dies möglicherweise auf gesundheitliche Störungen schließen. Eine der häufigsten Ursachen für Probleme mit den Nägeln oder Händen ist die falsche Ernährung. Vitamin- und mineralstoffarme Kost nehmen Nägel sichtbar übel.

Die Warnsignale der Nägel sollte man ernst nehmen. Keinen Fehler macht man dann, wenn man die eigene Lebensweise überdenkt und verbessert. Falsch wäre es aber, sich als Laie zum »Nageldiagnostiker« aufzuschwingen oder gar auf eigene Faust eine vermutete Krankheit zu behandeln.

Was die einzelnen Fingernägel signalisieren

Was man heute als alternative Medizin (wie Akupunktur) bezeichnet, hat seine Wurzeln in medizinischen Weisheiten des alten Chinas. So gilt auch die Form unserer Fingernägel als Warnsignal, das sich häufig bewährt hat. Nach einer jahrtausenden alten chinesischen Lehre ist jeder Fingernagel einem bestimmten Organ zugeordnet.

- Der Daumen ist der Lunge zugeordnet.
- Der Zeigefinger dem Dickdarm.
- Der Mittelfinger entspricht dem Kreislauf.
- Dem Ringfinger ist der Dreifache Erwärmer zugeordnet. Auf dem Dreifach-Erwärmer liegen alle Akupunktur-Punkte, die der Durchblutung dienen.
- Am kleinen Finger hängen Herz und Dünndarm.

Splittert oder bricht der Nagel immer wieder an ein und demselben Finger oder zeigen sich Rillen, Flecken oder Längsstreifen, liegt der Verdacht nahe, daß mit dem entsprechenden Organ etwas nicht in Ordnung ist. Dann ist es ratsam, sich genauer vom Arzt oder einem Homöopathen untersuchen zu lassen.

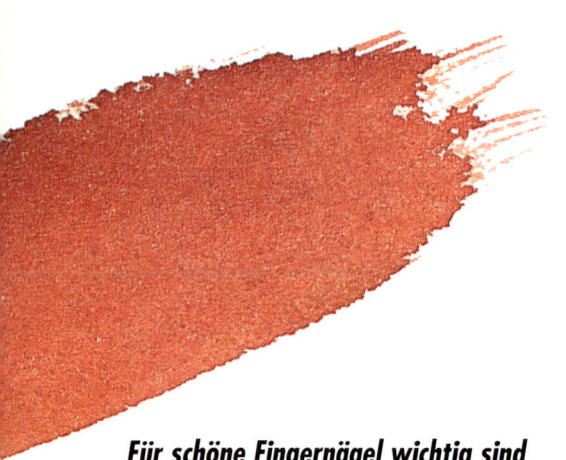

Für schöne Fingernägel wichtig sind eine vitamin- und eiweißreiche Ernährung. Mangeln darf es nie an den B-Vitaminen (Vitamin-B-Komplex), die zum Beispiel in Vollkorn, Naturreis und Bierhefe enthalten sind.

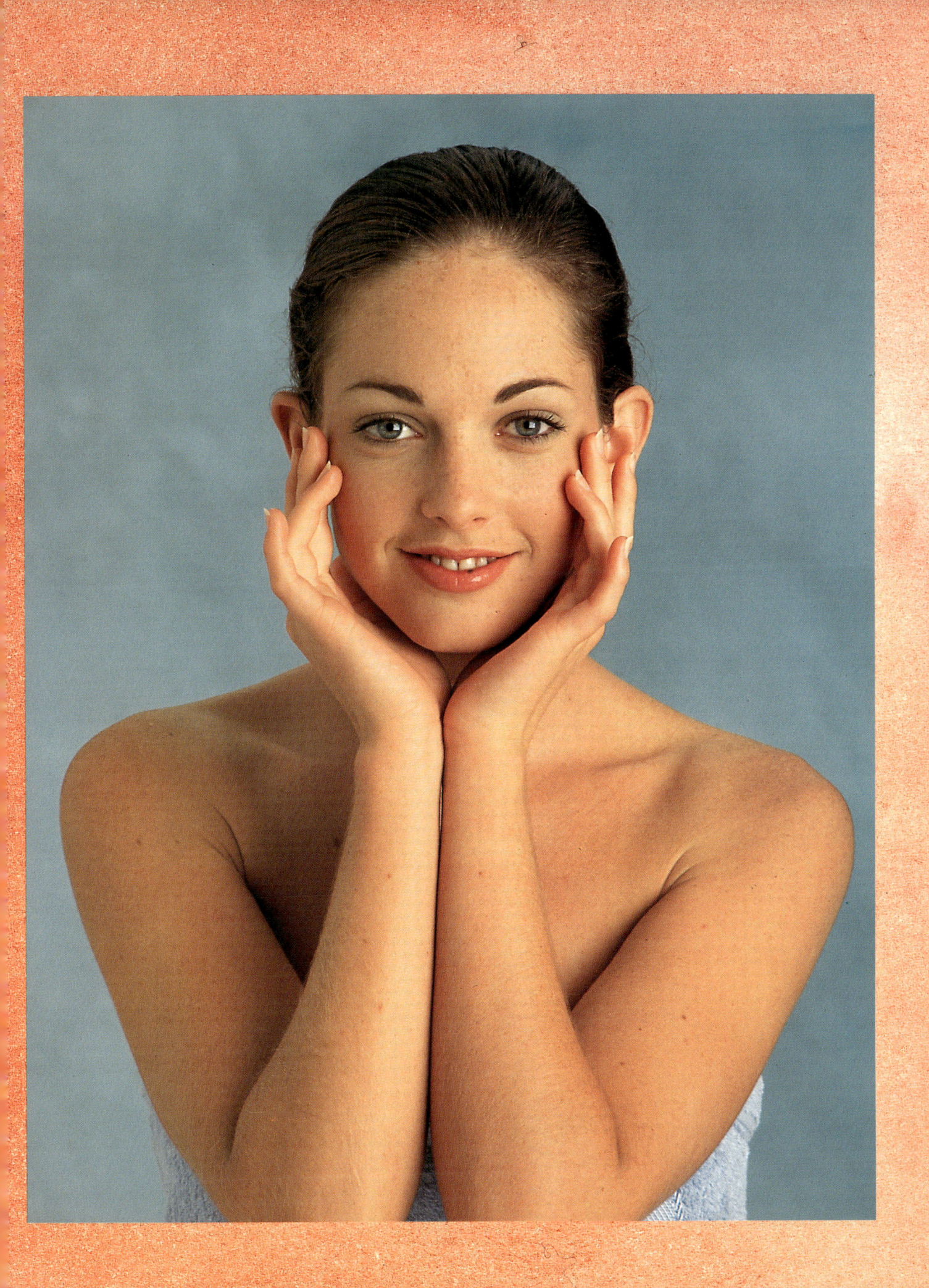

EIN SCHÖNER KÖRPER

Der Schönheit nachhelfen?

Facelifting, Ohrkorrektur, die neue Nase, die moderne Schönheitschirurgie kann vieles richten. Von schwerwiegenden Unfallfolgen über angeborene Schönheitsfehler bis hin zu altersbedingten Ermüdungserscheinungen. Sicher kann ein Chirurg die Altersuhr um einige Jahre zurückdrehen, anhalten kann aber auch er sie nicht.

Eine Schönheitsoperation steigert das Selbstbewußtsein vieler Frauen. Ob der Eingriff jedoch den gewünschten Erfolg hat, hängt von unterschiedlichen Faktoren ab. Zunächst und vor allem von den eigenen Erwartungen: Wer Ehe- und Lebensprobleme hat, wird die mit größter Sicherheit auch noch nach einer Operation haben. Denn es ist nicht der zu kleine Busen, der Partner auseinanderbringt, auch wenn so ein »Grund« manchmal vorgeschoben wird.

Ohne Information keine Operation

Bei jedem Verschönerungseingriff hängt der Erfolg vom Geschick des Arztes ab. Keiner kann alles. Erkundigen Sie sich darum vor einem Eingriff ganz genau, welcher Arzt sich womit einen Namen gemacht hat. Scheuen Sie sich nicht, mit mehreren Ärzten ein Gespräch zu führen. Gute Ärzte haben Verständnis für Ihr Informationsbedürfnis. Wer ein Könner im Absaugen von Fett ist, ist nämlich nicht unbedingt auch ein guter »Facelifter«.

Plastisch-korrektive Eingriffe müssen zumeist aus der eigenen Tasche bezahlt werden. Aus diesem Grund sollte man sich eine genaue Kostenaufstellung von der gewählten Klinik beziehungsweise dem Arzt machen lassen.

Nicht immer ist ein Klinikaufenthalt nötig. Einzelne tiefe Falten im Gesicht zum Beispiel können auch ambulant behandelt werden. So ein partielles Lifting hat den Vorteil, daß

EIN SCHÖNER KÖRPER

Gut zu wissen

Kurze Erklärungen einiger häufig verwendeter Begriffe:
Fettimplantation: Die Injizierung von Fett, um Falten und Gruben verschwinden zu lassen. Es wird Eigenfett, zum Beispiel aus dem Po, entnommen und an anderer Stelle eingespritzt.
Fett absaugen: Zum Beispiel am Doppelkinn. Das Absaugen geschieht ohne Hautschnitte.
Facelifting: Bei der Facelifting-Operation werden die Gesichts-, die Halshaut und das darunter liegende Bindegewebe gerafft. Überschüssige Haut- und Fettdepots werden entfernt. Der Operationsschnitt verläuft von der Vorderseite des Ohres entlang der Haarlinie bis in den Nacken.
Augenlidkorrektur: Schlupflider, Tränensäcke und Augenringe zu beseitigen, geht nicht ohne Skalpell. Der Schnitt liegt in der Oberlidfalte. Im Laufe der Jahre entstehen neue Tränensäcke
Narkose: In fast allen genannten Fällen wird ohne eine Vollnarkose behandelt, um den Kreislauf zu schonen und die Nebenwirkungen beim Aufwachen zu vermeiden.
Die Patientin bekommt intravenös ein Beruhigungsmittel und eine Lokalanästhesie.

kein Fremdimplantat injiziert wird und damit allergische Reaktionen ausgeschlossen sind. Falten werden auch mit Hilfe biologischer Implantate (Collagen aus der Rinderhaut) »ausgebügelt«. Da so ein Implantat vom Körper abgebaut wird, muß die Behandlung meist nach einigen Monaten wiederholt werden. Auch die seitlichen Hautpartien sind ambulant zu straffen. Dabei wird die mittlere Gesichtspartie mittels einer Fettinjektion aufgepolstert.

Ob kleine Korrektur oder aufwendige Operation, wie zum Beispiel Vergrößerung oder Verkleinerung der Brust, immer müssen Sie daran denken, daß solche Eingriffe oft nicht in ein paar Tagen erledigt sind. Auch wenn der Heilungsprozeß ohne Probleme verläuft, ist da immer noch die Psyche, die sich vor allem auf tiefgreifende Veränderungen einstellen muß.

Deshalb: Lassen Sie sich Zeit mit der Entscheidung. Sie müssen ganz fest davon überzeugt sein, daß eine Schönheitsoperation für Sie der richtige Weg ist.

Der sanfte Weg zum Lifting

Es gibt heute eine Reihe von Möglichkeiten, die einen Versuch wert sind, den Muskeln – zum Beispiel im Gesicht – auf die Sprünge zu helfen und dadurch einen gewissen Lifting-Effekt zu erzielen. Per »Isometric« zum Beispiel. Das ist eine Muskel-Gymnastik, die nach dem Prinzip der kurzen, nur sekundenlangen, Anspannung funktioniert. Auch mit »Shiatsu« (—> Seite 14) lassen sich erschlaffte Züge heben. Ein anderer Weg: die Muskeln durch Elektro-Impulse stimulieren. Solche Behandlungen werden zum Beispiel auf Schönheitsfarmen durchgeführt (ist meist im Prospekt vermerkt).

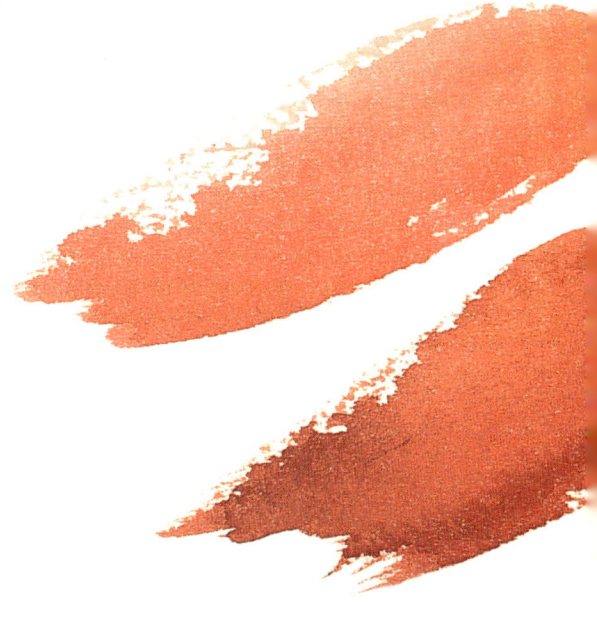

Ein schöner Körper

Deos: Nicht mehr wegzudenken

Um dem Schweißgeruch, den nicht nur empfindliche Nasen als störend empfinden, entgegenzuwirken, ließen sich schon unsere Vorfahren einiges einfallen. Zu Cleopatras Zeiten waren tägliche Waschungen mit Natronlauge angesagt, und ihre römischen Zeitgenossinnen benutzten eine Paste aus Ziegenfett und Holzasche. Erst Ende des letzten Jahrhunderts entwickelte man Deodorants (»geruchstilgende Mittel«) moderner Prägung, nachdem man die Übeltäter, nämlich schweißzersetzende Bakterien, entdeckt hatte.

Nach dem Enthaaren der Achselhöhle nie sofort Deo verwenden. Erst die Haut, am besten über Nacht, beruhigen lassen, sonst kann es böse Hautreizungen geben.

Eigentlich ist der Schweiß ja geruchlos, doch wenn er sich auf der Haut mit Bakterien verbindet, fängt er an zu »müffeln«. Davor schützt ein Deo über Stunden. Und das funktioniert folgendermaßen: Deos enthalten keimhemmende Substanzen mit antibakteriostatischer Wirkung. Die verhindern das Wachstum der geruchsbildenden Bakterien, ohne sie völlig zu vernichten.
Enzymhemmer stoppen die Aktivität der Bakterienenzyme, die die Schweißzersetzung verursachen. Die Deos von heute gibt es als Sprays, als feuchte Roller, trockene Sticks oder Cremes, in allen nur denkbaren Duftnoten, von intensiv bis geruchsneutral.

Muß man jeden Tag ein Deo benutzen?

Die einen sagen ja, die anderen nein. Das Beste ist: ausprobieren. Bei manchen Menschen reicht täglich duschen. Bei anderen riecht's schon zwei Stunden nach dem morgendlichen Bad. Und für viele sind gut riechen und sich frisch fühlen, die Hauptgründe für die tägliche Deoanwendung.
An streßigen Tagen, wenn man viel Arbeit, gar Ärger oder eine Prüfung hat, ist übrigens eher mit Schweißgeruch zu rechnen als an einem launigen Urlaubstag.

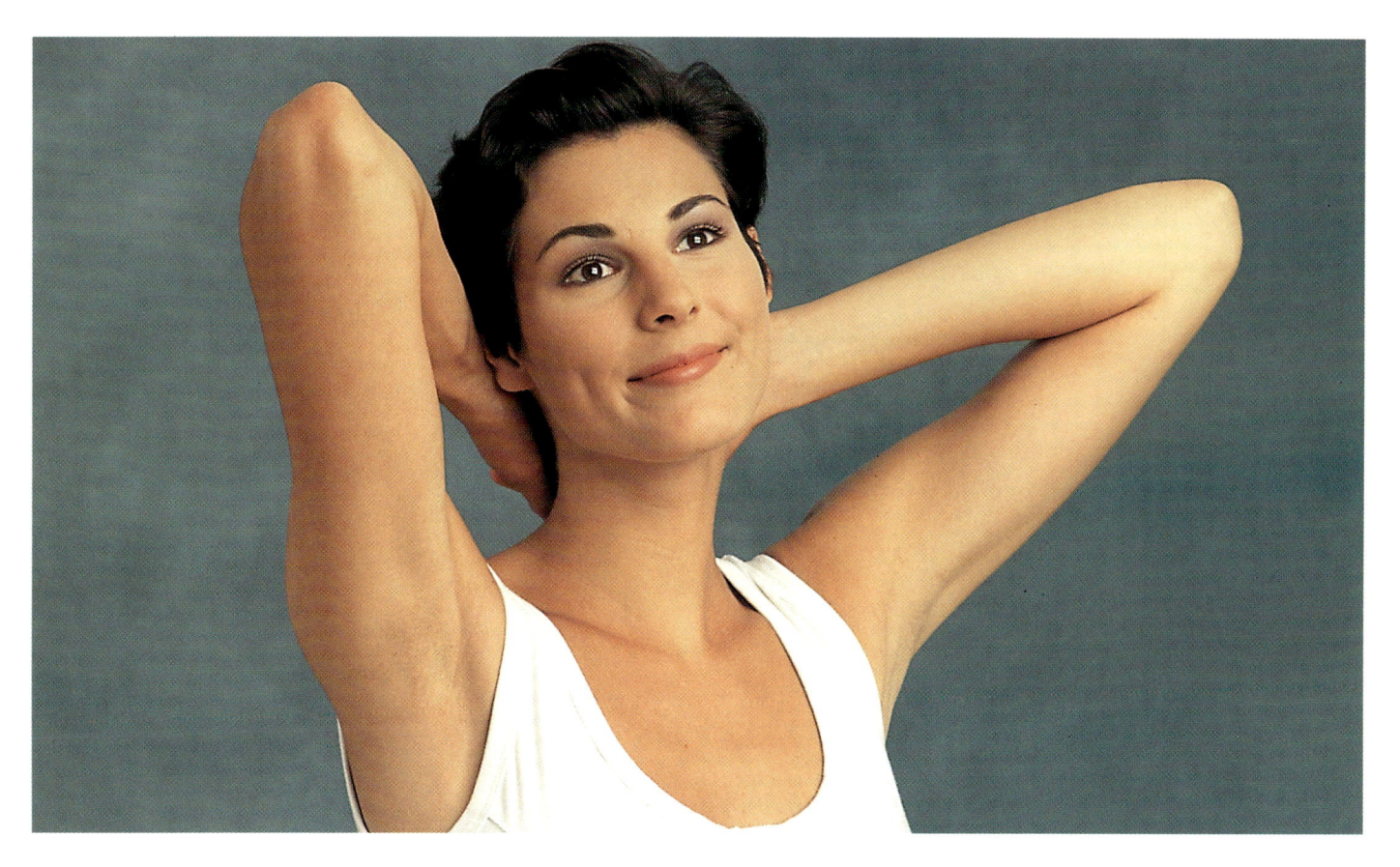

Was tun, wenn das Deo die Haut angreift?

Deos sind kein Ersatz fürs Waschen, Duschen oder Baden. Nie Schweißgeruch mit einem Deo übertünchen wollen. Das führt zu schmerzhaften Hautreizungen.

Reizt das Deo die Haut, sollte man das Deo wechseln, zum Beispiel ein Deo ohne Alkohol wählen oder eines, das nur natürliche Deo-Wirkstoffe (wie Kräuterauszüge, ätherische Öle) enthält. Vorher aber die gereizte Haut behandeln, zum Beispiel mit Ringelblumencreme oder sanften Waschungen mit Kamillentee.

Wichtig: Bei allergischen Reaktionen sofort mit dem Deodorieren aufhören. Sich vom Arzt beraten lassen!

Tips für die überempfindliche Haut: Waschen Sie sich nach dem Duschen mit einem Gemisch von Apfelessig und kaltem Wasser, 1 Eßlöffel Apfelessig auf 1 Liter Wasser.

Eine vergleichbare Wirkung erzielt man mit Zitronensaft. Geben Sie einige Tropfen auf einen nassen, kalten Waschlappen und waschen Sie die Haut damit sanft ab.

Anti-Transpirantien: Hautärzte empfehlen, diese »Schweißstopper« nicht täglich anzuwenden. Die darin enthaltenen schweißhemmenden Stoffe können leicht zu Hautreizungen und Entzündungen der Drüsenausgänge führen.

Deos nur auf die gereinigte und gut abgetrocknete Haut auftragen. Ist man verschwitzt, die Achselhöhle mit kühlem Wasser abwischen, gut abtrocknen und dann erst deodorieren.

EIN SCHÖNER KÖRPER

Hautprobleme und wa

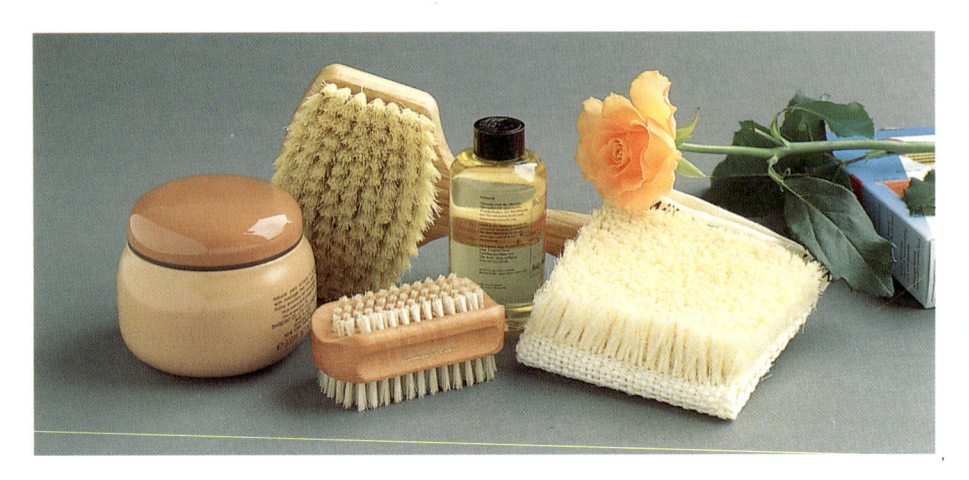

Abgesehen von ernsthaften Hauterkrankungen, die unbedingt vom Arzt behandelt werden müssen, gibt es Hautprobleme, die nichts oder wenig mit einer gesundheitlichen Störung zu tun haben. Sie sind eher ein Schönheitsproblem, das man gerne lösen möchte.

Besenreiser
Die feinen blauroten Äderchen an den Beinen haben schon so mancher Frau die Freude am Badeurlaub verdorben.
Ursache: Bindegewebs- und/oder Venenschwäche. Sitzende Tätigkeit gepaart mit Bewegungsmangel fördern das Auftreten.
Das hilft: Besenreiser können vom Facharzt verödet werden. Sie können allerdings nach einiger Zeit wieder kommen. Ganz sanfte Massagen mit dem Bürstenhandschuh sind erlaubt. Hilfreich ist auch das Eincremen mit einer Spezialcreme, die zum Beispiel Roßkastanienextrakt enthält. Für ausreichend Bewegung sorgen. Unbedingt vermeiden: Zu intensives Sonnenbaden, häufige Saunabesuche, heiße Bäder.

Muttermal
Sie können ja ganz reizvoll sein, wenn sie wie der berühmte Schönheitsfleck am richtigen Platz sitzen. Häufiger jedoch sind sie weniger dekorativ.
Ursache: Muttermale sind angeboren. Die Pigmentierung sitzt tiefer als bei Sommersprossen.
Das hilft: Ein Muttermal kann vom Chirurgen entfernt werden. Nie selber daran herumdoktern! Und: Unbedingt zum Arzt gehen, falls sich ein Muttermal verändert, zum Beispiel größer wird oder näßt.

Reibeisenhaut
Sie tritt häufig bei jungen Mädchen auf und besteht aus punktförmigen Verdickungen, und zwar großflächig. Besonders die Außenseiten der Arme und Oberschenkel sind betroffen. Die Haut erscheint rötlich-braun, ist trocken, rauh und fühlt sich wie ein Reibeisen oder Gänsehaut an. Die knötchenartigen Verdickungen enthalten innen jeweils ein sogenanntes Lanugo-Haar.
Das hilft: Durch trockene Bürstenmassage mit Naturborsten werden die feinen Hautschüppchen abgerubbelt. Abreibungen mit Franzbranntwein wirken durchblutungsfördernd und locken das fein eingerollte Lanugo-Haar aus seinem Versteck heraus. Schon nach 2 bis 3 Bürstenmassagen verspürt man eine nachhaltige Besserung.

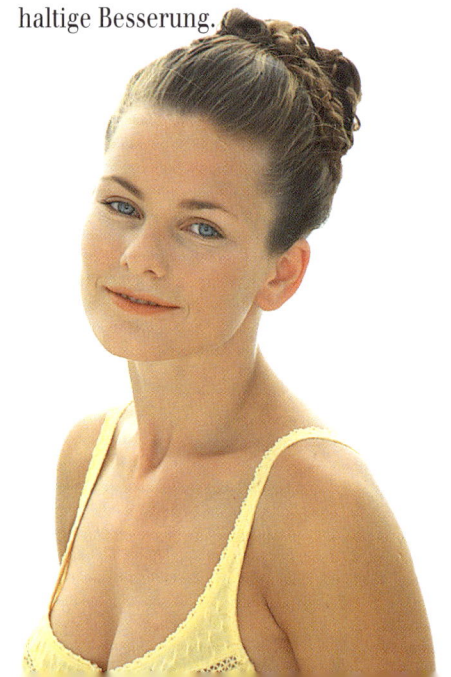

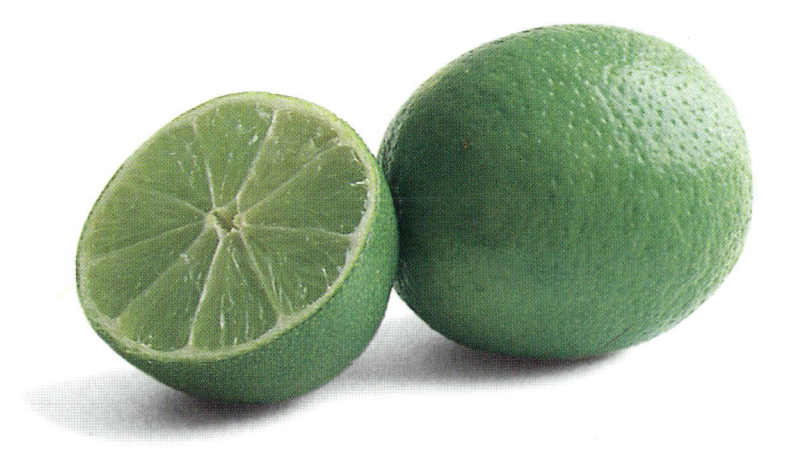

Sommersprossen

Was bei Pippi Langstrumpf zum niedlichen Markenzeichen wurde, stört die meisten erwachsenen Frauen: kleine punktförmige Pigmentfleckchen auf Hals, Brust, Rücken, Armen, Beinen und im Gesicht. Im Winter werden die Sommersprossen deutlich blasser, im Sommer sprießen sie.

Ursache: Angeboren. Bei Blonden und Rotblonden kommen sie häufiger vor als bei Dunkelhaarigen.

Das hilft: Nach einem Sonnenbad treten die Fleckchen stark vermehrt auf. Deshalb ist es wichtig, daß die Haut bestens mit Sonnenschutzmitteln abgedeckt wird. Ein starkes Peeling oder ein Abschleifen der Haut ist eine Behandlung, die kurzfristig Erfolg bringt. Sie ist jedoch nach dem nächsten Sonnenbad wieder zunichte gemacht. Frauen mit Sommersprossen haben darum nur die Wahl, selbstbewußt mit ihrem besonderen »Make up« zu leben, dann können sie auch die Sonne genießen. Den Sommer nur im schützenden Schatten, immer mit einer dicken Schicht Sonnenschutzmittel mit höchstem Lichtschutzfaktor versehen, zu verbringen, ist recht mühselig.

Vitiligo (Weiße Flecken)

Die störenden weißen Flecken, sie können mit pigmentierten Rändern versehen sein, treten zumeist an den Händen, den Armen und im Gesicht auf.

Ursache: Noch unbekannt. Man hat darum auch noch keine Behandlungsmethode entdeckt, den Flecken beizukommen. Manchmal verschwinden sie, wie sie gekommen sind, manchmal vermehren sie sich sehr schnell.

Das hilft: Menschen mit Vitiligo sollten die Sonne meiden, damit der Unterschied nicht noch deutlicher sichtbar wird. Man kann die Flecken mit einem Bronze Expreß/Selbstbräuner abdecken. Diese Bräune hält etwa eine Woche. Auch mit einer Camouflage und Puder, die täglich aufzutragen sind, (—> Seite 102) sind die Unterschiede erfolgreich zu kaschieren.

Warzen

Das sind linsengroße Verdickungen der Hornschicht (Epidermis), und auch die Lederhaut ist beteiligt. Sie treten vorwiegend an den Händen und an den Füßen auf. Man unterscheidet sie nach Art des Aussehens, Größe, Härte, Färbung oder Behaarung.

Ursache: Es gilt als sicher, daß Warzen durch Viren hervorgerufen werden. Sie übertragen sich von Person zu Person und auch auf der eigenen Haut. Darum bitte nicht kratzen!

Das hilft: Die meisten Warzen sind gutartig. Es können sich aber auch gefährliche Erkrankungen dahinter verbergen, deshalb immer sicherheitshalber vom Arzt kontrollieren lassen. Warzen nur vom Facharzt oder einer Fachkraft entfernen lassen! Eine flache und weiche Warze läßt sich durch Strombehandlung mit der Diathermienadel entfernen. Eine genau dosierte Tiefenwirkung garantiert eine einwandfreie Verödung der Nerven und Blutgefäße.

Nach der Behandlung wird die Warze schwarz, nach 4 bis 5 Tagen fällt sie ab. Auch Stielwärzchen, meist am Hals und Dekolleté, sind mit der elektrischen Nadel zu entfernen.

Vor allem bei Jugendlichen erfolgreich, aber nicht nur bei ihnen: Warzen zu besprechen. So eine Suggestivbehandlung wirkt in vielen Fällen.

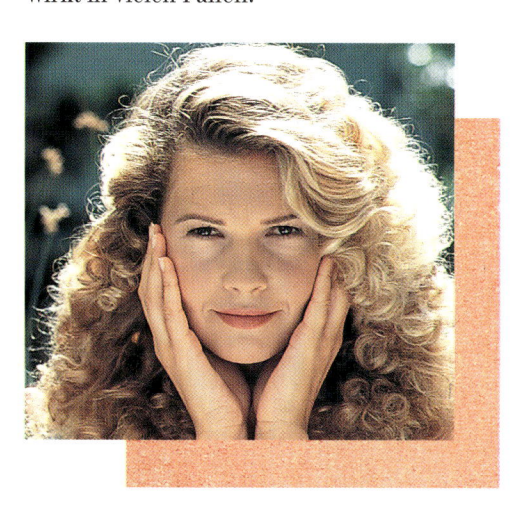

Ein schöner Körper

Was tun gegen Cellulite?

Das interessiert Millionen Frauen. Denn akut leidet jede dritte Frau unter diesem »Schönheitsfehler« der sich anfangs nur als harmlose Hautveränderung zeigt, sich dann aber im Laufe der Jahre zu einem chronischen und oft schmerzhaften Leiden entwickelt. Cellulite hat übrigens nur wenig mit dem Alter zu tun, auch junge Frauen schlagen sich mit diesem Problem herum.

Nehmen Sie Cellulite nicht einfach so hin, denn bleibt sie unbehandelt, wird sie immer schlimmer. Packen Sie die Sache an, beharrlich und mit Ausdauer. Ein guter Start ist das 12-Wochen-Programm, das in diesem Kapitel beschrieben wird. Es führt zu sichtbarem Erfolg – und meist auch zu dauerhaftem, wenn Sie zudem bereit sind, soweit es irgend geht, cellulitefördernde Faktoren aus Ihrem Leben zu verbannen (—> Seite 68). Beginnen Sie mit einem kleinen Test (—> links).
Übrigens: Wunderkuren, die Cellulite wegzaubern, und das noch in wenigen Tagen, gibt es nicht. Wer so ein »Wunder« verspricht, handelt leichtfertig bis fahrlässig (—> Vorsicht vor Wunderwaffen, Seite 74).

Warum Frauen Cellulite bekommen

»Schuld« ist das weibliche Bindegewebe. Spezielle Fasern dieses Gewebes sind, damit es sich bei einer Schwangerschaft gut dehnen kann, nur locker angeordnet. Viel lockerer als beim Mann. Darum hat so gut wie kein Mann Cellulite.
Zwischen diesen lockeren Fasern haben die Zellen viel Platz, um sich zu vergrößern. Normalerweise sind sie groß wie Stecknadelköpfe, sie können aber auf Bohnengröße wachsen. Die Folgen: das Lymphwasser staut sich, der Stoffwechsel gerät ins Stottern. Die körpereigene »Müllabfuhr« streikt, das Bindegewebe lockert sich. Auch die weiblichen Hormone können einen Cellulite-Schub auslösen: Pubertät, Pille, Schwangerschaft und die Wechseljahre.

Test: Haben Sie Cellulite?

Legen Sie beide Hände auf den Hautbezirk, der celluliteverdächtig erscheint. Nun drücken Sie die Haut mit dem gespreizten Daumen und den gestreckten Fingern beider Hände zusammen. Erscheint die Haut dabei uneben und erinnert an die einer Orange, heißt die Diagnose Cellulite.
• Leichte Cellulite, die man ohne diesen Test nicht wahrnehmen kann, ist immer heilbar.
• Mittelschwere Cellulite, vor allem an den Oberschenkeln, ist schon ohne Test sichtbar. Bei Seitenlicht besonders deutlich zu erkennen. Sie ist häufig heilbar.
• Schwere Cellulite erkennt man auf einen Blick. Die Haut ist schrumpelig und schlaff. Die Bindegewebsfasern sind fast völlig zerstört. Vollständig zu heilen ist sie kaum, jedoch spürbar zu bessern.

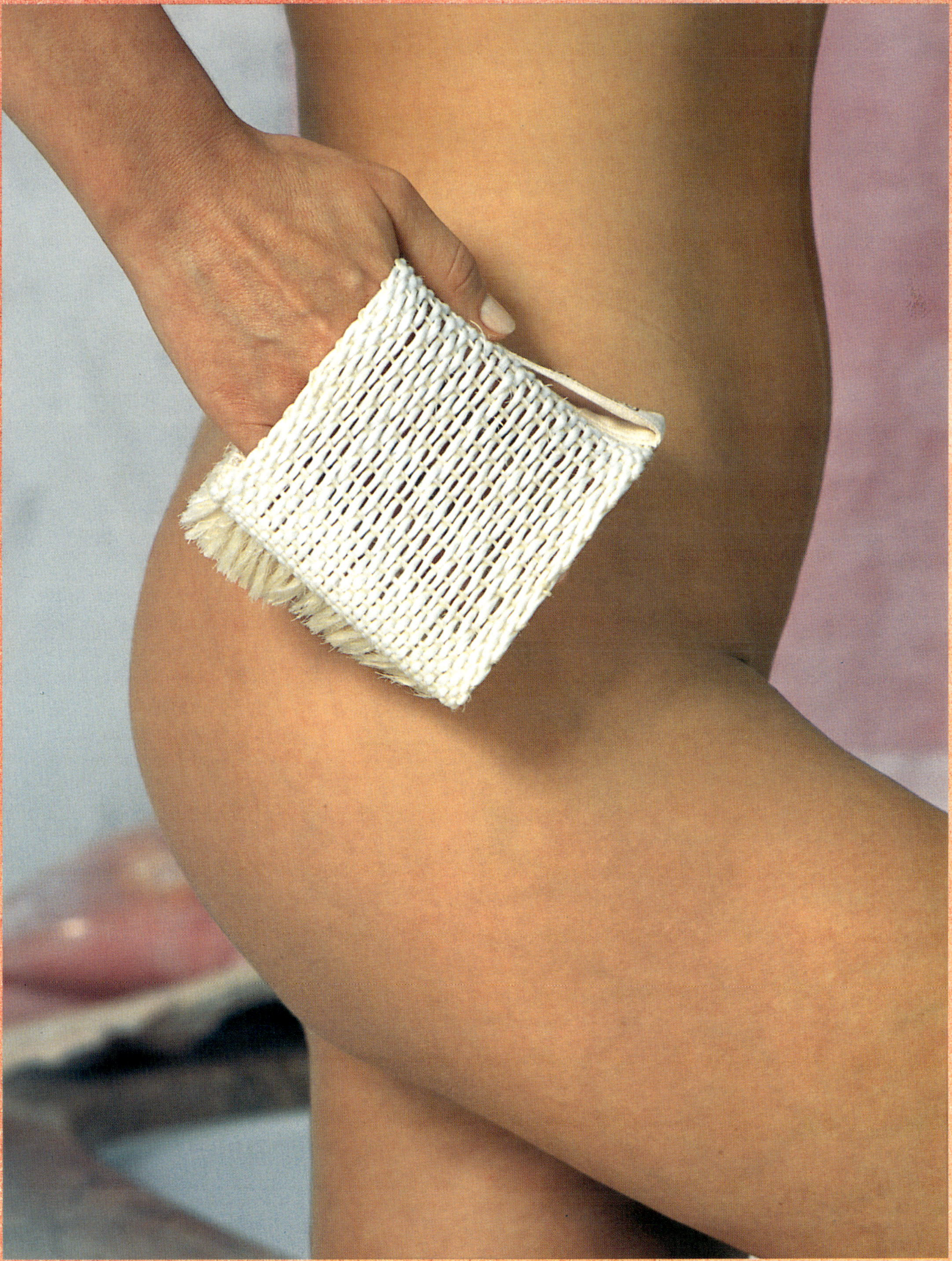

EIN SCHÖNER KÖRPER

Das Problem an der Wurzel packen

Die wichtigste Regel bei der Behandlung von Cellulite ist: Sie muß rundum angepackt werden, mit einer Kombination aus Massage, Gymnastik und Wirkstoffcremes. Eins wirkt mit dem anderen zusammen und verändert das gesamte Bindegewebe langfristig, aber sicher zum Positiven. Deshalb: Durchhalten! Denn leider ist jede nur angefangene Cellulite-Behandlung für die Katz.

Die »Diagnose«: Vor jeder Cellulite-Behandlung sollte man sich Klarheit über den Grad des Problems, vor allem über die Ausdehnung der Cellulite, verschaffen.

Nur so ist es möglich, den Erfolg der Behandlung richtig einzuschätzen und zu kontrollieren. Am besten lassen Sie sich dabei von einer Fachkraft (Kosmetik-Institut) beraten. In der Regel haben die Fachkräfte viel Erfahrung, und sie können einem viel Mut machen, so daß auch eine notwendige langfristige Behandlung nicht zu einem quälenden Unternehmen wird.

Leider beschränkt sich Cellulite nicht auf die Oberschenkel, dort beginnt sie zwar meist, kann sich aber weiter ausbreiten. Oft in dieser Reihenfolge: Oberschenkel-Innenseite, Oberschenkel-Außenseite, Po, Taille, Bauch, Oberarm-Innenseite, unterhalb der Schulterblätter, seitlich an den Hüften.

Cellulitefördernde Faktoren, die ausgeschaltet werden sollten, sind: Übergewicht, häufige und falsche Diäten, Verstopfung, Haltungsschäden, zu viel sitzen, zu wenig sportliche Betätigung, zu enge Kleidung, Dauerstreß.

Eine erfolgreiche Cellulite-Behandlung setzt also voraus, sein Leben einmal gründlich zu überdenken und Korrekturen in bezug auf die Ernährung und die Lebensweise vorzunehmen.

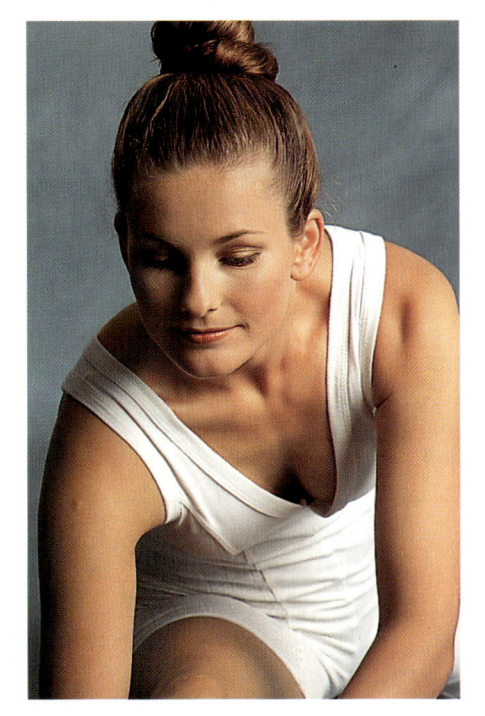

Das Wochenprogramm gegen Cellulite

Auch wenn Ihnen dieses Wochenprogramm, das Sie 3 bis 12 Wochen (je nach Schwere der Cellulite) anwenden sollten, sehr aufwendig erscheint: Das Mitmachen lohnt sich wirklich! Und das Durchhalten auch. Täglich: Heiß und kalt duschen. Anschließend eine Durchblutungs-/Cellulitecreme vom Knie weg nach oben bis zum Po und zur Leiste einmassieren. 5 bis 10 Minuten Gymnastik.

3mal pro Woche: Vor dem Duschen eine Trockenbürstenmassage. Sich dann mit Franzbranntwein einreiben, 10 Minuten einziehen lassen. Dann duschen. Und die tägliche Gymnastik nicht vergessen!

3mal pro Woche: Tiefenwärme-Behandlung und Lymphdrainage in einem Kosmetik-Institut, das mit Cellulitebehandlung Erfahrung hat. Von der dortigen Fachkraft beraten lassen.

3mal pro Woche: Sich sportlich betätigen. Gut geeignet sind Laufen, Radfahren, Schwimmen oder Wassergymnastik.

Begleitende Maßnahmen: Ausreichend viel trinken. Sich vitamin- und mineralstoffreich ernähren, Sie können zum Beispiel die Drei-Wochen-Fitneß-Diät (—> Seite 26 bis 29) ins Programm einbauen. Alkohol- und Nikotinverbrauch reduzieren.

Ein schöner Körper

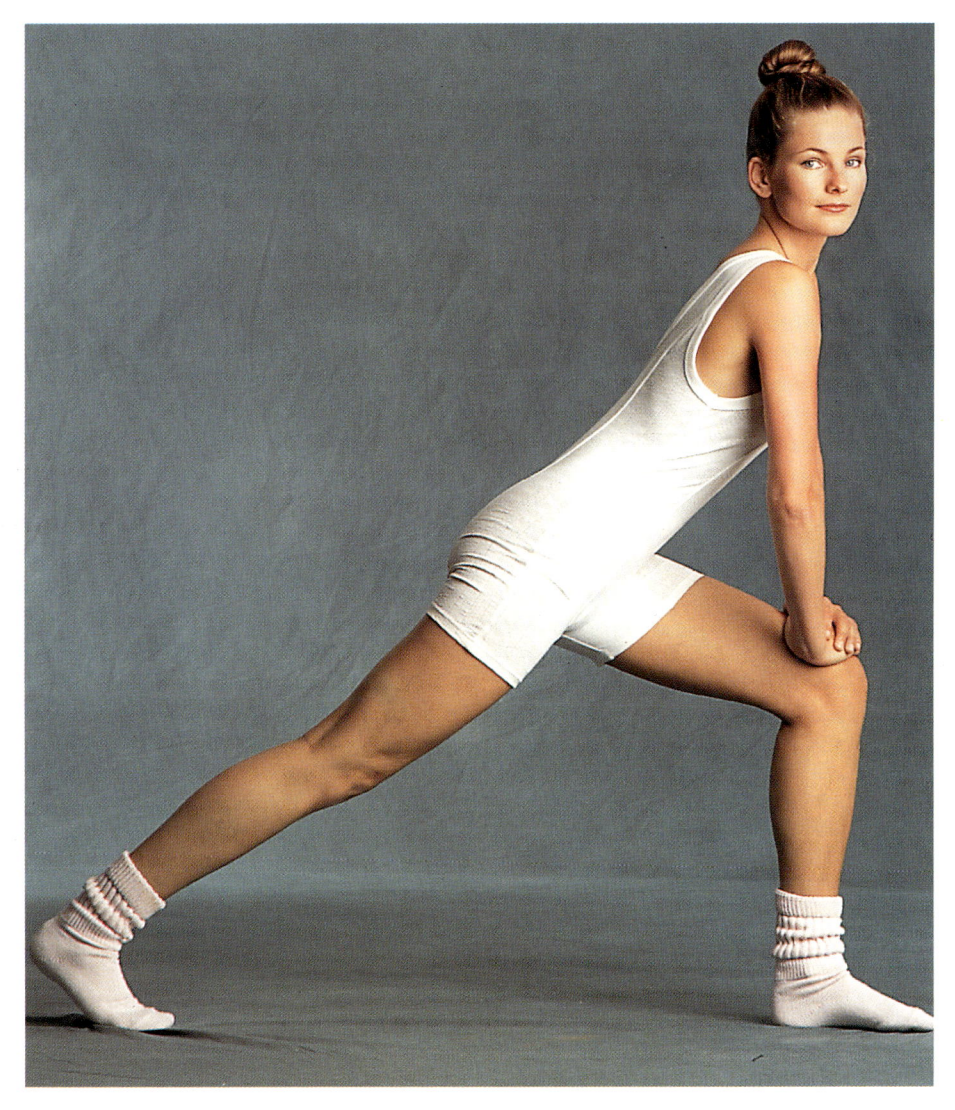

Die Übung für zwischendurch: Sich aufrecht hinstellen, ein Bein gerade nach hinten strecken, mit dem anderen in die Knie gehen. Beide Hände übereinander aufs Knie legen, den Oberkörper gerade halten. 10 bis 20 Sekunden so bleiben. Dann das Ganze mit dem anderen Bein. Die Übung 10mal wiederholen.

Eckpfeiler der Behandlung

Dazu gehören intensive Massagen (unter anderem Lymphdrainagen). Sie entschlacken das Gewebe, stimulieren die Hautdurchblutung und beschleunigen den Fluß der Lymphe. Um den Cellulite-Teufelskreis zu durchbrechen, ist Bewegung und Entschlackung wichtig. Ist die Haut schlecht durchblutet, erhält sie zu wenig Sauerstoff und die Abfallstoffe bleiben liegen. Der Lymphstrom im Körper muß einfach funktionieren, um Erfolge zu erzielen. Darum werden auch Wassergymnastik, Schwimmen und Entschlackungskuren mit einbezogen.

Wechselduschen bringen den Kreislauf in Schwung und den Stoffwechsel auf Trab. Spezielle Cellulite-Cremes unterstützen den Prozeß.

In Kosmetikinstituten werden auch spezielle Apparate zur Anregung der Hautdurchblutung verwendet. Zum Beispiel Gleichstrom (u.a. Iontophorose), Impulsstrom (das sogenannte Muskelturnen), Interferenzstrom (die Beeinflussung des Gewebes durch Stoffwechselanregung) und Tiefenwärme.

EIN SCHÖNER KÖRPER

Geräte, die massieren helfen

Einfach und gut sind ein Massage-Handschuh oder eine Körperbürste mit Stiel. Sie sollten aus einem guten Naturmaterial sein und nur bei nasser Haut benutzt werden. Wer sich damit nicht begnügen will, kann zwischen einer ganzen Reihe anderer Cellulite-Massage-Hilfsmittel wählen. Es gibt sie mit Noppen, Lamellen oder Kugeln, meist raffiniert angeordnet, um die Wirkung zu verstärken.

1000 versilberte Spitzen hat der Derampunkt-Roller. Damit wird leicht über die Problemzonen gerollt, die feinen Spitzen regen das Entschlackungssystem der Lymphe an und stärken das Bindegewebe. Zweimal am Tag 10 Minuten rollen, sonst bringt's nichts. Auch der Einsatz anderer Geräte steht und fällt damit, wie regelmäßig Sie am Ball bleiben. Das gilt für ein elektrisches Massage-Noppen-Gerät ebenso wie für einen Massageroller.

Viele Kosmetikfirmen bieten nicht nur die speziellen Cellulite-Cremes oder -Öle an, sondern zugleich ein Sortiment an handlichen Massage-Geräten, denn über die erwärmte, massierte Haut können die Wirkstoffe besser und tiefer eindringen.

Cellulite-Cremes und -Gels

Nicht das Lebensalter entscheidet über den Erfolg einer Anti-Cellulite-Behandlung, sondern die Konsequenz, mit der die Therapie betrieben wird.

Die modernen Anti-Cellulite-Produkte sind natürliche Wirkstoff-Bomben. Die große Nachfrage hat zur Entwicklung von regelrechten High-Tech-Serien geführt. Am besten sind solche mit Efeu, Gingo-Extrakt, Algen, Roßkastanie, Schachtelhalm, Cola-Körnern, Arnika oder Mäusedorn. Sie entschlacken, festigen und straffen. Die Natur wird nach allem abgeklopft, womit man dem Problem zu Leibe rücken könnte.

Der Verbraucher kann unter einer ganzen Reihe wertvoller Cellulite-Serien wählen. Es gibt sogar ein Massage-Gel, das in einem Noppenroller-Flakon angeboten wird, um zwei Fliegen – einreiben und massieren – mit einer Klappe zu schlagen. Noch recht neu im Angebot sind Gel-Produkte mit Silizium und Guarana. Silizium festigt die Haut. Und die brasilianische Kletterpflanze Guarana liefert einen Stoff, der den Abbau von Fettdepots positiv beeinflußt.

Auch Hydroxy-Säuren, sonst nur in Anti-Falten-Produkten oder Cremes gegen unreine Haut, werden gegen die Cellulite eingesetzt. Sie sind eine Art biologisches Peeling, das die Haut noch aufnahmebereiter für die oben genannten Wirkstoffe macht. In Verbindung mit Beta-Hydroxy-Säure bekommt die Mikro-Zirkulation der Haut einen mächtigen Pusch. Cremen allein hilft nicht: All diese Mittel, die zum Teil recht teuer sind, gehören in die Rubrik »unterstützende Maßnahmen«.

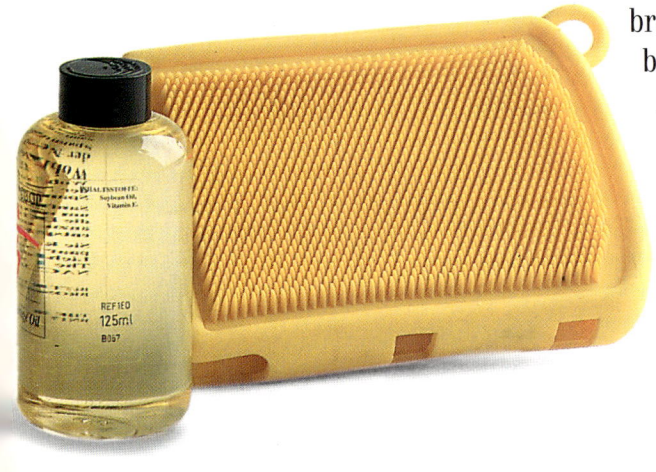

Mit dabei: ätherische Öle

Ihre Heilwirkung ist unbestritten. Bei Cellulite wirken vor allem Essenzen aus Rosenholz, aus Minze und Limonen gut auf die Zellerneuerung. Sie dringen tief in die Haut ein und stimulieren den Lymphfluß. Einige Kosmetikinstitute bieten eine Anti-Cellulite-Behandlung auf der Basis ätherischer Öle an und verzeichnen damit gute Erfolge. Dabei wird die Haut mit ätherischen Ölen und einem Pflanzen-Gel eingerieben und mit einer dünnen Folie verpackt. Darauf kommen 30 Minuten Rotlicht. Den Abschluß bildet eine spezielle Massage mit ätherischen Ölen. Die Behandlung dauert etwa anderthalb Stunden. Fünf bringen schon gute Erfolge.

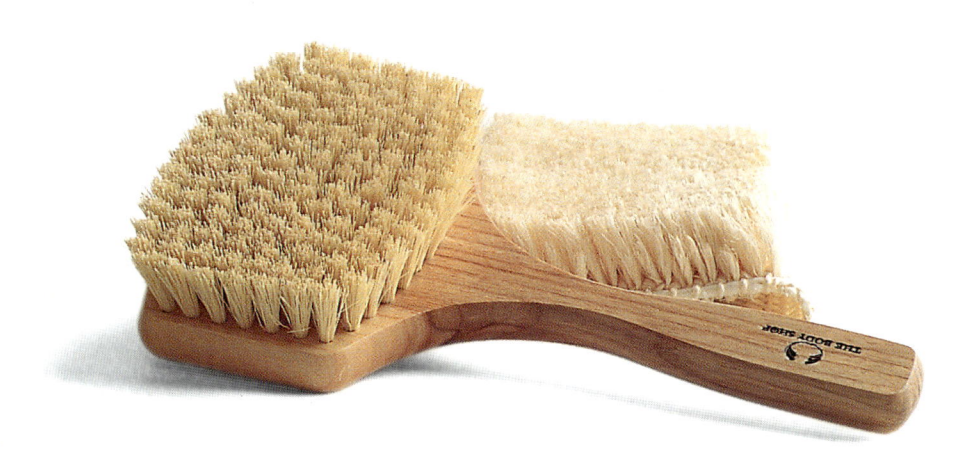

Bewegung ist das A und O

Wir alle leben zu bequem – was die körperliche Bewegung angeht – und darum ungesund. Sitzend ist eine Cellulite nicht wegzubringen. Geeignet sind alle Sportarten, die den Stoffwechsel in Gang bringen, Muskeln auf- und Fettpolster abbauen. Schwimmen ist ein durch und durch gesunder Sport, auch bei Cellulite (3mal wöchentlich 30 Minuten). Durch die Kombination von Muskelbewegung und Wasserdruck wird der Lymphfluß besonders gut angekurbelt. Das macht den Schlacken den Garaus. Um die Muskeln an den Problemzonen Bauch, Po und Oberschenkel gezielt anzugehen und die tägliche Gymnastik zu unterstützen, sind auch regelmäßiges Radfahren und Seilspringen gut geeignet.

Unerläßlich: eine vernünftige Ernährung

Wer sich einigermaßen richtig ernährt hat, braucht eigentlich nur aufs Fett zu schauen und in dem Punkt zu reduzieren. Wer hauptsächlich auf Fast Food, Fleisch und Fritten gesetzt hat, sollte gründlich umdenken. Auf den gesunden Speiseplan gehören Gemüse, Vollkornprodukte, Obst und frische Kräuter. Denn es nützt nichts, mit allen Mitteln, die in den ersten Punkten genannt wurden, den Stoffwechsel anzuregen und den Schlacken Beine zu machen, wenn täglich durch die falsche Nahrung Schlacke im Übermaß produziert und der Stoffwechsel lahmgelegt wird. Und viel Trinken!

Achten Sie bei der Ernährung auf ausreichende Zufuhr von Vitamin E, das hilfreich für die Hautdurchblutung ist (in pflanzlichen Ölen und Eiern). Wichtig sind auch Vitamin C, weil es die collagenen Fasern im Bindegewebe aufbaut, und der Vitamin-Komplex, der den Hautgefäße gut tut.

Ein schöner Körper

Die Anti-Cellulite-Gymnastik

Wer kennt das nicht? Am Anfang ist man besten Willens und nimmt sich viel vor, auch was die tägliche Gymnastik angeht. Doch gerade bei der Cellulite ist Regelmäßigkeit ausschlaggebend für den Erfolg. Diese Übungen sollte man sich zur Pflicht machen wie das tägliche Zähneputzen. Denn bei Cellulite kommt es darauf an, den Fettzellen einen Strich durch die Rechnung zu machen. Mangelnde Bewegung und schlaffe Muskeln lassen sie nämlich ungestört wachsen. Der Zellstoffwechsel kommt ins Stocken, weil die Lymphe nicht richtig arbeitet. Das Fett wird nicht abgebaut. Die Fettzellen schieben sich durch die Gewebestränge und verformen das Bindegewebe. Dem wirkt diese spezielle Gymnastik entgegen.

Muskeltraining macht Fettzellen den Garaus

Diese Anti-Cellulite-Gymnastik ist ein notwendiger, unentbehrlicher Bestandteil des Anti-Cellulite-Programms (—> Seite 68).

Foto 1: Sich flach auf den Rücken legen und einatmen. Die Arme über den Kopf strecken und ausatmend mit dem Oberkörper nach vorne gehen. Ziehen Sie sich dann an den Fesseln so weit wie möglich vor. 10 bis 20 Sekunden in dieser Haltung verweilen, dann einatmen und wieder flach auf den Boden legen. Die Übung 10mal wiederholen.

Foto 2: Sich mit gespreizten Beinen gerade aufsetzen und tief einatmen. Die Arme über den Kopf strecken. Beim Ausatmen den Oberkörper langsam nach rechts drehen und ihn während der Ausatmung über das rechte Bein nach vorne beugen. Umfassen Sie nun das rechte Fußgelenk und ziehen Sie sich so weit wie möglich vor. Aber nicht mit Gewalt! Der Körper wird, bei regelmäßiger Übung, immer weiter nachgeben, wenn Sie ihn mit sanftem Zug trainieren. Die Knie sollten bei dieser Übung immer gut durchgedrückt sein. Zum Schluß einatmen, hochgehen und das linke Bein nehmen. Die Übung zu jeder Seite 10mal wiederholen.

Foto 3: Sich mit zusammengedrückten Knien auf den Boden setzen. Die Arme im Nacken verschrän-

1 Bringt schlaffe Muskeln in Schwung.

ken, die Ellenbogen nach außen drücken und den Oberkörper gerade halten. Beide Beine heben und dabei langsam einatmen. Nach etwa 10 bis 20 Sekunden die Beine auf den Boden zurücklegen und dabei ausatmen. Die Übung 10mal wiederholen.

<u>Wichtig:</u> Nicht verzagen, wenn diese Übung nicht auf Anhieb gelingt, denn es ist gar nicht so leicht, sich mit dem Oberkörper aufrecht und in der Balance zu halten. Doch Übung macht auch hier den Meister. Nach einigen Tagen werden Sie ebenso sicher und souverän sitzen wie die Vorturnerin auf dem Foto.

Wenn Ihnen die Cellulite gar zu sehr auf der Seele liegt, sollten Sie sich ein Wochenende auf einer Schönheitsfarm gönnen. Viele Farmen haben Cellulite-Beratungen in ihrem Programm. Dazu gehören auch Anregungen für eine abwechslungsreiche Gymnastik. Außerdem motivieren die sachkundigen Anleitungen zum Weitermachen und Aktiv sein.

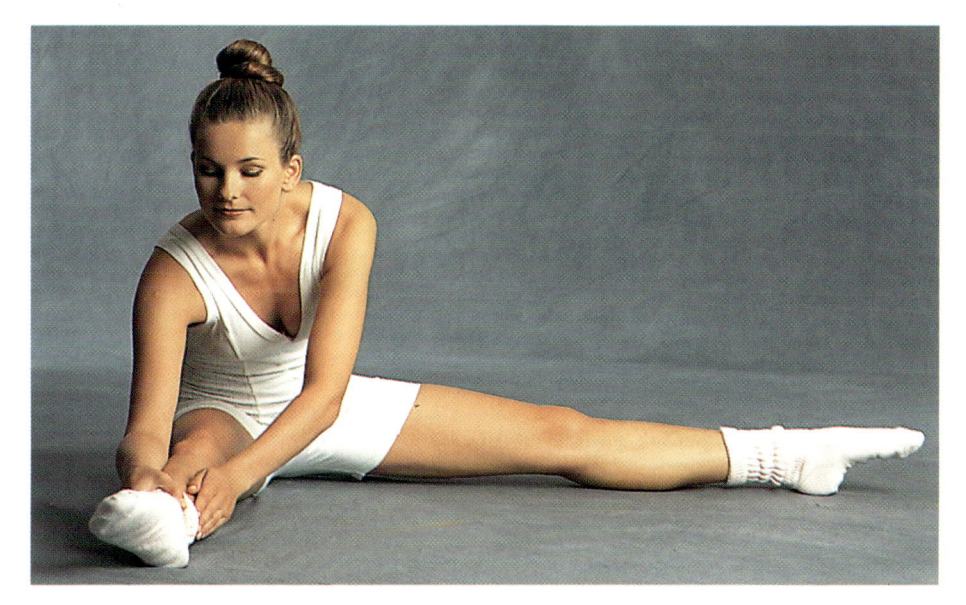

2 Kräftigt die Innenschenkel.

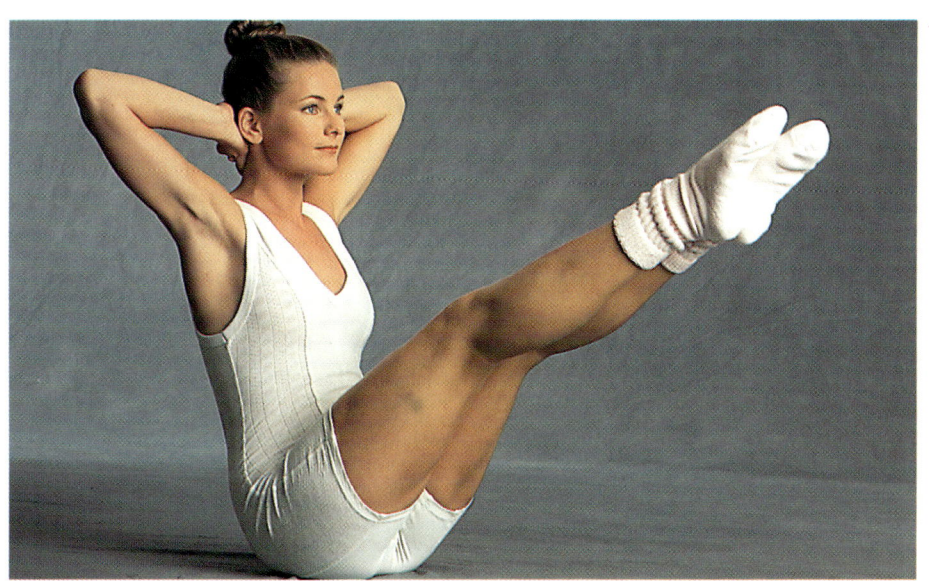

Extra Tip
Schon Kleinigkeiten können viel bewirken. Beim Sitzen die Beine übereinanderschlagen, das sollte man sich – besonders bei Cellulite – ganz schnell abgewöhnen, weil das die Durchblutung behindert.

3 Stärkt die Beinmuskulatur.

EIN SCHÖNER KÖRPER

Vorsicht bei Wunderwaffen gegen Cellulite

Gerade weil so viele Frauen unter der Orangenhaut leiden, werden auch fast jeden Tag neue sensationelle Versprechungen gemacht.
Aber Achtung: Ein nicht besonders wirkungsvolles Massagegerät kann nicht viel Schaden anrichten, doch bei Eingriffen in den Körper sollte man sehr genau hinsehen und sich unbedingt sachkundig beraten lassen. Jede Fachkraft, ob Arzt oder Kosmetikerin, die Ihnen wirklich helfen will, wird Ihnen sagen: »Wunderwaffen gegen Cellulite gibt es nicht.«

Informieren geht über probieren

Nicht alles, was umstritten ist, muß auch schlecht sein. Doch wenn es um den eigenen Körper geht, ist Leichtsinn und Gutgläubigkeit nicht angebracht.

Hormonbehandlungen: Sie sind in der Presse sehr hochgeschrieben worden. Aber erstens liegen noch keinerlei Langzeitergebnisse vor, und zweitens wirkt die Methode nur bei einer hormonell bedingten Cellulite, wenn also die Ursache ein Östrogen-Überschuß in den Fettzellen ist. Die von einem Wiener Professor entwickelte Methode bekämpft das typisch weibliche Leiden mit männlichen Hormonen (als Gel, äußerlich aufzutragen, oder als Injektion). Schwangere dürfen auf diese Art in keinem Fall behandelt werden!

Die Cellulipolyse: Der Begriff setzt sich aus Cellulite und Lipolyse (Fettabbau) zusammen. Dabei setzt ein Arzt Nadeln an, und zwar dort, wo sich die meisten und größten Dellen gebildet haben.

Die Behandlung kann einige Tausender kosten, und sie löst das Dellen-Problem auch nur, wenn man kein Übergewicht hat. Übergewichtige müssen erst einmal abspecken. Auch wer unter Krampfadern, Besenreisern und Bluthochdruck leidet, muß von der Cellulipolyse die Finger lassen. Ganz wichtig: sich nur von einem Facharzt behandeln lassen, der eine spezielle Geräteschulung nachweisen kann.

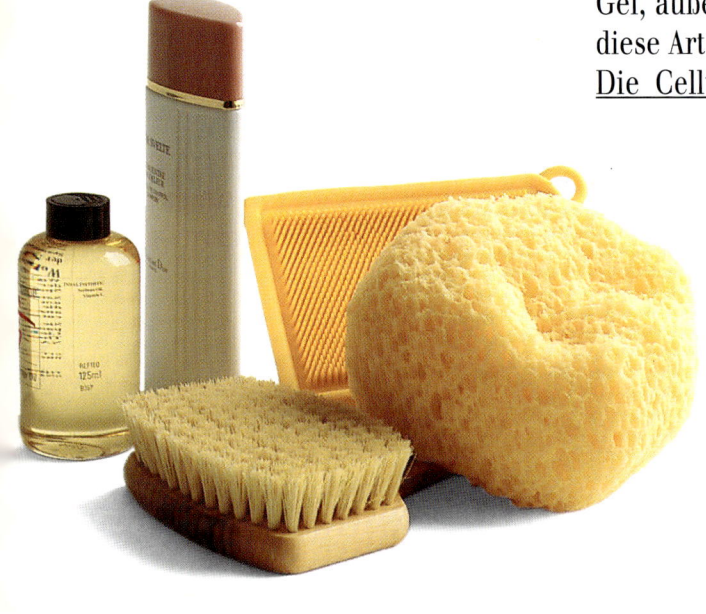

Ein schöner Körper

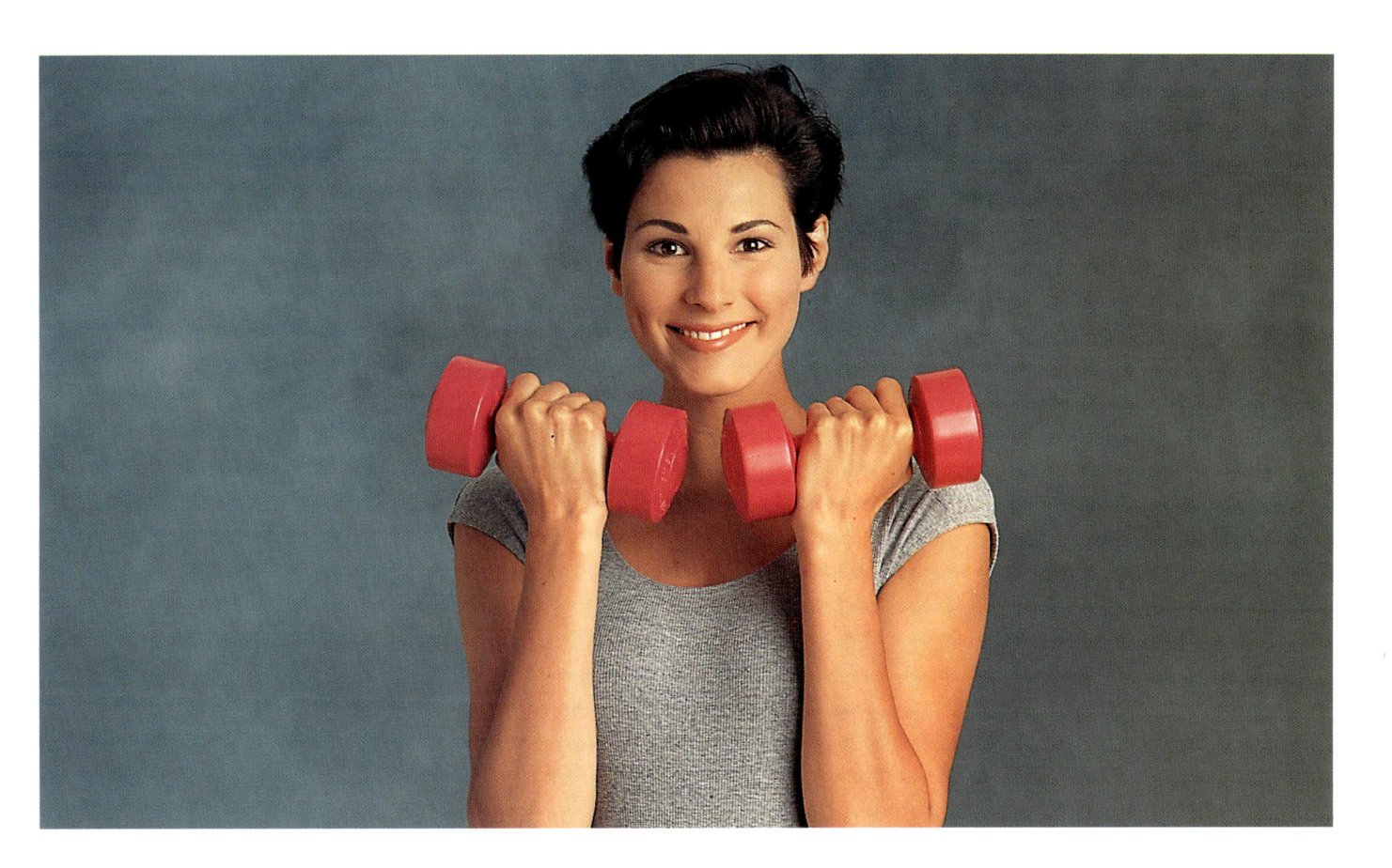

Ultraschall: Ein schönheitschirurgischer Eingriff, bei dem aber kaum geschnitten wird. Die Ultraschall-Behandlung hat einen stolzen Preis. Behandelt wird folgendermaßen: Der Arzt plustert die Fettzellen mit einer Kochsalzlösung auf. Durch einen kleinen Schnitt wird dann eine Sonde in das Cellulite-Gewebe geführt. Ultraschallwellen aus der Spitze der Sonde bringen die per Kochsalz aufgeblasenen Zellen zum Platzen. Das Fett wird anschließend abgesaugt. Der Erfolg ist dauerhaft, doch es gibt nur sehr wenige erfahrene Operateure, die diese Behandlung fachgerecht durchführen können. Falsch behandelt zu werden, kann zu massiven Komplikationen führen.

Die beste Waffe gegen Cellulite sind Ausdauer, Geduld und eine positive Einstellung zu sich selbst.

Nicht hoffen, sondern handeln

Weil Cellulite für die meisten Frauen ein massives Problem ist, das oft auch psychisch belastet, greifen viele begierig nach neuen Anti-Cellulite-Methoden. Vielleicht hoffen sie insgeheim, nun endlich schnell zu einer schönen, straffen Haut zu kommen. Doch es hat wenig Sinn, jede neue Behandlungsmethode auszuprobieren. Sogar, wenn sich eine schwere Cellulite nur bessern läßt, lohnt sich eine vernünftige Anti-Cellulite-Behandlung. Denn sie fördert eine gesunde Lebensweise und bietet alles, was der Schönheit und der Gesundheit nutzt.

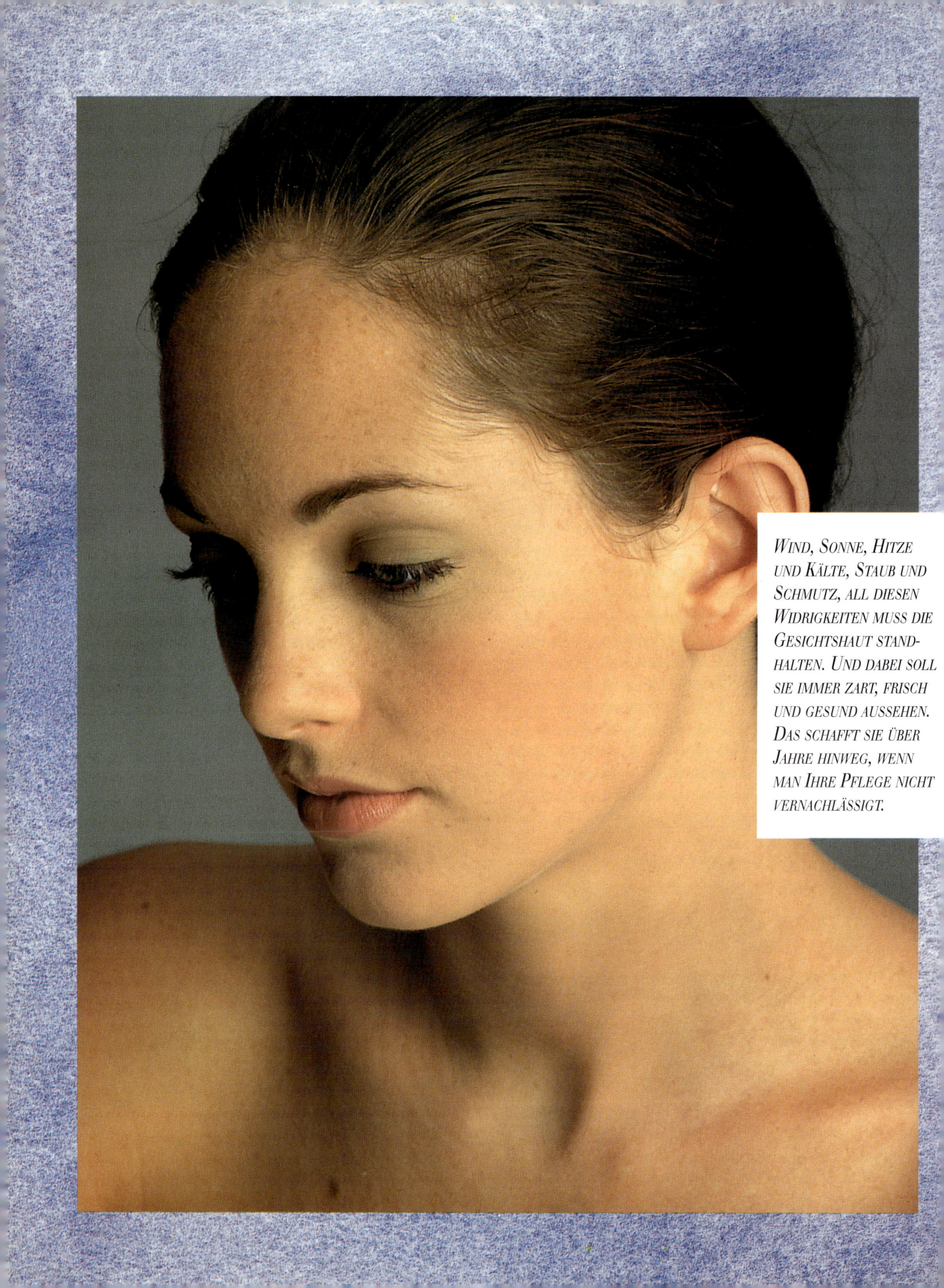

Wind, Sonne, Hitze und Kälte, Staub und Schmutz, all diesen Widrigkeiten muss die Gesichtshaut standhalten. Und dabei soll sie immer zart, frisch und gesund aussehen. Das schafft sie über Jahre hinweg, wenn man ihre Pflege nicht vernachlässigt.

Ein schönes Gesicht durch gute Pflege

Die Haut schön und frisch zu erhalten, das ist das Ziel aller kosmetischen Pflege. Wie und mit welchen Produkten das am besten geschieht, richtet sich nach dem Hauttyp und nach dem augenblicklichen Zustand der Haut. Gut genährt und zufrieden muß die Haut sein, damit das Gesicht nicht spannt oder gar Pickeln und Pusteln zeigt. Die richtige tägliche Pflege bereitet den Boden für das schöne Make-up. Ein gutes Make-up läßt die Trägerin frisch, nie angemalt aussehen. Es betont Stärken (zum Beispiel schöne Augen) und kann Schönheitsfehler kaschieren (wie spärliche Wimpern dichter erscheinen lassen, Augenschatten abdecken). Es ist nicht Maske, sondern »typgerecht«, das heißt es bringt die Persönlichkeit zum Ausdruck.

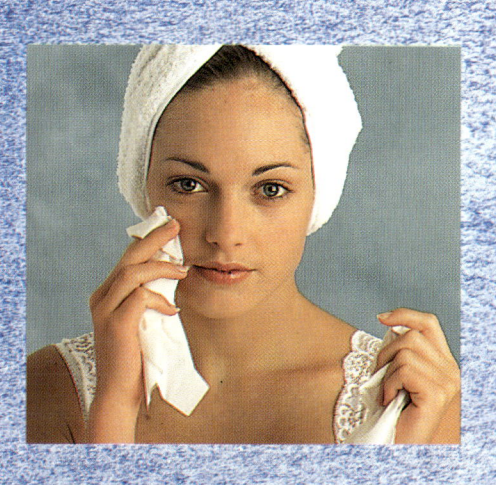

Ein schönes Gesicht

Erst testen, dann pflegen

Ob man sich wohlfühlt, ausgeglichen ist oder ob Probleme die Seele zernagen, steht in unserem Gesicht geschrieben. Mit Töpfchen, Tiegelchen und Schminke in allen Variationen versucht so mancher, sich ein Wunschgesicht zu zaubern. Und übersieht dabei völlig, wieviel Schönes das eigene Gesicht zu bieten hat. Man muß nur ein wenig genauer hinschauen. Fangen Sie am besten gleich an, und zwar mit Ihrer Haut.

Jeder Hauttyp hat seine Eigenarten, seine Stärken und seine Schwächen. Neben der »normalen« Haut, der sogenannten Mischhaut, die frisch wirkt und bei der nur Nase, Stirn und Kinn ein wenig glänzen, gibt es vier weitere Grundtypen. Um für sich selbst zu entscheiden, zu welchem Typ man gehört, ist neben dem Test (links) noch die Selbstbeobachtung empfehlenswert. Und zwar nach den Kriterien, die im Folgenden unter »Erscheinungsbild« aufgeführt sind.

Die trockene Haut

Schuppige, trockene Haut entsteht durch falsche Ernährung (Vitaminmangel), durch Stoffwechsel-, Durchblutungsstörungen und Sauerstoffmangel. Trockene, welke Haut ist oft auch auf zu wenig Feuchtigkeit zurückzuführen. Wer zum Beispiel nicht ausreichend trinkt, kann schnell eine trockene Haut bekommen.

<u>Das Erscheinungsbild</u>: Sie spannt, wenn sie am Abend gereinigt wird. In extremen Fällen ist die Haut pergamentartig oder welk. Bei trockener, welker Haut zeigen sich feine Hautrunzeln, zunächst seitlich an den Wangen, unterhalb des Kinns und am Dekolleté.

<u>Behandlung</u>: Vitaminreiche Ernährung, die Provitamine A und E (von innen wie von außen). Vitaminspender sind Paprika, Karotten, Tomaten, Weizenkeimextrakt (Vitamin E). Ausreichend trinken. Vor allem bei welker Haut viel trinken und vitaminreiche, collagenhaltige Feuchtigkeitsprodukte benutzen.

Testen Sie Ihre Haut

Ersten Aufschluß über die Beschaffenheit der Haut bringt der Papier-Test. Das Gesicht wird wie gewohnt gereinigt, dann eine Stunde warten. Nun ein dünnes Papier (Durchschlagpapier) auf die Haut legen.
• Zeigen sich keinerlei Spuren, ist die Haut trocken.
• Haben Sie eine Mischhaut, sind die Abdrücke von Stirn, Nase und Kinn auf dem Papier fettig.
• Bei einer fettigen Haut glänzt das ganze Papier.
<u>Tip</u>: Eine sehr genaue Analyse können Sie von einer Kosmetikerin machen lassen. Manche Parfümerien und Kaufhäuser bieten so einen Test als besonderen Service an. Oft stehen dafür auch Computer mit einem speziellen Programm für die Hautanalyse zur Verfügung.

Ein schönes Gesicht

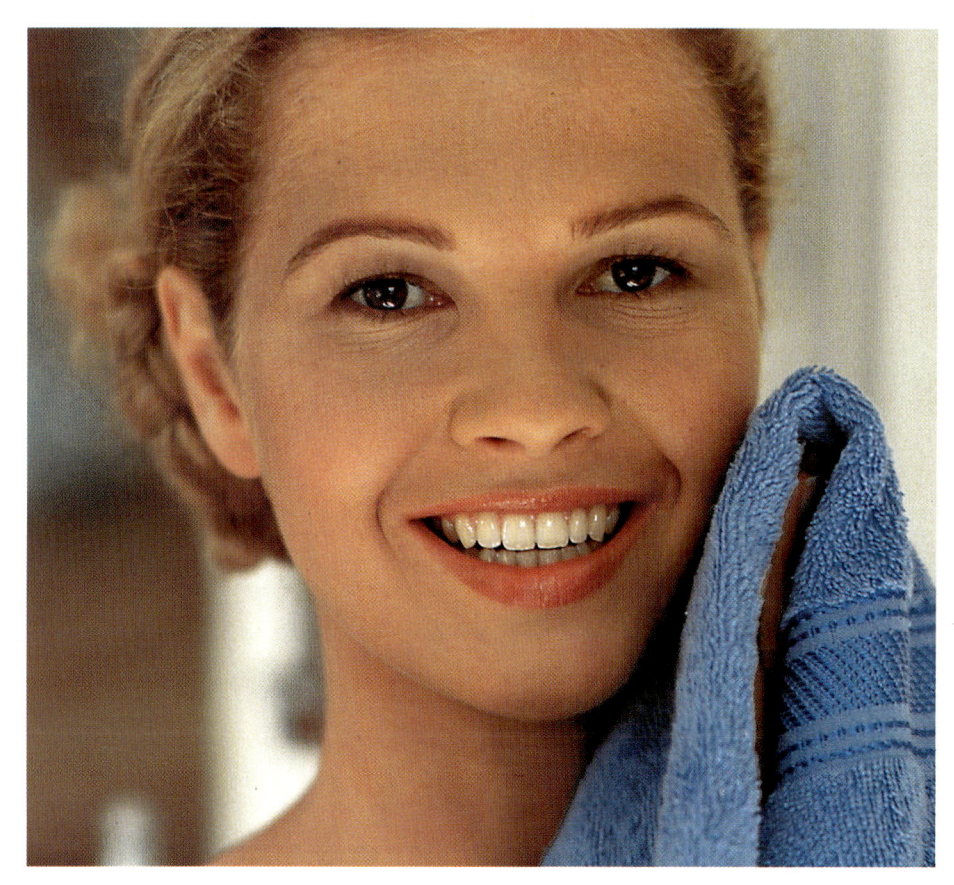

Nach dem Duschen oder Baden das Gesicht gut abtrocknen. Bei empfindlicher Haut aber nicht fest rubbeln oder reiben.

Die fette Haut

Das kann Veranlagung sein oder an einer falschen Ernährung liegen (zu viel Scharfgewürztes, Alkohol, Süßigkeiten).
Das Erscheinungsbild: Da die Talg- und Schweißdrüsen extrem stark arbeiten, liegt auf dem Gesicht ständig ein leichter Fettfilm.
Behandlung: Einmal pro Woche ein Peeling, Masken (Heilerde, Sauerstoff-, Mandelkleiemaske). Keine fett-, sondern nur feuchtigkeitsspendenden Produkte verwenden. Wenn man es ermöglichen kann: Einmal in der Woche eine Grundbehandlung in einem Kosmetikinstitut vornehmen lassen.

Für großporige Haut ist eine Clear-Creme mit Zinkoxya zu empfehlen. Als Tagesschutz trägt man darüber eine leichte Avocado-Feuchtigkeitscreme auf. Keine alkoholhaltigen Gesichtswasser benutzen!

Die empfindliche Haut

Sie ist zumeist angeboren, kann aber auch durch falsche Kosmetik und unsachgemäße Gesichtspflege entstehen.
Das Erscheinungsbild: Feinporig, fleckig, gereizt (gerötet). Heftige Reaktionen auf Pflegemittel, was häufig als Allergie ausgelegt wird. Wer unsicher ist, sollte einen Allergietest machen lassen.
Behandlung: Ausführliche Pflegetips für diese »Problemhaut« finden Sie auf Seite 90/91.

Ein schönes Gesicht

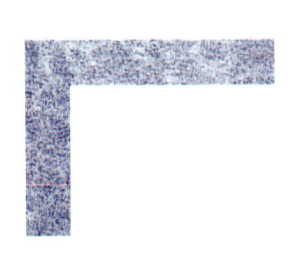

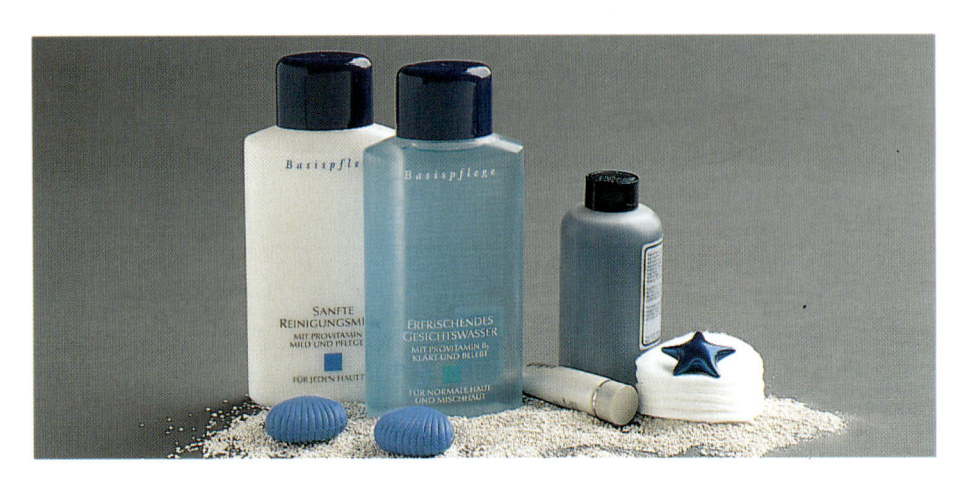

Das gehört zu...

Reinigen
Die sorgfältige und gründliche Reinigung der Haut ist die Grundlage jeder Schönheitspflege.

Spezielle Reinigungs-Produkte mit Olivenöl, wasserlöslichen Emulgatoren und erfrischenden Zitrusblüten entfernen allen Make-up- und Tagesschmutz gründlich und schonend, ohne den natürlichen Schutzfilm der Haut zu zerstören. Das Reinigungsmittel (Cleaner genannt) wird mit den Fingerspitzen auf das Gesicht und auf den Hals aufgetragen. Mit einem Papiertuch abnehmen. Damit die Poren frei werden, sollte die Reinigung mit einer feuchtwarmen Kompresse (zum Beispiel ein feuchtwarmes Gästehandtuch) abgeschlossen werden. Schlecht gereinigte Gesichtshaut bildet einen idealen Nährboden für Bakterien, die immer wieder neue Entzündungen auslösen.

Clearen
Um die Haut bestens auf die nachfolgende Pflege vorzubereiten, folgt der Reinigung das Clearen (Klären) mit einem Gesichtswasser.

Es wird auf einen Wattepad gegeben, dann damit leicht, in kleinen Kreisbewegungen über das Gesicht, den Hals und das Dekolleté streichen. Gesichtslotionen wirken erfrischend, adstringierend (die Poren werden zusammengezogen) und feuchtigkeitsspendend.
Nur ein alkoholfreies Gesichtswasser benutzen. Alkoholhaltige Mittel trocknen die Haut aus.

Cremen (Tag)
Pflegeprodukte für den Tag haben einen Feuchtigkeitsanteil von etwa 75% und einen Fettanteil von 25%.

Es sind oft sogenannte Öl-in-Wasser-Emulsionen, die eine leichte Konsistenz haben. Wenn die Haut schon kurz nach dem Eincremen juckt und spannt, kann das daran liegen, daß Sie eine Creme benutzen, die zuviel Wasser und zu wenig Fett enthält. Ist nämlich das Wasser verdunstet, holt sich der wasseranziehende Emulgator die Feuchtigkeit aus der Haut. In diesem Fall sollten Sie sich beraten lassen und eher auf eine Wasser-in-Öl-Emulsion (—> Cremen Nacht) umsteigen. Maßhalten bei trockener Haut – da wird schnell zu viel und zu dick aufgetragen.
So wird richtig gecremt: Auf der Stirn von der Mitte aus nach rechts und links. Vom Nasenrücken nach rechts und links unten. Von der Kinnmitte nach rechts und links.

Cremen (Nacht)
Bei der Nachtcreme ist das Mischungsverhältnis im Vergleich zur Tagescreme umgekehrt: 75% Fett und 25% Feuchtigkeit.

Am Abend braucht die Haut fetthaltige Wirkstoffprodukte, denn die Zellen regenerieren sich zwischen 17 Uhr und 5 Uhr morgens. Nachtcremes sind sogenannte Wasser-in-Öl-Emulsionen, die von der Konsistenz her cremig sind. Ob eine Creme, wenn sie der Haut nicht bekommt, gleich wieder abgesetzt werden sollte, da streiten sich die Experten. Manche sind der Meinung, das beweise

Gesichtspflege

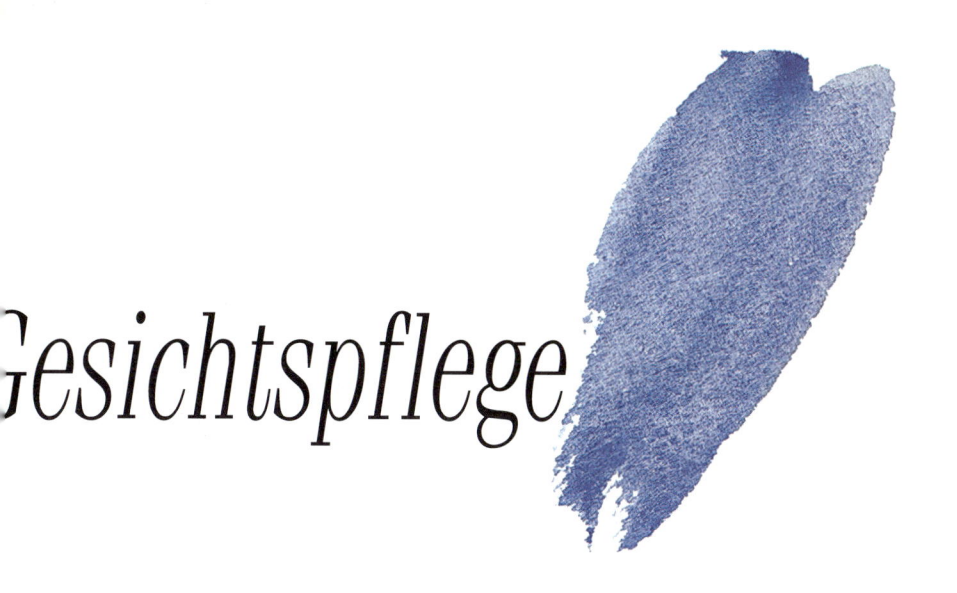

die Wirkung der Creme. Aber wer möchte schon mit Haut-Irritationen rumlaufen. Darum lieber die Creme absetzen und nach zwei oder drei Tagen einen neuen Versuch machen. Es kann sein, daß die Haut nur vorübergehend gestreßt war.

Spannen Sie beim Auftragen der Creme die Gesichtsmuskeln leicht an.

Peeling
So ein Peeling ist eine sanfte Tiefenreinigung, die man ab und zu seiner Gesichtshaut gönnen sollte.

Die Peelingcreme, sie besteht aus mikrofeinen Partikelchen, wird mit den Fingerspitzen aufgetragen, ganz leicht eingerubbelt oder mit einem Peeling-Bürstchen in kleinen Kreisbewegungen einmassiert. 5 Minuten einziehen lassen. Dann die Creme mit Hilfe einer feuchtwarmen Kompresse von unten nach oben abnehmen. Die Haut sieht danach sofort frischer und rosiger aus. Denn das Peelen fördert die Durchblutung, befreit die Haut von trockenen Schüppchen, Unebenheiten und Unreinheiten. Der Erfolg: Alle Cremes und andere Pflegeprodukte können noch besser wirken. Bei extrem großporiger, trockener und stark verhornter Haut kann man einmal in der Woche ein Peeling machen.

Augenpflege
Das Augen-Make up sollte abends sehr sorgfältig entfernt werden.

Fettfreie Reinigungs-Gele verdrängen inzwischen die Öle und fettigen Cremes zur Augen-Make-up-Entfernung immer mehr, weil sie auch wasserfestes Augen-Make up mühelos entfernen.

Die Augenpartie sollte mit einer speziellen Augencreme gepflegt werden, um der Faltenbildung vorzubeugen. Tragen Sie die Augencreme mit den Fingerspitzen innerhalb der unteren Wimpernpartie auf und massieren Sie die Creme von außen nach innen über das Augenlid ein.

<u>Wichtig:</u> Beim Kauf darauf achten (nachfragen), ob die Augencreme keine sogenannten Pufferstoffe enthält. Diese Stoffe lassen die Haut aufquellen und das obere Lid sieht dann leicht geschwollen aus.

Extra-Tip
Die Halspartie bei der Pflege nicht vergessen. Tragen Sie die Creme in diesem Bereich mit den Fingerspitzen von oben nach unten auf. Und spannen Sie dabei den Halsmuskel an, indem Sie das Kinn hochheben und den Hals strecken.

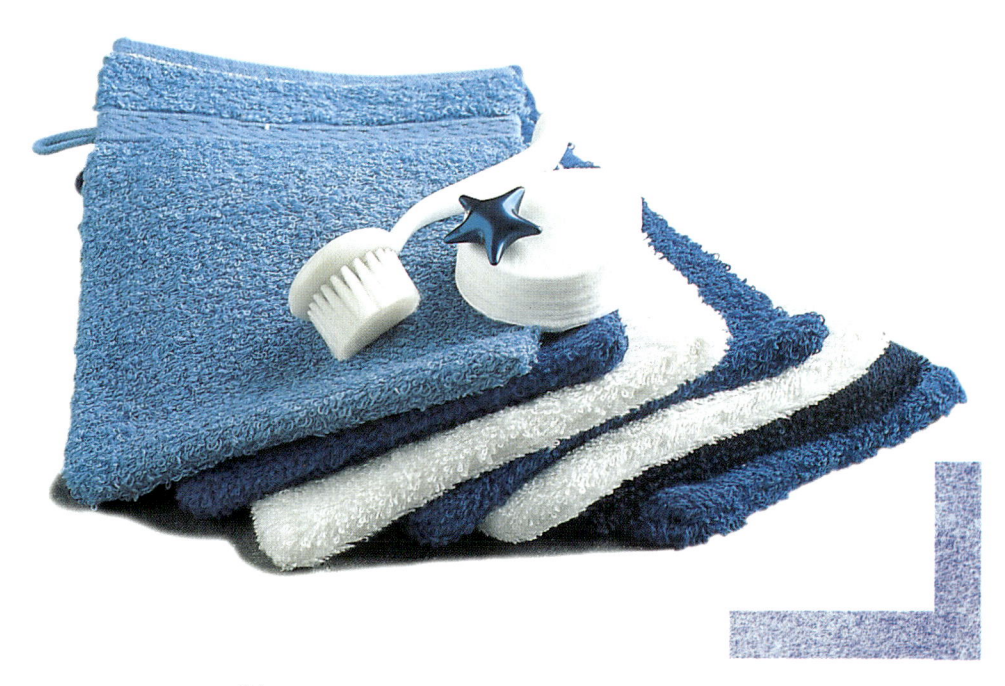

Ein schönes Gesicht

Natur pur fürs Gesicht?

Naturkosmetik, ist das der Weg in die Zukunft? Ganz sicher ist es ein guter. Doch Natur pur hat nicht nur Vorteile, schützt nicht von Haus aus vor möglichen Hautproblemen. Denn sanft sind die natürlichen Mittel nicht alle. Mißtrauen gegen »die Chemie« darf nicht durch blindes Vertrauen in die Natur ersetzt werden. Auch bei der Naturkosmetik – gekauft oder selbstgemacht – ist die kritische Verbraucherin gefragt.

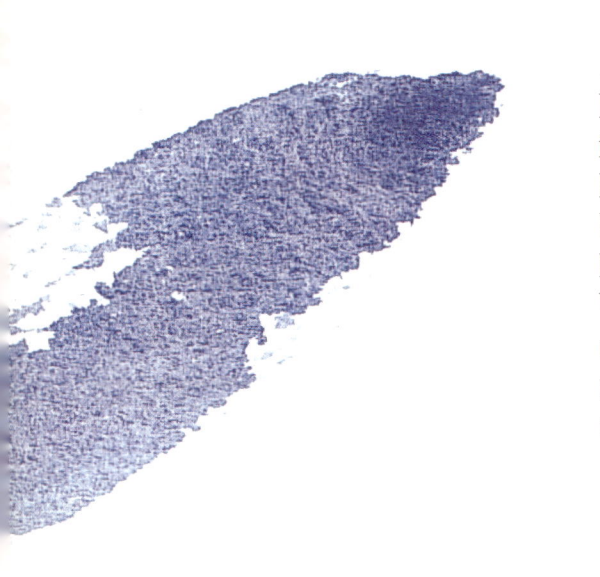

Sich informieren ist das beste, was man tun kann, auch wenn das Fachchinesisch auf den Packungen manchmal nur mühsam zu lesen ist. Immerhin hat man so einen Anhaltspunkt, der vor allem Allergikern hilft, die für sie gefährlichen Stoffe zu meiden.

Um die schon seit langem geforderte einheitliche Deklaration aller Inhaltsstoffe wird immer noch gekämpft, doch die Zeichen stehen gut. Viele Hersteller akzeptieren, daß sie mit verständlichen und ausführlichen Informationen über ihre Produkte eher Kundinnen gewinnen, als mit geheimnisvollen, für den Laien völlig unverständlichen Beipackzetteln.

Tips für den Gebrauch von Naturkosmetik

- Vor allem, wenn Sie eine sehr empfindliche Haut haben oder zu Allergien neigen, sollten Sie sich über die natürlichen Inhaltsstoffe genauer informieren. Arnika oder Rosmarin zum Beispiel können bei manchen Allergien auslösen.
- Selbstgemachte Cremes, die nicht konserviert werden, sollten Sie nur in kleinen Portionen herstellen. Verdorbene Kosmetika sind voller Bakterien, die erheblichen Schaden an Ihrer Haut anrichten können.
- Ob gekauft oder selbstgemacht: gar nicht oder nur wenig konservierte Cremes sollte man im Kühlschrank aufbewahren und zur Entnahme nur einen Spatel und möglichst nie die Finger nehmen.

Ob Natur oder Chemie: manche Kosmetika rufen Reizungen der Haut hervor; gerade die zarte Partie um die Augen ist besonders gefährdet.

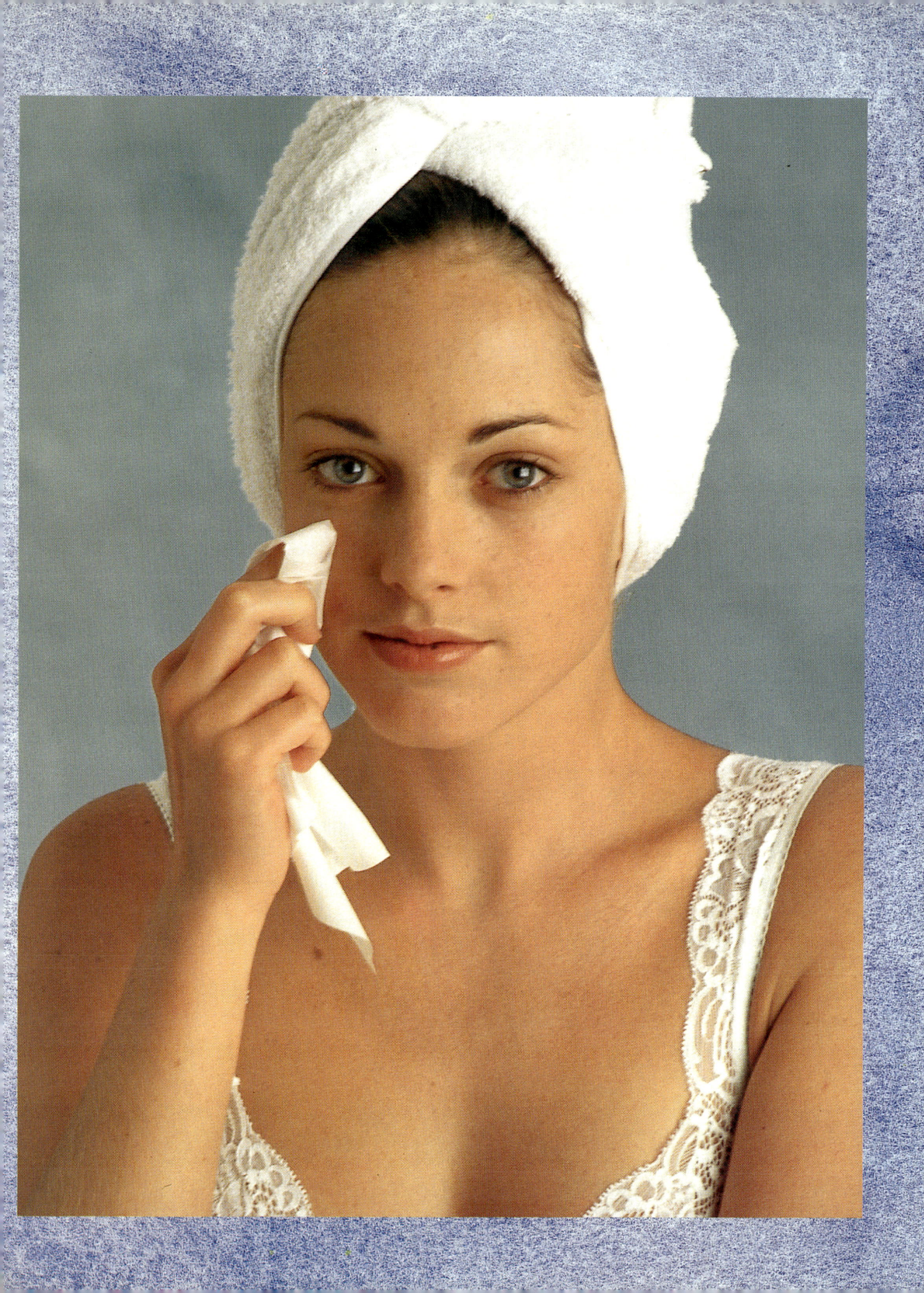

Ein schönes Gesicht

Machen frisch: Masken und Packungen

Sie sind Verwöhnung vom Feinsten. Und man sollte sich regelmäßig eine Maske oder eine Packung wert sein. Sie wirken aus dem Stand, selbst wenn die Haut noch so müde ist. Eine Maske oder Packung aufzulegen ist also ideal, wenn man nach einem anstrengenden Arbeitstag abends schön aussehen möchte. Auch wenn sie unterschiedlich heißen, in der Wirkung sind sich beide ziemlich gleich. Sie bringen Wirk- und Aufbaustoffe in die Haut, durchbluten, beruhigen, glätten und straffen. Eine Maske wird trocken, fest und schließt die Haut luftdicht ab. Eine Packung ist cremig, feuchtigkeitsspendend und luftdurchlässig.

Damit Masken und Packungen richtig wirken

Bevor eine Maske aufgetragen wird, muß die Haut gereinigt werden. Wenn sie sehr trocken ist oder zu starker Schüppchenbildung neigt, sollte ein Peeling vorausgehen. Für jeden Hauttyp gibt es fertige Masken und Packungen mit den unterschiedlichsten Wirkstoffkomplexen (—> Seite 86/87). Eine qualifizierte Kosmetikerin erkennt sofort, was Sie brauchen.

Weitere Grundregeln der Anwendung:
- Die Maske oder Packung möglichst häufig nicht nur aufs Gesicht, sondern auch auf Hals und aufs Dekolleté auftragen.
- Vor dem Auftragen eine feuchtwarme Kompresse auflegen, damit die Poren geöffnet werden.
- In der Regel muß eine Maske 7 bis 10 Minuten einwirken, es können aber auch 30 Minuten sein (die Anleitung beachten).
- Zum Abnehmen eine kalte Kompresse nehmen, damit die Poren geschlossen werden, und die Wirkstoffe auf der Haut bleiben.

Tip: Während die Maske oder Packung einzieht, tragen Sie rund um die Augen eine pflegende Augenmaske nach Gebrauchsanleitung auf.

Ein Hausrezept für den Hals: der Ölwickel über Nacht. Im Wasserbad erwärmtes Weizenkeim- oder Avcado-Öl auf den Hals dick aufpinseln. Ein Küchenhandtuch in warmem Salbeitee tränken, auswringen und um den Hals wickeln. Darüber kommt ein trockenes Handtuch.

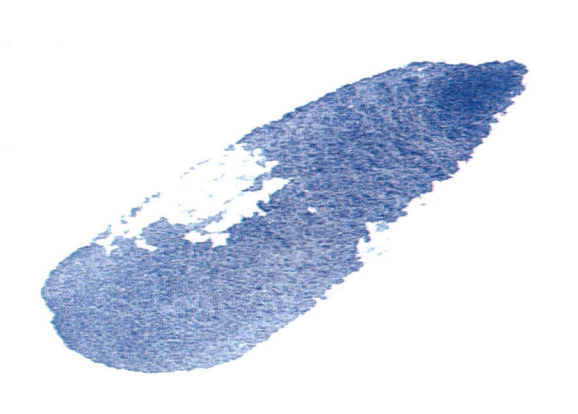

Während die Gesichtsmaske einzieht, sollten Sie sich entspannen.

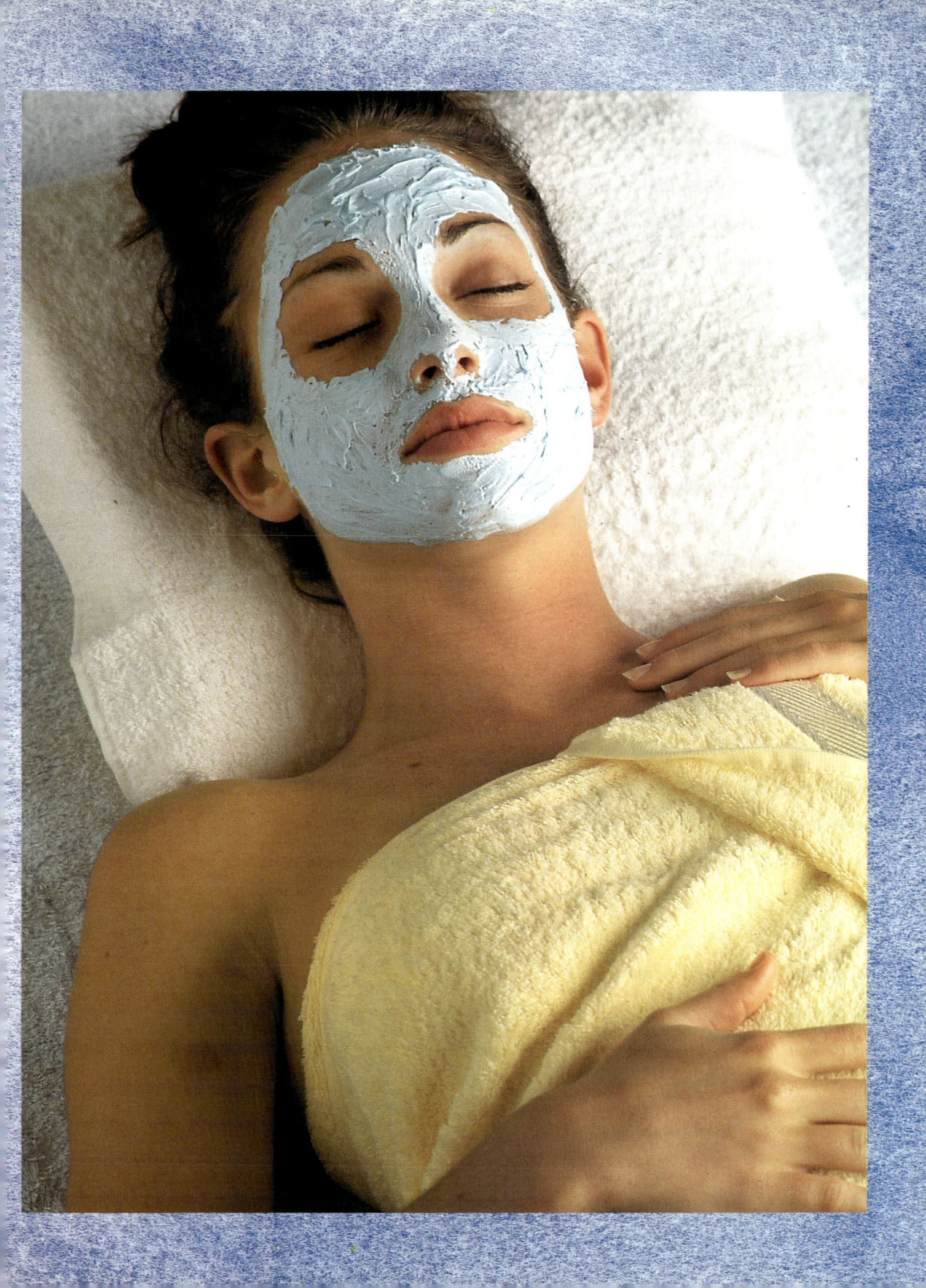

Ein schönes Gesicht

High Tech für die Haut

For ever young – für immer jung, das scheint der Trend unserer Zeit zu sein. Jung aussehen, den Alterungsprozeß der Haut stoppen, dafür zahlen manche Frauen fast jeden Preis. Sie lassen sich von der Überfülle an Werbung beeindrucken, kaufen wahllos die angepriesenen Produkte und hoffen, daß die lautstarken Versprechungen im Nu wahr werden. Man muß keineswegs Großmutters Schönheits-Trickkiste beschwören, an vielen der modernen Produkten ist viel Gutes dran. Nur ein wenig mehr kritisches Hingucken, ob einem das Mittel wirklich etwas nützt, wäre schon wünschenswert.

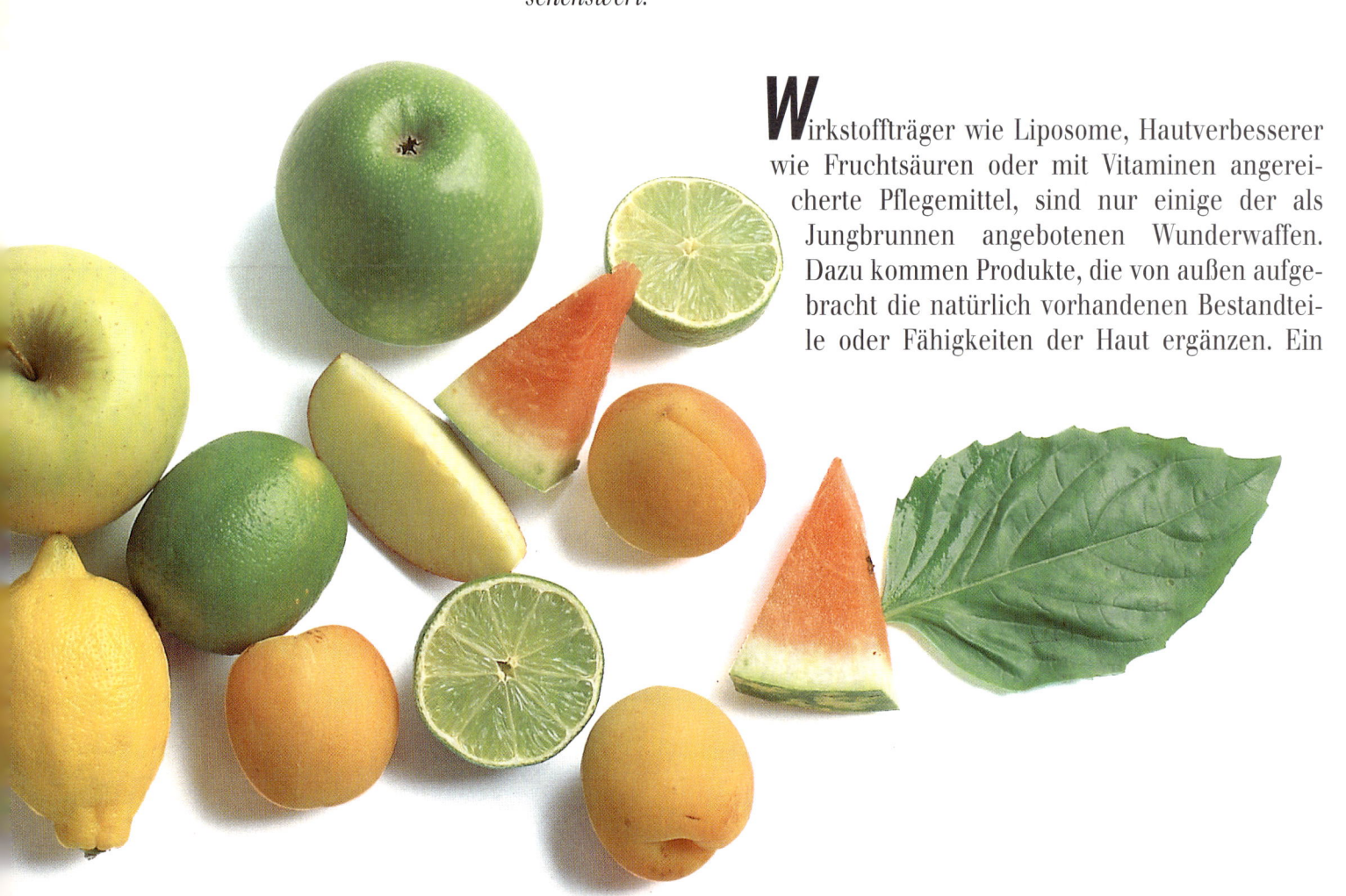

Wirkstoffträger wie Liposome, Hautverbesserer wie Fruchtsäuren oder mit Vitaminen angereicherte Pflegemittel, sind nur einige der als Jungbrunnen angebotenen Wunderwaffen. Dazu kommen Produkte, die von außen aufgebracht die natürlich vorhandenen Bestandteile oder Fähigkeiten der Haut ergänzen. Ein

Beispiel dafür sind Substanzen, für die man den Begriff NMF (Natural Moisturizing Factor, natürlicher Feuchthaltefaktor) verwendet. Dazu gehören zum Beispiel Aminosäuren, Harnstoff oder Milchsäure. Pflegeprodukte, die diese Stoffe enthalten sind sehr wirkungsvoll. Sie erhöhen die Fähigkeit der Haut, Feuchtigkeit zu speichern und machen die Haut glatt und geschmeidig.

AHA - die Haut wird glatt

Alphahydroxysäuren, englisch alpha-hydroxy-acids, abgekürzt AHA, sind Fruchtsäuren, die zum Beispiel in Äpfeln, Zitronen, Papaya, Wein oder Zuckerrohr stecken. In kosmetischen Präparaten verarbeitet, machen als sanftes chemisches Hautpeeling die Hautoberfläche zart und weich, lassen Fältchen abflachen und verbessern den Feuchtigkeitsgehalt der Haut. Die Collagen- und Elastinproduktion in der Haut sollen durch sie gesteigert werden, Pigmentflecken verblassen. Nach einer 28-Tage-Kur ist die Haut glatter und sieht feiner aus. Im Handel gibt es Produkte mit Fruchtsäure-Konzentrationen von 5 bis 40 Prozent. Ebenso wie ihre kosmetische Wirkung umstritten, streiten sich die Geister um die Prozentanteile. Amerikanische Forscher zum Beispiel gehen davon aus, daß eine Konzentration über 15 Prozent unangenehme Hautreizungen hervorrufen können.

Nicht erst seit heute strebt man mit Hilfe von Fruchtsäuren eine schöne glatte Haut an. Zu den seit alters her bewährten Hautschönmachern zählen Apfel- und Weinessig, mit denen man (mit Wasser verdünnt) nach dem Baden oder Duschen wunderbar die Haut abreiben kann. Auch das Gesicht kann man sich mit einem Schuß Apfelessig am Morgen erfrischen.

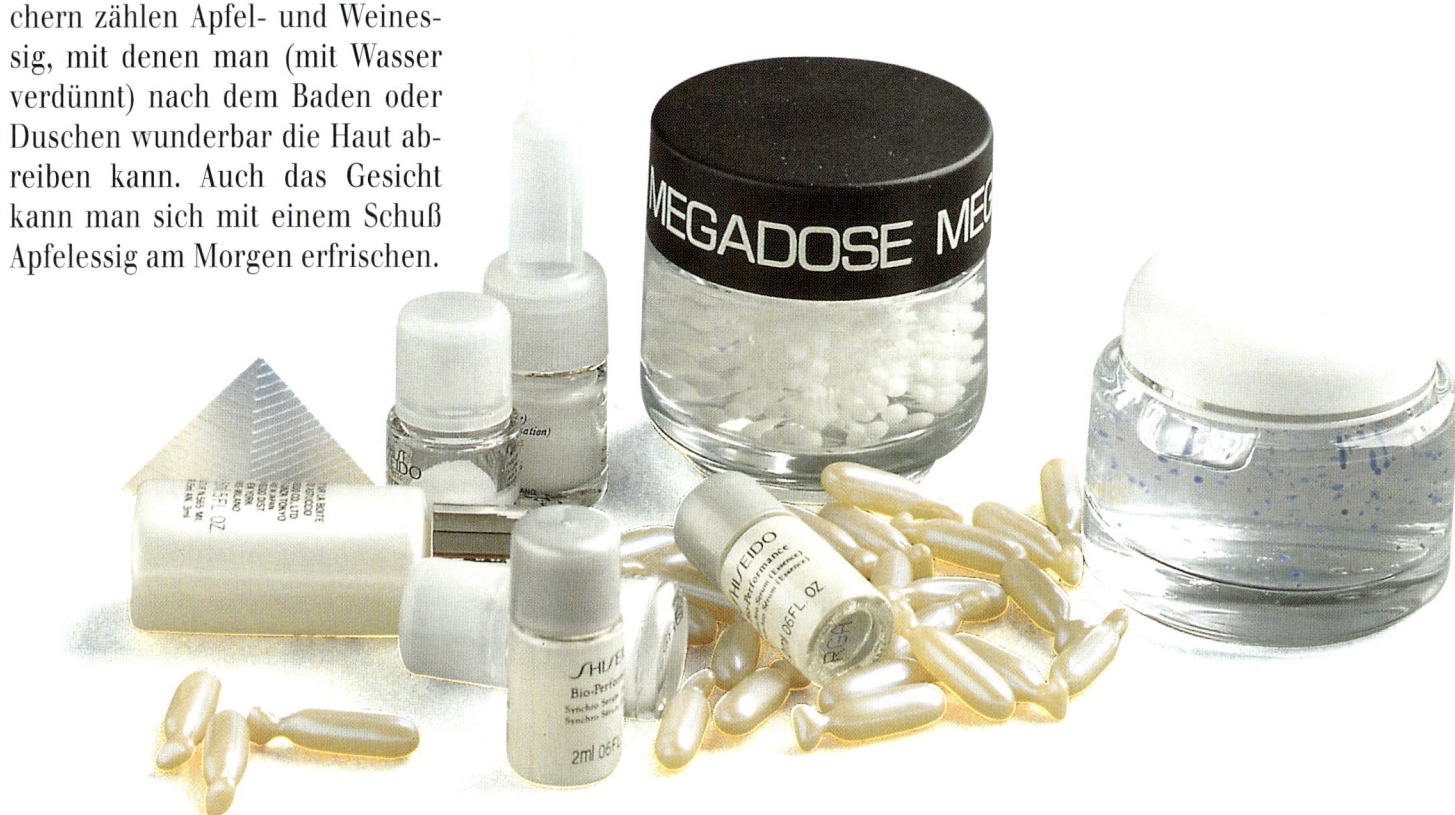

EIN SCHÖNES GESICHT

Sondertips für die empfindliche Haut

Menschen mit einer empfindlichen Haut beneiden manchmal den Elefanten um seine robuste Körperhülle. Mimosenhaft kapriziös verziert sie einem das Gesicht mit roten Flecken, obwohl man nach bestem Wissen und Gewissen das edelste Pflegeprodukt für sie ausgesucht hat. Doch es hilft kein Jammern und kein Klagen, man muß sich mit dem »Mimöschen« arrangieren – als Dank bekommt man die feine und hübsche Seite der sensiblen Haut zu sehen.

Sehr fein, zart und porzellanartig wirkt die empfindliche Haut. Das ist ihr Vorteil. In Griff bekommen muß man ihre Nachteile: sie reagiert empfindlich auf Kosmetika, Wind, Wetter und Kälte, neigt zu roten Flecken und kleinen Pickeln, verträgt nicht jedes Make-up und sieht häufig angegriffen aus. Um die angestrebte Beruhigung zu erreichen, hilft nur Geduld, Entspannung und die richtige Soforthilfe (—> rechts), milde Pflegeprodukte und auch eine entspannende Lymphdrainage.

Sanfte Produkte für die empfindliche Haut

Um die empfindliche Haut nicht noch mehr zu reizen, kommen nur sogenannte Soft-Produkte für die Pflege in Frage. Das sind Produkte, die kaum Farb-, Duftstoffe oder Konservierungsmittel enthalten. Auch die neuesten Errungenschaften der Kosmetik-Industrie, die High-Tech-Produkte, sind für den empfindlichen Hauttyp nicht das Richtige.
Am besten bekommen »der Empfindlichen« die guten alten Wirkstoffe aus der Natur, Heilpfanzen, die man schon seit Hunderten von Jahren kennt. Spitzenreiter dabei sind vor allem Produkte auf Aloe-Vera-Basis. Gut verträglich sind auch Produkte, die Extrakte aus der Kamille, aus Lindenblüten, Mandelöl oder aus der Süßholzpflanze enthalten. Ratsam ist, immer nur Produkte aus einer Pflegemittel-Serie zu benutzen, weil die aufeinander abgestimmt sind.

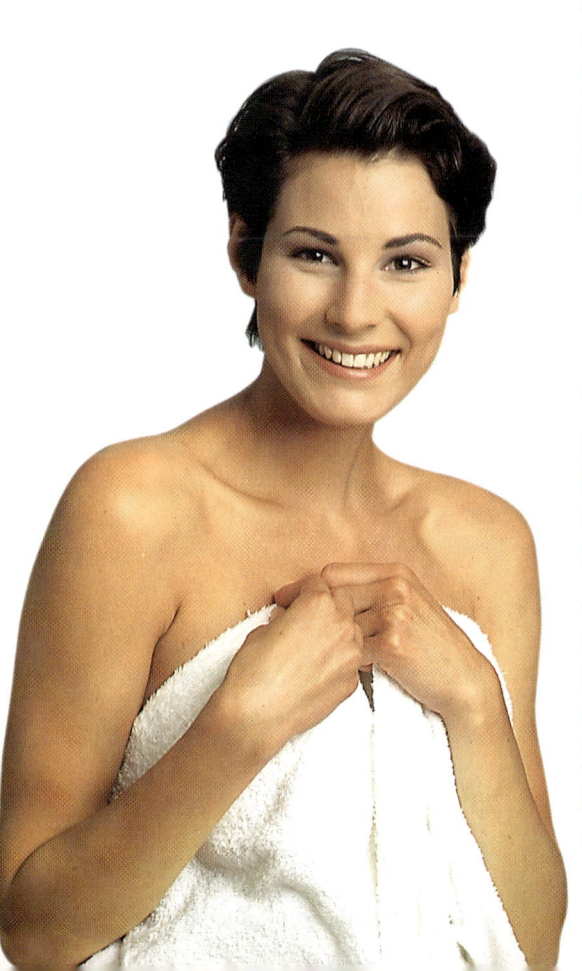

Ein schönes Gesicht

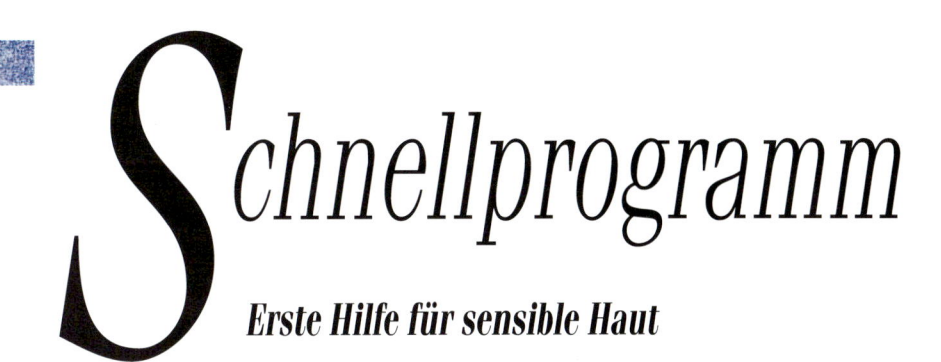

Schnellprogramm

Erste Hilfe für sensible Haut

Nicht immer ist sie angeboren, die empfindliche Haut. Häufig genug haben falsche Pflege mit dazu beigetragen. Heftige sensible Reaktionen zeigt die Haut zum Beispiel, wenn man viele Jahre lang überwiegend mineralfetthaltige Produkte (zum Beispiel Vaseline) benutzt hat und dann auf Naturprodukte umsteigt.

1 Eine beruhigende, cremige Maske wirkt sofort

Sie wirkt wie eine Erholungskur. Und sie macht die Haut widerstandsfähiger. Solche Masken haben alle führenden Kosmetik-Hersteller in ihrem Programm. Sehr gut: eine Aloe-Vera-Maske. Zum Reinigen der hypersensiblen Haut gibt es auch eine spezielle Reinigungsmaske. Sie macht die Poren etwas kleiner, Unreinheiten und Pickel klingen schneller ab.

2 Bestrahlungen mit blauem Licht helfen der Haut

Das blaue Licht beruhigt die irritierte Haut. Soche Lichtbehandlungen (30 Minuten) gibt es im Kosmetikinstitut. Man kann die Lampen aber auch kaufen. Länger als 30 Minuten sollte man sich dem Licht aber nicht aussetzen. Darum sicherheitshalber einen Wecker stellen, damit man die Zeit nicht entspannt verschläft.

3 Ein Peeling nur einmal im Monat machen

Wenn die Haut schuppig aussieht, sorgt ein Peeling für Klärung und Frische. Doch gerade die empfindliche Haut verträgt die Sonderbehandlung nur etwa alle vier Wochen. Eine milde, auf den Hauttyp abgestimmte Peeling-Creme befreit die Haut von trockenen Schüppchen und macht sie aufnahmebreit für die nachfolgende pflegende Behandlung.

4 Ein Bio-Cocktail päppelt die Haut schnell wieder auf

So ein Serum, ein konzentriertes Beauty-Fluid, ist ein Stärkungsmittel, das Sie der empfindlichen Haut unbedingt zwischendurch gönnen sollten. Erhältlich ist es in Ampullen oder in einer Flasche mit einer Pipette oder Pumpe. Es reichen schon einige wenige Tropfen, um nach kurzer Zeit sichtbar besser auszusehen, denn die Wirkstoffe beruhigen, lindern und erfrischen. Dieses Aufbaupräparat wird am besten kurartig unter die normale Pflegecreme gegeben.

5 Was Sie bei sensibler Haut vermeiden sollten

So manches können Sie sich und Ihrer Haut ersparen, wenn Sie von vornherein die schlimmsten Reizquellen ausschließen. Das können Sie vorbeugend tun: bei Kälte und Sonne nie ohne Cremeschutz ins Freie gehen, keine alkoholhaltigen Gesichtswasser, straffende Masken und parfümierte Seifen verwenden, intensive Sonnenbäder meiden, keine Gesichtsdampfbäder machen.

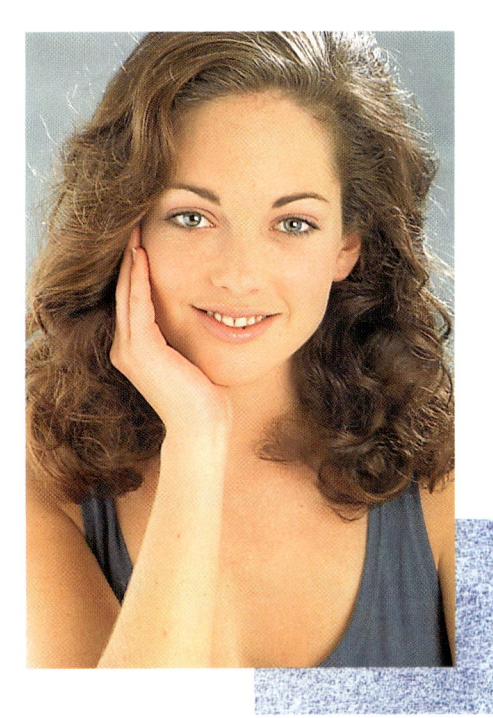

Ein schönes Gesicht

Augen: Extra-Pflege lohnt sich

Augen und Lippen sind die ausdrucksstärksten und zugleich die empfindlichsten Partien des Gesichts. Das strahlende Lächeln mit glänzenden Augen will bei bester Laune nicht so recht gelingen, wenn die Lippen rauh und trocken sind oder sich leichte Schatten unter den Augen eingeschlichen haben.

Die Haut der Augenpartie ist nur knapp 0,5 Millimeter dünn, das heißt um ein Viertel dünner als die des übrigen Gesichts. Außerdem fehlt ihr, wie den Lippen, ein robuster Unterbau, nämlich das Unterhautfettgewebe. Da muß ein bißchen mehr Zuwendung von außen kommen, um diese Partien zu schützen. Und wie jedes Ding, hat leider auch das Lachen zwei Seiten: Menschen mit lebhafter Mimik haben schneller Krähenfüße oder Knitterfältchen. Aber den Spaß am freudigen Strahlen sollte man sich nun wirklich nicht verderben lassen.

Die Augen täglich gut gepflegt

Ob cremen, schminken, abschminken, gleichgültig, was Sie tun: die Augenpartien mehr als sanft behandelt werden, ohne Druck und ohne Zerren.

Morgens nach dem Duschen pflegende Creme auftragen. Das kann eine spezielle Augencreme sein, aber auch Ihre normale Gesichtscreme. Gecremt wird unterhalb des Auges außen nach innen; auf und über dem Augenlid von innen nach außen.

Bei dunklen Augenrändern einen Versuch wert: sie täglich mit einem speziellen Augen-Gel behandeln.

Abends unbedingt das Make-up sorgfältig entfernen! Mit den speziellen Augenabschminkpads geht es am schnellsten. Preiswerter: Cacao-Butter oder Augen-Make-up-Enferner (Gel oder Lotion) und normale Wattepads. Danach eine Augencreme oder ein zugleich pflegendes und glättendes Öl (wie Jojoba-, Avocado- oder Mandelöl) auftragen.

Bei Schnee, Kälte und Wind müssen Sie die zarte Haut rund um die Augen mit einer Augencreme oder einem -gel schützen. Beim Skifahren immer eine gute, unzerbrechliche Sonnenbrille aufsetzen!

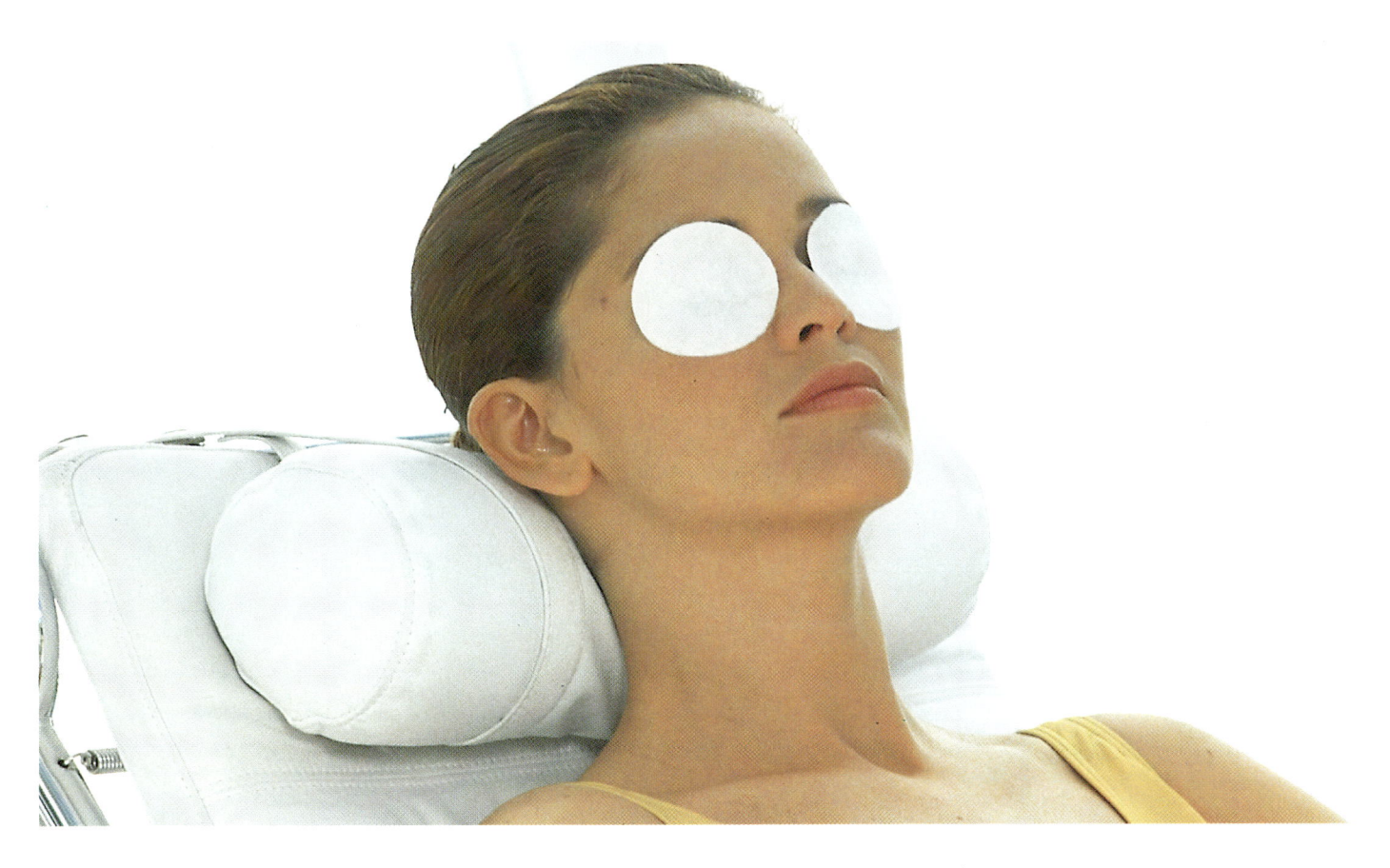

- Nicht zum Abschminken zu empfehlen: Alkohol- oder mineralfetthaltige Abschminkmittel.

<u>Tip für Kontaktlinsenträger:</u> Vor dem Abschminken die Linsen herausnehmen, damit sie nicht verschmiert werden.

Macht die Augen schön: Kurz vor dem Schlafengehen 10 Minuten lang eine Augenkompresse auflegen, zum Beispiel getränkt mit Lindenblüten- oder Fencheltee.

Das macht die Augen frisch

- Sind die Augen morgens verquollen, bringen Wechselduschen und Bürstenmassagen die aufgestaute Lymphflüssigkeit in Bewegung.
- Müde Augen bitte nicht reiben, sondern blinzeln. Jeweils sechsmal, dann die Augen schließen und wieder blinzeln.
- Augenschatten und Tränensäcke sind oft Anzeichen von Gesundheitsstörungen (—> Seite 22).

<u>Erfrischende Hausmittel:</u> Ein mit kaltem Wasser oder kaltem Kamillentee getränktes und ausgewrungenes Tuch 10 Minuten lang auf die Augen legen. Für Augenkompressen geeignet sind auch Schwarzer Tee, Fenchel- und Lindenblütentee oder ein Aufguß aus Rosmarinblättern. Jeweils etwa 2 Teelöffel auf ein Viertel Liter Wasser, 20 Minuten ziehen lassen, absieben und abkühlen lassen.

- Nicht mehr aktuell: Kochsalzkompressen oder -augenbäder, weil die Salzlösung nicht schonend und mild genug ist.

Macht die Augen munter und entspannt

Schnelle Augen-Schönmacher: Augenpads mit Collagen. Man legt sie einfach auf die angefeuchtete Augenpartie, nimmt sie nach 20 Minuten wieder ab und sieht sichtbar munterer aus.

Augengymnastik: Augenrollen entspannt und kräftigt die Augenmuskeln. Lassen Sie den Augapfel zuerst langsam nach oben und unten, dann nach rechts und links wandern, jeweils sechsmal. Ein paar Sekunden die Augen schließen und das Ganze wiederholen. Diese Übung macht morgens die Augen munter.

• Wer tagsüber stundenlang am Schreibtisch oder Computer arbeitet, sollte immer wieder mal den Blick heben, in die Ferne schauen und dann ein paarmal kräftig die Augen rollen.

Augenbäder: Viele schwören auf diese Augenreinigungsmethode. Doch normalerweise reinigt sich das Auge mit Hilfe der Tränenflüssigkeit von selbst. Hilfreich ist ein Augenbad, wenn die Augen sehr stark Staub und Schmutz ausgesetzt waren. Dafür gibt es in der Apotheke eine kleine Augenbadewanne und ein mildes »Bademittel« gleich dazu.

Wichtig: Wer ständig das Gefühl hat, als ob Sand in seinen Augen sei und/oder morgens mit verklebten und geröteten Augen aufwacht, tippt sehr schnell auf Bindehautentzündung (Konjunktivitis). Dahinter können harmlose Ursachen (wie Staub oder Fremdkörper) stecken, aber auch schwerwiegende (Infektionen durch Bakterien oder Viren zum Beispiel). Deshalb bei den genannten Symptomen immer zum Augenarzt gehen. Als Erste-Hilfe-Maßnahme kann man die Augen mit warmem, abgekochtem Wasser vorsichtig auswaschen. Niemals mit Augenbädern oder »selbstverschriebenen« Augentropfen auf eigene Faust herumdoktorn!

Spezial-Tips für die Lippenpflege

Sorgfältige Lippenpflege ist eine Voraussetzung für weiche zarte Lippen, doch falsche Ernährung, Verdauungs- oder Magenprobleme können die beste Pflege zunichte machen. Bei häufig auftretenden Lippenproblemen immer auch die Ernährung überprüfen.

Tägliche Lippenpflege: Morgens nach dem Zähneputzen mit der Zahnbürste die feuchten Lippen leicht massieren und ein Pflegemittel auftragen. Geeignet sind Cacao-Butter, Pflegestifte mit natürlichen Stoffen oder Jojoba-Öl. Abends die Lippen unbedingt abschminken und eincremen.

Bei Nässe, Kälte und Sonne: Die Lippen nie ungeschützt extremem Wetter aussetzen. Cacao-Butter dünn aufgetragen gibt den Lippen genügend Feuchtigkeit und Fett.

Rissige Lippen: Einen Wattepad mit Wasser anfeuchten und auf die Lippen drücken, trockentupfen und mit einer Creme für gereizte Haut einreiben.

Vermeiden Sie generell mit der Zunge über die Lippen zu fahren. Das ständige Benetzen trocknet die Haut aus und macht sie spröde und wund. Spröde oder rissige Lippen vor dem Schminken immer eincremen, zum Beispiel mit Cacao-Butter. Eine Quark-Kompresse fördert den Heilungsprozeß: ein Eßlöffel Quark mit etwas Zitronensaft vermischt auf ein Tuch geben und fünf bis zehn Minuten auf die Lippen legen.

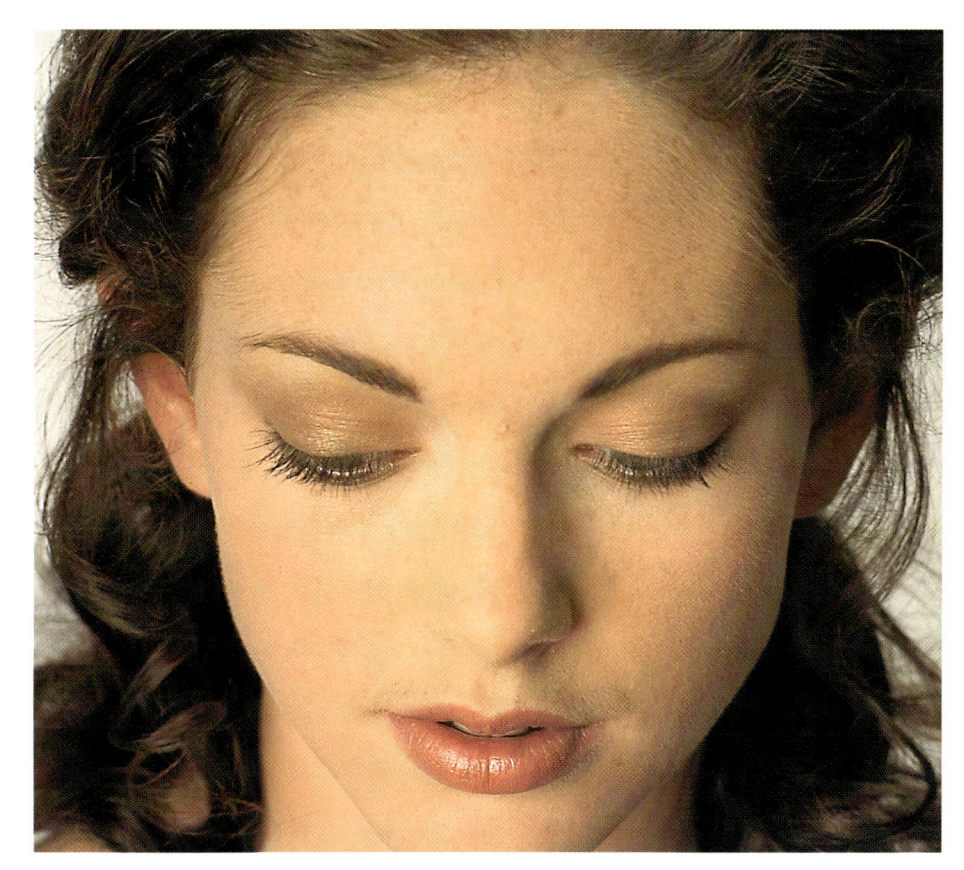

Die Haut um die Augenpartie ist besonders zart, darum muß man besonders behutsam mit ihr umgehen, zum Beispiel darf man beim Auftragen von Cremes oder Abschminken nicht heftig reiben.

Was tun gegen Augenfältchen?

Krähenfüße oder Lachfalten? Wie man's auch nimmt, keine Frau mag sie, sind sie doch im landläufigen Sinne ein Zeichen fürs Altern. Nehmen Sie's gelassen, aber beugen Sie vor oder tun Sie etwas gegen bereits bestehende Fältchen, denn die ungeliebten Runzeln sind keineswegs immer eine Altersfrage, sondern oft ist man selber schuld daran.

<u>Beugen Sie vor:</u> Nachlässige Augenpflege und eine übertriebene Mimik sind häufige Ursachen für das frühzeitige Erscheinen der Augenfältchen. Deshalb: Tägliche Augenpflege nicht vergessen (—> Seite 90). Und:

• Vermeiden Sie »Gesichtsakrobatik« wie ständiges Stirnrunzeln oder Zusammenziehen der Augenbrauen, Augenzusammenkneifen, Naserümpfen oder das Aufstützen der Wangen in den Händen.

• Vergraben Sie beim Schlafen Ihr Gesicht nicht in dicke Kissen, das fördert nicht nur Augenfalten, sondern auch das Doppelkinn. Weniger faltenfördernd sind kleine Kissen oder Nackenrollen.

<u>Spezialkur:</u> Immer mehr Kosmetikhersteller offerieren das Liposome-System. Das sind winzige Kapseln, die wasser- wie fettlösliche Stoffe enthalten. Die Liposome schleusen sie in die Haut und geben sie nach und nach ab. Auf diese Weise kommen wohltuende Substanzen wie Vitamine (A und E), Pflanzen-Extrakte, um die Haut zu schützen, und Feuchtigkeitsspender zum Zuge, die den Fältchen vorbeugen und vorhandene Fältchen mildern.

Ein schönes Gesicht

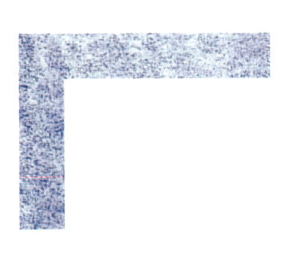

Was tun gegen Pickel

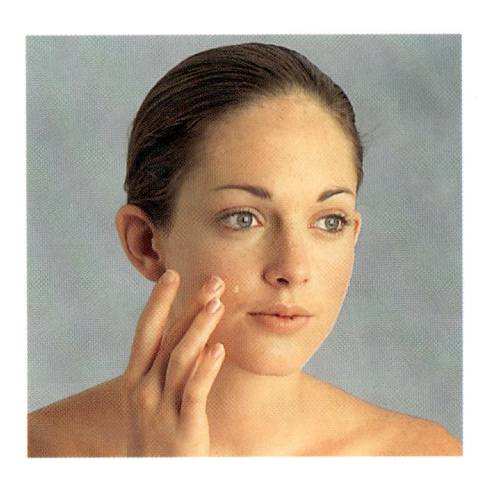

Akne
Sie können einem das Leben schon schwer machen, die Pickel mit ihren Talgpfropfen und Entzündungsherden. Vor allem in jungen Jahren, in der Pubertät, in der man eigentlich genug mit dem Erwachsenwerden zu tun hat.

Ursachen: Überproduktion der Talgdrüsen mit gleichzeitiger Verstopfung der Hautporen, was zur Bildung von Mitessern führt, die sich zu vereiterten Pickeln entwickeln können. Hervorgerufen wird Akne durch ein Ungleichgewicht unserer Geschlechtshormone, den Androgenen (männliche Hormone) und den Östrogenen (weibliche Hormone), die jeder von uns in einem individuellen Verhältnis besitzt. Bei Jungen wie Mädchen tritt die »Akne vulgaris« oft zu Beginn der Pubertät auf, in der es bei beiden Geschlechtern einen Androgenstoß gibt. Hormonelle Störungen können Akne aber auch in späteren Jahren hervorrufen.

Das hilft: Akne gehört in die Behandlung einer Fachkraft (Hautarzt, Kosmetikerin). Werden die Pickel fachmännisch entfernt und behandelt, heilen sie in der Regel gut ab. Bewährt hat sich in der Aknebehandlung die (nach Vorschrift dosierte) Höhensonne, Heilerde und Lebertran.

Wichtig: Die psychische Belastung durch Akne-Pickel ist unabhängig vom Alter für jeden Betroffenen sehr groß. Vertrauen Sie sich deshalb unbedingt einer Fachkraft an. Eigenbehandlung mit Hausmitteln oder den vielen angepriesenen Akne-Mitteln kann alles nur noch schlimmer machen. Nur gezielt und in Absprache mit dem Arzt oder der Kosmetikerin können diese Mittel die gewünschte Hilfe bringen.

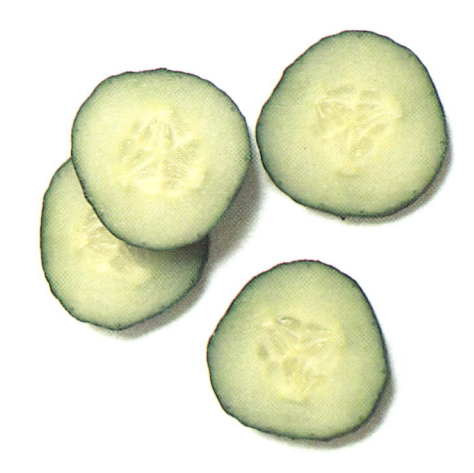

Erste Hilfe bei Pickeln und Mitessern
Hier ist nicht die Akne gemeint, sondern die einzelnen Pickel und Mitesser, die jeden einmal aus den unterschiedlichsten Gründen erwischen. Sie sind am besten in den Griff zu bekommen, wenn man sie sofort behandelt, sobald sich die ersten Rötungen zeigen.

Das hilft: Die Stelle sofort mit einer Spezialcreme betupfen. So eine Spezialcreme enthält Zinkoxyd, Salicylsäure, Ichtyol und Pflanzenextrakte, die die Haut beruhigen, Entzündungen stoppen und Unreinheiten austrocknen. Um eine optimale Wirkung zu erzielen, sollte die Creme ruhig dick und mehrmals täglich aufgetragen werden.

Ein nicht entzündeter Mitesser kann vorsichtig ausgedrückt werden. Zunächst eine feuchtwarme Kompresse auflegen. Danach den Mitesser mit einem Kosmetiktuch durch Druck auf die Talgdrüse von unten nach oben herausheben. Ist der Mitesser schon entzündet, dann darf nicht gedrückt werden. Man muß abwarten, bis die Entzündung zurückgegangen ist.

Durch eine regelmäßige kosmetische Behandlung wird die Ansammlung von Talg in den Drüsen verhindert.

Übrigens: Pickel können mit einem gut deckenden Korrekturstift abgedeckt werden. Das gibt mehr Sicherheit und Selbstbewußtsein.

Pusteln, Akne und rauhe Haut?

Fettige, unreine Haut

Mit fettiger, unreiner Haut plagen sich immer mehr Frauen herum. Um das Problem gründlich zu lösen, muß man bei der Pflege besondere Sorgfalt walten lassen. Denn nicht entferntes Fett, das sich in den Poren staut, macht alles noch schlimmer. Da haben Bakterien ein leichtes Spiel, Entzündungen auszulösen.

Das hilft: Waschen Sie immer Ihre Hände, bevor Sie mit der Gesichtspflege beginnen. Und den Waschlappen täglich wechseln, am besten Einmalwaschlappen, die in der Babypflege oft verwendet werden, benutzen. Bei der täglichen Reinigung (morgens und abends) niemals schludern – auch wenn man abends noch so müde ist und nur noch ins Bett fallen möchte. Morgens eine nicht fettende Tagescreme benutzen. Sie zieht gut ein, verhindert öligen Glanz und beugt neuen Entzündungen vor. So ähnlich wirkt auch eine ausgleichend fettarme Creme oder ein Gel als Nachtpflege. Bei sehr fetter Haut für die Reinigung eine milde Reinigungsmilch verwenden. Ebenso obligatorisch: das Peeling. Und einmal die Woche eine Reinigungsmaske auflegen, aber die empfindliche Augenpartie dabei aussparen.

Make-up-Tip: Wer akut mit fettiger Haut und Pickeln zu tun hat, den ärgert zumeist auch ein fleckig werdendes Make-up. Dagegen hilft ein mit Puder beschichtetes Papier, das es im Fachhandel zu kaufen gibt. Dieses Papier einfach zwischendurch aufs Gesicht auflegen, so daß das Fett aufgenommen wird.

Hautgries/Milium

Das sind stecknadelkopf- bis hirsegroße Knötchen, die weiß bis gelblich aussehen. So ein Grieskörnchen (Milium) sitzt meist in der Augenpartie, an den Schläfen oder auf den Wangen. Anatomisch gesehen sind die störenden Punkte gestaute Hornmasse, die von den Talg- und Schweißdrüsen ausgehen. Sie ragen etwas über die Hautoberfläche hinaus und treten oft in großen Mengen auf. Sie liegen direkt unter der Hautoberfläche und sind nur von einer dünnen Epidermisschicht bedeckt.

Ursache: Ansammlung von Talg und Schweiß, meist bei trockener und feinporiger Haut.

Das hilft: Grieskörnchen sollten vom Hautarzt entfernt werden. Die Haut wird über dem Grieskörnchen mit einem sehr feinen aber scharfen Milienmesser angeritzt. Dann wird der Kern – das weiße Kügelchen – herausgedrückt. Um Entzündungen zu vermeiden, wird die Hautstelle anschließend mit 70%igem Alkohol desinfiziert.

Rauhe, spröde Haut

Sie zeigt sich oft im Frühjahr, als Folge der Wintermonate, als die Luft drinnen und draußen trocken war. Zudem stellt sich im Frühjahr der Stoffwechsel um, was ebenfalls Spuren auf der Haut hinterläßt.

Das hilft: Hydro-Masken und entsprechende Cremes sind Feuchtigkeitsspender, die der Haut rasch die verlorengegangene Feuchtigkeit zurückgeben. Die Haut reinigen. Die Creme oder Maske dick auftragen, 10 bis 20 Minuten einwirken lassen.

Die Haut sieht danach wieder rosig und frisch aus.

Die besten Wirkstoffe, die der Markt zu bieten hat, sind: Hyaluron-Säure und Urea, Glycerol, Sorbitol, Aminosäuren, Vitamine, Mineralsalze und NMF-Faktoren, das sind feuchtigkeitsbindende Substanzen. Immer die Gebrauchsanleitung der Produkte beachten.

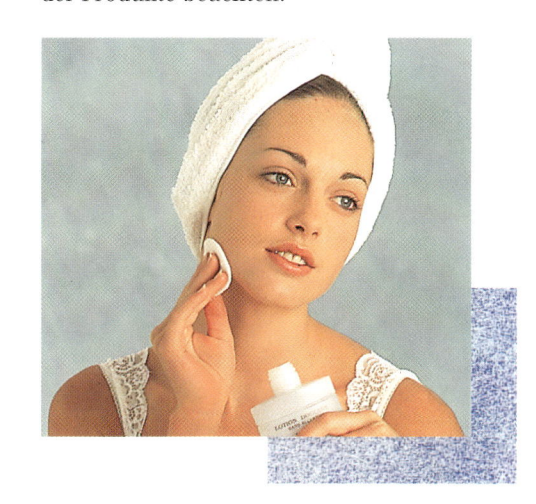

EIN SCHÖNES GESICHT

Spezial-Tips gegen Falten

Falten sagen nicht allein etwas über den Zustand der Haut, sondern auch über die Lebenseinstellung aus. Wer zum Beispiel dauernd knackbraun sein möchte, zahlt irgendwann den Preis dafür: eine faltige Haut. Unter Knitterfältchen leiden meist Frauen, die sich in ihrem Leben nie sehr wichtig genommen haben, die ihren Körper vernachlässigt und wenig Wert auf gesunde Ernährung und Hautpflege gelegt haben.

Schlaffer, müder Haut und Falten kann man mit einem Bündel an Maßnahmen beikommen, zum Beispiel:
• Shiatsu-Massagen (—> Seite 14) straffen und festigen das Haut- und Muskelgewebe.
• Lymphdrainagen entgiften die Haut über die Lymphbahnen, durchbluten, Modellagen entgiften über die Blutbahn und die Schweißdrüsen.
• Creme-Feuchtigkeitsmasken pflegen die Haut von außen. Regelmäßiges Peeling löst trockene Hautzellen.

Das hebt die Konturen und die Laune

Wissenschaftler haben festgestellt, daß man die Ermüdung und Erschlaffung der Haut auch ohne Skalpell lindern kann: durch ein Muskeltraining, durch Anspannung und Entspannung. Kurze Anspannungen, die nur 10 bis 15 Sekunden dauern, kräftigen und straffen einen Muskel unglaublich schnell. »Isometrisches Muskeltraining« nennt man dieses Programm. Die Erfolge, die man damit schon erzielt hat, sprechen für sich. Die Variante fürs Gesicht, das sanfte Lifting per Muskeltraining, heißt »Facial Isometric«. Da drei Viertel des »Alt-Aussehens« auf das Konto Verfall der Gesichtszüge gehen, kann man sich mit dieser Technik einige Jahre Jugend zurückholen und die Gesichtszüge in tadellosem Zustand halten. Wichtig dabei ist, nicht so lange zu warten, bis die Haut soviel an Elastizität verloren hat, daß sie einem schlaffen Gummiband gleicht. Dann ist ihr kaum mehr zu helfen.

Die neuen Faltenglätter

• Fruchtsäuren machten als Faltenkiller Schlagzeilen. Cremes mit solchen Fruchtsäuren werden AHA-Cremes genannt. Lassen Sie sich von einer Kosmetikerin beim Kauf über die Wirkstoff-Konzentration und Anwendung beraten.
• Sauerstoff, auch ein Anti-Falten-Mittel, gibt es ebenfalls in eine Creme verpackt zu kaufen.
• Für Frauen ab Mitte 40, wenn der Östrogenspiegel sinkt und die Wechseljahre eingeläutet werden, können Algenkonzentrate und Vitamin C für eine bessere, straffere Haut sorgen. Wichtig: Diese Mittel zaubern die Falten nicht weg. Sie kaschieren, lindern das Faltenproblem und helfen so, sich schöner und wohler zu fühlen.

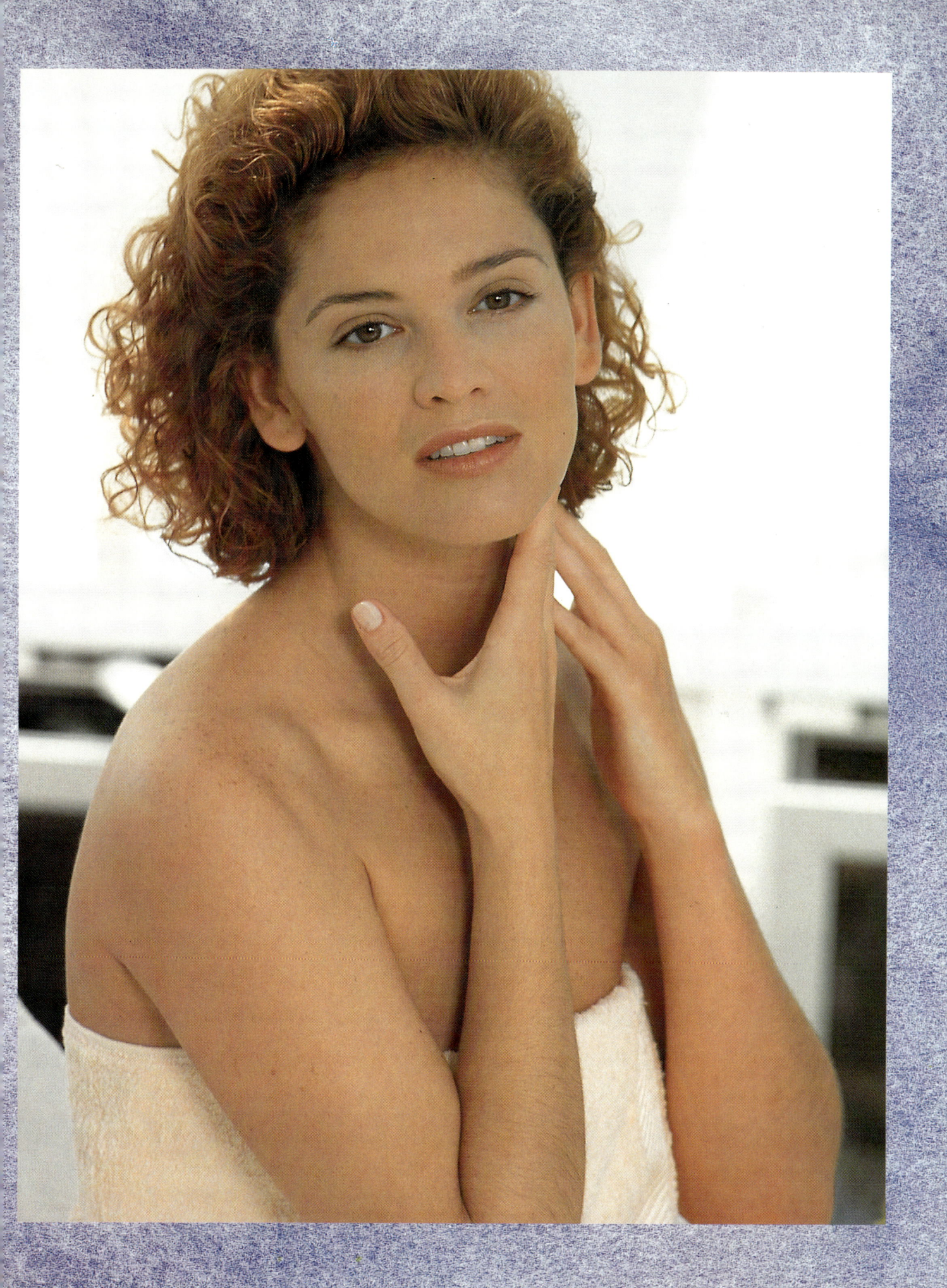

Ein schönes Gesicht

Die 10 wichtigsten Frage

1. Muß ich das Gesicht auch abends gründlich reinigen, wenn ich mich nicht schminke?
Ja. Denn die Haut muß jeden Abend vom Tagesschmutz, von Talg und Schweißresten befreit werden.

2. Reicht es, nur ein Gesichtswasser zu benutzen?
Nein. Die Lotion (das Gesichtswasser) nimmt keinen Schmutz weg, sie wirkt erfrischend. Mit Kräuterzusätzen, zum Beispiel Hamamelis, wirkt sie auch adstringierend (porenverengend). Hamamelis ist zum Beispiel sehr gut bei roten Äderchen auf den Wangenpartien.

3. Der Begriff »freie Radikale« wird ständig verwendet. Was hat es damit auf sich?
Dieser Begriff stammt aus der Chemie. »Freie Radikale« können, in einem komplizierten chemischen Prozeß, viel Unheil anrichten. Sie können zum Beispiel verursachen, daß die Zelle eine Fehlinformation erhält und eine Krebszelle entsteht. Wichtig zu wissen: Wenn zuviel Sonne (ultraviolettes Licht) auf die ungeschützte Haut fällt, wird das Cholesterin in verschiedene Produkte umgewandelt. Eines davon wirkt als »freier Radikaler«. Also Vorsicht vor Sonnenbrand! Es gibt jedoch eine Reihe von Nahrungsmitteln, die vor »freien Radikalen« schützen: das hautpflegende Pro-Vitamin A (in Karotten, Aprikosen, Melonen), das Vitamin E (in Sojabohnen, Vollkornprodukten, Truthahn) und das Vitamin C (in Brokkoli, Rosenkohl und Zitrone).

4. Sind selbstgemachte Cremes besser als fertig gekaufte?
Das kommt auf den Inhalt an. Die Fertigprodukte von heute werden unter Aufsicht von Bio-Chemikern hergestellt, mikrobiologisch untersucht und ständig kontrolliert. Für ein gutes Produkt werden hochwertige Rohstoffe verwendet, und das hat auch seinen Preis. Ein minderwertiges Produkt enthält meist billige Mineralfette und nur winzige Spuren von Wirkstoffen. Solche Cremes liegen auf der Haut und verstopfen die Poren. Eine Haut, die jahrelang mit einer Mineralfettcreme leben mußte, reagiert oft gereizt, wenn sie mit einem Naturprodukt in Berührung kommt. Sie muß sich an die pflegenden Wirkstoffe erst gewöhnen. Das kann bis zu acht Wochen dauern. Bei einer Creme, die man selbst angerührt hat, unbedingt auf die Haltbarkeit achten: Eine selbstgemachte Creme ohne Konservierungsmittel und Antioxidan hält nur 14 Tage, dann sind zum Beispiel die natürlichen kaltgeschlagenen Öle ranzig. Und Ranziges nimmt die Haut sehr übel.

5. Woran erkenne ich, wie lange ein Produkt haltbar ist?
An dem Verfallsdatum auf der Packung. Wenn ein Produkt länger als 36 Monate hält, braucht es laut Gesetz kein Haltbarkeitsdatum. Tip: In einen Cremetopf mit natürlichen Wirkstoffen sollten Sie, der Haltbarkeit wegen, nicht mit dem Finger reingehen, sondern einen kleinen Spachtel benutzen.

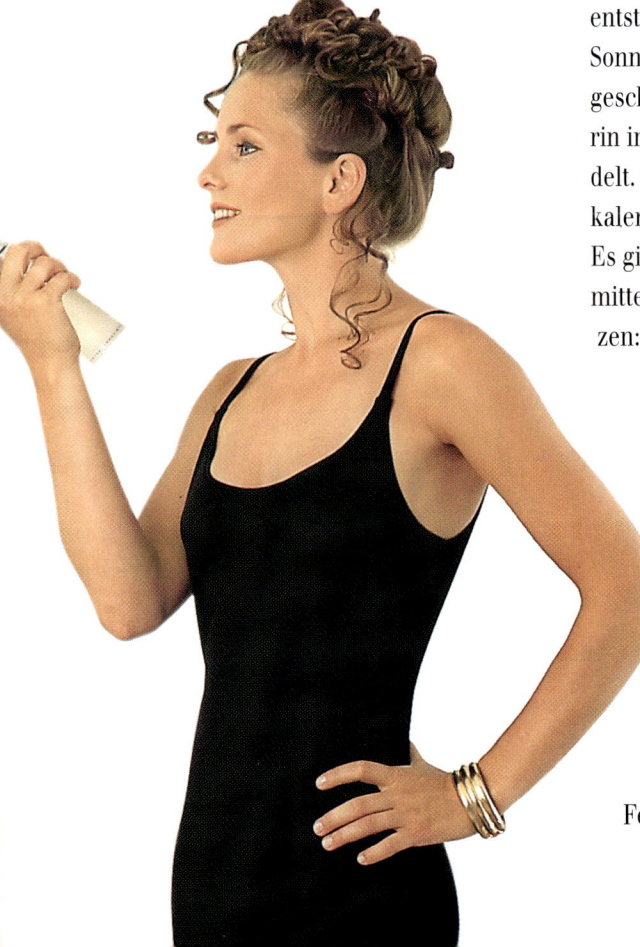

EIN SCHÖNES GESICHT

ur Gesichtspflege

6. Sind teure Cremes in jedem Fall besser als preiswerte?

Nicht immer. Eine Creme für 500 Mark rechtfertigt den Preis bestimmt nicht. So teure Rohstoffe gibt es gar nicht. Doch eine Creme mit einem großen Anteil an echter Avocado oder echtem Jojobaöl ist teurer als eine, die nur Spuren von Avocado- oder Jojobaöl enthält.

7. Was ist von Hautpflegemitteln mit Parfüm zu halten?

In der Kosmetik verwendet man oft ätherische Öle, die dem Mittel einen schönen Duft bringen. Das sind die natürlichen Öle (im Gegensatz zu chemischen Ölen). Diese natürlichen Öle wie Zitrone, Vanille oder Orange wirken positiv auf den Körper wie auf die Seele.

8. Kann es schaden, Parfüm auf die Haut zu geben?

An den richtigen Stellen (Handgelenke, Kniekehlen, hinters Ohrläppchen) nicht. Vorsicht ist jedoch tagsüber geboten, wenn ein Parfum Bergamotteöl enthält. Dieses Öl verursacht in Verbindung mit UV-Strahlen braune Flecken, die nicht mehr weggehen.

9. Warum muß ich tagsüber eine andere Creme nehmen als nachts?

Weil die Haut tagsüber Feuchtigkeit und nachts Fett braucht. Und zwar braucht sie diese reichhaltige Pflege wegen der Zellteilung, die zwischen 17 Uhr und 5 Uhr morgens stattfindet.

10. Können schlechte Haut und abgebrochene Fingernägel auch durch Medikamente verursacht werden?

Ja. Cortison hat solche Nebenwirkungen. Cortison-Präparate sollen nur in Notfällen und unter ärztlicher Aufsicht genommen werden. Auch eine Kur (Spritzen) mit Vitamin B 12 kann die Haut sehr reizen (juckende, wassergefüllte Bläschen). Dagegen hilft Flüssigkeit (2 bis 3 Liter täglich) trinken und ein wohldosiertes Sonnenbad am Meer (—> Kapitel Sonne, Seite 158).

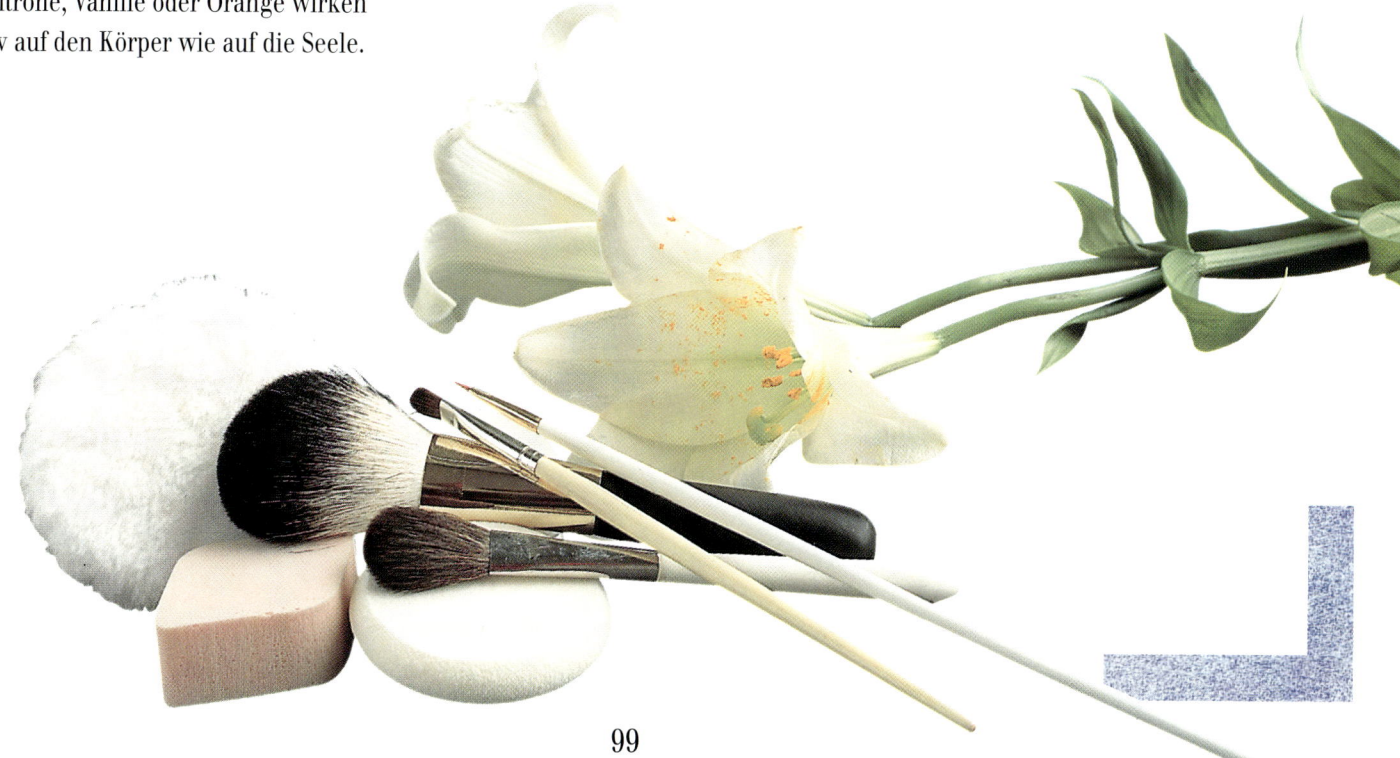

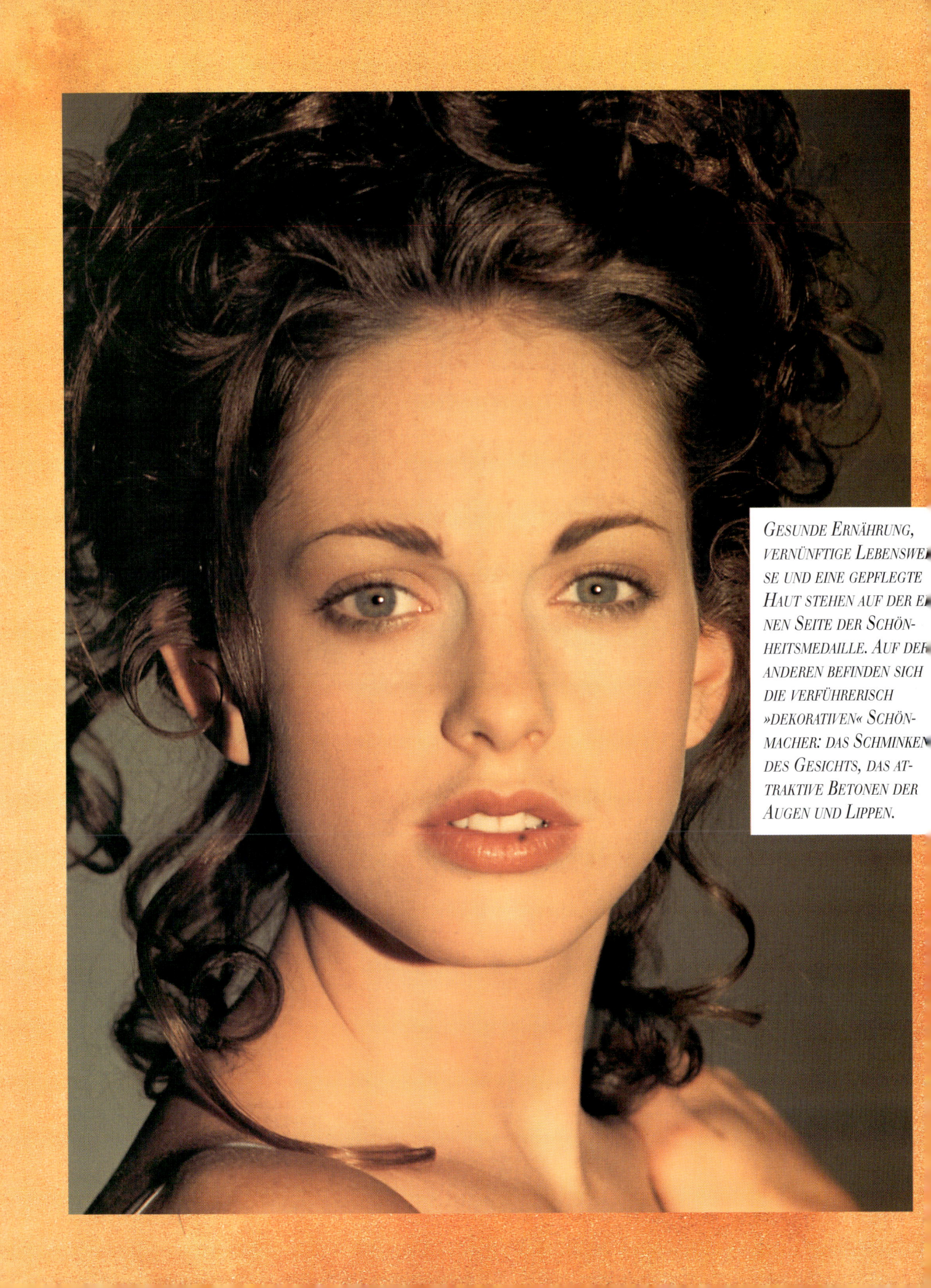

Gesunde Ernährung, vernünftige Lebensweise und eine gepflegte Haut stehen auf der einen Seite der Schönheitsmedaille. Auf der anderen befinden sich die verführerisch »dekorativen« Schönmacher: das Schminken des Gesichts, das attraktive Betonen der Augen und Lippen.

Schminken wie ein Profi

Natürlich schön aussehen, nicht angemalt, das ist das Geheimnis eines guten Make-ups. Es unterstreicht die Persönlichkeit und kaschiert kleine Schönheitsfehler. Tagsüber dezent, abends – wenn man will – eine Nuance kräftiger sehen Sie nicht fremd aus, sondern Sie zeigen sich von Ihrer besten Seite. Beim Schminken wie ein Profi geht es weniger um die Verwendung der neuesten Farben und Produkte, sondern um drei grundlegende Dinge: Welche Utensilien und Produkte braucht man zum Schminken?. Wie geht man damit um, und das Wichtigste: Wie kann ich meine Vorzüge betonen? Mit ein wenig Übung schafft man es dann nämlich ganz leicht, neben dem selbst »entdeckten« Grund-Make-up die vielen modischen Schminktrends gekonnt für sich zu nutzen.

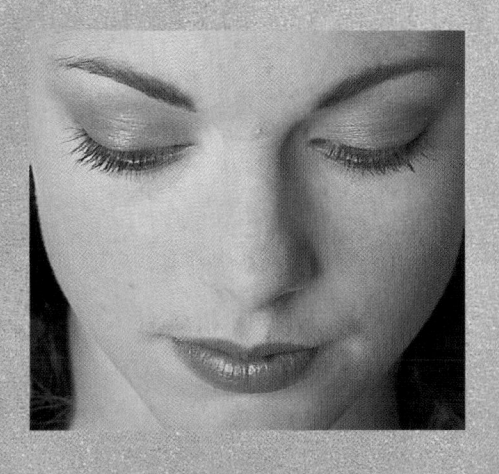

SCHMINKEN WIE EIN PROFI

Gekonnt grundieren

Mit dem beige-bräunlichen »Stoff« – ländläufig Make-up, korrekter aber Grundierung genannt – beginnt in der Regel das Schminken. Mit dieser Grundierung, die aufs Gesicht und den Hals aufgetragen wird, steht und fällt die Gesamtwirkung des Make-ups. Deshalb lohnt es sich, zum einen die Technik des Auftragens ein wenig zu Üben. Und zum anderen natürlich ist die richtige Farbe (—> Seite 106) ebenso ausschlaggebend wie das auf den Hauttyp abgestimmte Produkt.

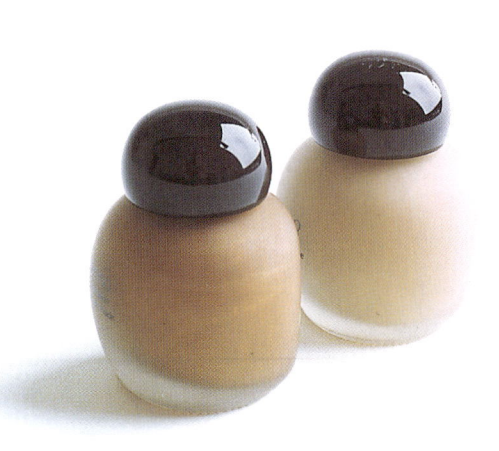

Grundierungen gibt es in unterschiedlichen Konsistenzen, von flüssig über cremig bis fest. Mitentscheidend für die Auswahl ist der Hauttyp und letztlich auch die Aufgabe, die die Grundierung erfüllen soll (—> Seite 104). Für die junge Haut zum Beispiel eignet sich gut eine dünnflüssige Grundierung. Für die nicht mehr ganz so frische Haut ist eine cremige Grundierung ideal. Wer einen gleichmäßigen Teint hat, kann eine getönte Tagescreme nehmen, die Feuchtigkeitscreme und Grundierung zugleich ist. Übrigens: Grundierung nie auf die »blanke« Haut auftragen, immer vor dem Grundieren Ihre Tagescreme (Feuchtigkeitscreme) verwenden.

Camouflage, das Spezialmittel zum Abdecken

Für das Abdecken von Hautunebenheiten, Aknenarben, Unfallnarben, Augenschatten, braune Flecken, Vitiligo (Weiße Flecken), rote Feuermäler, ist die Camouflage eine segensreiche Erfindung. Das Wort bedeutet überdecken oder kaschieren. Camouflage-Creme gibt es in verschiedenen Farbnuancen, von denen man mitunter zwei oder drei einsetzen muß (von Hell nach Dunkel), um den eigenen Hautton zu erreichen. Vor dem Camouflieren eine Feuchtigkeitscreme auftragen. Die Haut muß weitgehend fettfrei sein.
• Mit einem angefeuchteten Schwämmchen die Camouflage-Creme dünn und gleichmäßig auf die entsprechenden Hautstellen auftragen.
• Mit einer Puderquaste und Fixierpuder die korrigierten Hautflächen gründlich abdecken. Der Puder muß etwa 10 Minuten einwirken!
• Überschüssigen Puder mit einem weichen buschigen Puderpinsel vorsichtig entfernen. Erst dann die normale flüssige oder cremige Grundierung auftragen.

So klappt das Auftragen

Eine Grundierung wird nicht mit den Fingern aufgetragen, sondern mit einem Schmink-Schwämmchen. Flüssige Grundierung läßt sich am leichtesten mit einem flachen Schwämmchen auftragen, cremige mit einem dicken, sehr feinporigen. Gehen Sie beim Auftragen so vor:

- Das Schwämmchen leicht anfeuchten, auf einem Zellstofftuch ausdrücken, dann etwas Grundierung auf das Schwämmchen geben.
- Mit dem Schwämmchen die Grundierung in einer leichten Drehung sanft auf die Haut aufdrücken (nicht wischen). Dabei immer in kleinen Kreisen von der Gesichtsmitte nach außen gehen.
- Nach dem Grundieren ein Kleenex mit einem alkoholfreien Gesichtswasser leicht durchfeuchten und auf das Gesicht legen. Es nimmt die überschüssige Grundierung auf.
- Zum Schluß mit Transparentpuder (—> Seite 104) abpudern.

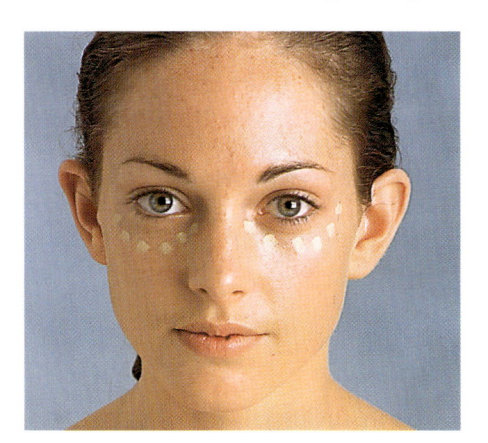

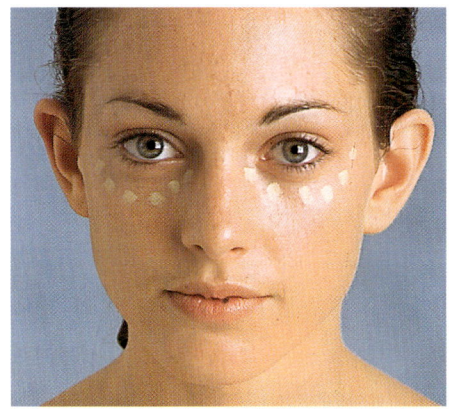

Rote Äderchen noch vor dem Grundieren mit einem Abdeckstift abdecken. Augenschatten oder braune Flecken nach dem Grundieren mit Abdeckstift oder -creme retuschieren. Beim Abdecken markanter Hautprobleme hilft eine Camouflage.

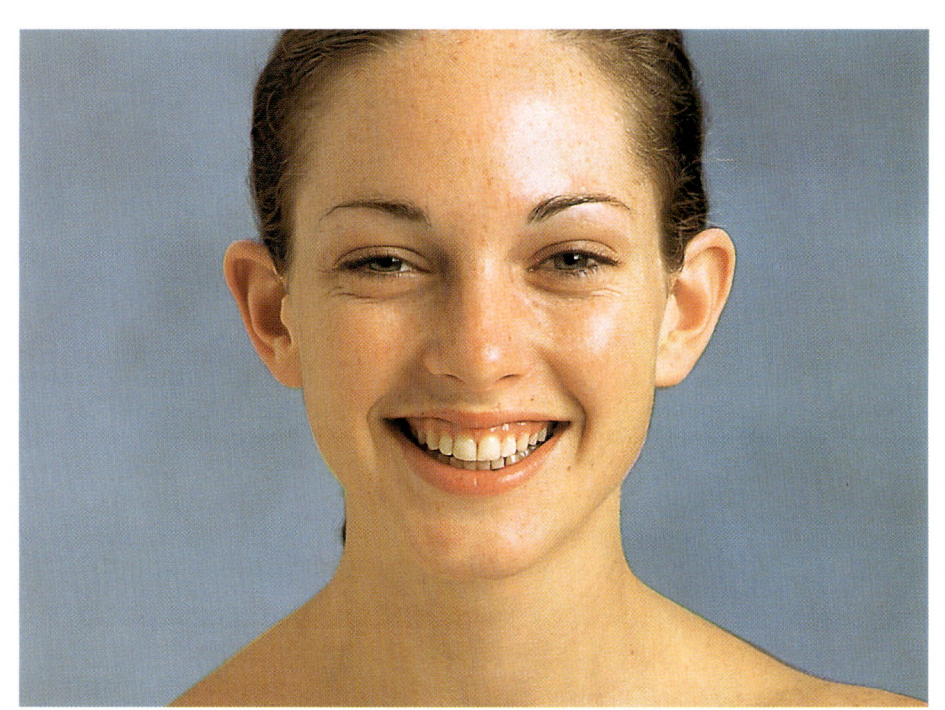

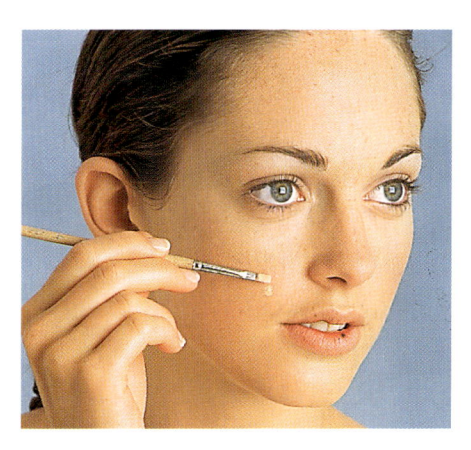

Kleine Schönheitsfehler lassen sich leicht kaschieren.

S CHMINKEN WIE EIN P ROFI

Grundausstattung für

Grundierungen

Man unterscheidet drei Grundtypen:
- Flüssig: Eignet sich gut für junge Haut, auch für normale und Mischhaut, wenn noch keine Fältchen zu kaschieren sind.
- Cremig: Geschmeidig und gut abdeckend. Erste Fältchen lassen sich damit sehr gut kaschieren: Diese Grundierung gibt es für fast jeden Hauttyp.
- Fest: Das ist eine trockene Grundierung, die vor allem für fettige Haut geeignet ist (kleine Produktpalette).

Als Orientierungshilfe für die Auswahl der Grundierung hier einige Erläuterungen zu den häufigsten Produkten.

Die getönte Tagescreme gibt der Haut sportliche Frische, deckt nur wenig ab. Ist ideal für die junge Haut.

Eine Foundation verwendet man als Grundierungs-Unterlage. Sie deckt Flecken gut ab.

Fond de Teint ist eine Grundierungs-Creme oder ein flüssiges Make-up für normale Haut.

Cover up Cream ist eine stark deckende Creme. Gut um Narben abzudecken.

Hydrant Make-up ist die Bezeichnung für ein feuchtigkeitsspendendes Produkt. Gut für trockene und feuchtigkeitsarme Haut.

Der Cremepuder, das sind weiche Pudersteine, die mit einem feuchten Schwämmchen aufgetragen werden, decken sehr gut ab und mattieren. Weiteres Pudern ist überflüssig.

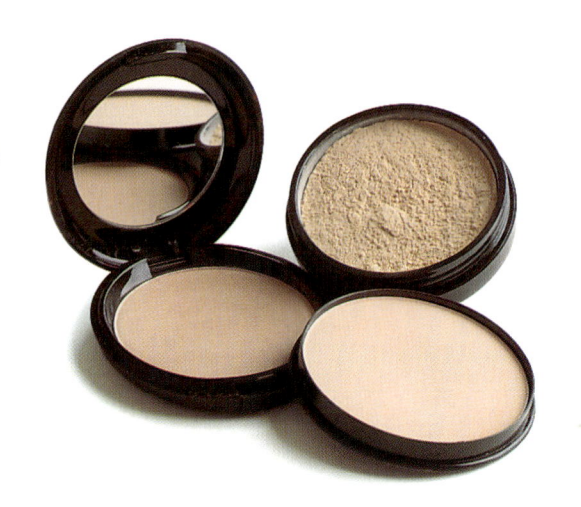

Puder

Der Puder bildet den mattierenden Abschluß einer Make-up-Grundierung.

Loser, transparenter Puder, der mit einem Pinsel aufgetragen wird, mattiert ideal. Er wird abwärts aufgetragen, damit sich die kleinen Gesichtshärchen wieder anlegen. Auf Nase, Stirn und Kinn wird der Puder getupft.

Kompaktpuder ist ideal fürs Ausbessern unterwegs geeignet.

Wenn jedoch im Laufe des Tages immer wieder nachgepudert werden muß, weil die Haut glänzt, dann stimmt etwas mit der Grundierung nicht. Es könnte sein, daß sie zu cremig oder die Feuchtigkeitscreme zu fettig ist. Dauernd nachpudern läßt die Haut immer fleckiger aussehen. Darum lieber nach den Ursachen des ständigen Glänzens suchen.

Tip: Vor dem Abpudern glänzende Hautpartien mit einem Papiertuch abtupfen.

Augen-Schminke

Eye-Shadow-Puder hält sich lange auf dem abgepuderten Augenlid.

Creme-Lidschatten gibt es in wisch- und wasserfester Form. Er deckt bei trockener und faltiger Haut gut ab. Ähnlich in der Wirkung ist flüssiger Lidschatten.

Eyeliner (für den Lidstrich) gibt es in flüssiger Form. Den Umgang damit muß man etwas üben. Leichter zu handhaben ist ein Kajalstift, ein weicher Stift, dessen Strich auch weniger abgezirkelt aussieht.

Mascara, die Wimperntusche, ist der krönende Abschluß fürs Augen-Make-up. Beim Kauf darauf achten, daß das Mascara-Bürstchen zur Spitze hin schmaler wird, das erleichtert das Tuschen der unteren Wimpern. Übrigens Wimpern-Gloss gibt den Wimpern keine Farbe, sondern nur Glanz und Schwung.

Schminken wie ein Profi

chminken

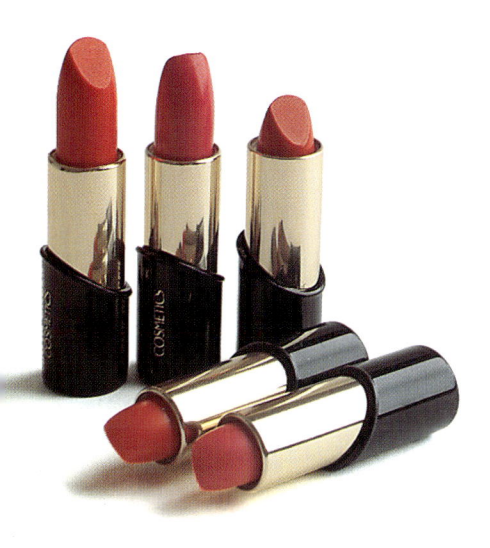

Lippen-Schminke

Lippenstifte gibt es fast wie Sand am Meer, was die Auswahl nicht gerade leichter macht. Für trockene Haut nimmt man einen pflegenden und fetthaltigen Lippenstift. Fettarme und transparente Stifte wirken stumpf und werden von empfindlicher Haut nicht vertragen. Übrigens: Ein ständig schmierender Stift ist in der Regel von Haus aus zu weich, dagegen hilft nur eines: eine andere Marke probieren.

Lip Gloss gibt den Lippen Glanz. Es gibt zum Beispiel sogenannte »frostis«, die leicht schimmern, Lip-Gloss Silber ist für kalte Lippenstiftfarben gedacht, Lip-Gloss Gold für warme Farben.

Konturenstifte verwendet man zum Umrahmen der Lippen oder um Vorzüge zu betonen oder einen kleinen Mund größer erscheinen zu lassen.

Rouge

Mit Rouge, auch Blush genannt, verleiht man der Haut einen Hauch von Frische, kann damit aber auch hervorragend modellieren (—> Gesichtsformen, Seite 110/111).

Puderrouge läßt sich problemlos auf die gepuderte Haut auftragen (mit einem Pinsel). Es hält bei fettiger Haut auch besser als Cremerouge. Man kann sehr kontrolliert damit umgehen.

Cremerouge ist bei einem Gesicht ohne Make-up-Grundierung gut. Auch über einer getönten Tagescreme. Cremerouge ist ideal für die trockene Haut.

Flüssiges Cremerouge läßt sich sehr gut verteilen. Bei starken Gesichtshärchen besser weder Cremerouge noch flüssiges Rouge verwenden, sondern Puderrouge in Wuchsrichtung der Härchen auftragen, nicht »gegen den Strich« pinseln.

Schminkutensilien

Mit dem richtigen »Werkzeug« tut man sich beim Schminken wesentlich leichter.

Schmink-Schwämmchen sollten feinporig sein und regelmäßig ausgewaschen werden. Und beim Cremepuder ist Hygiene besonders wichtig, sonst wird das Schwämmchen zum Bakterien-Sammelplatz: es muß nach jedem Gebrauch in heißem Wasser ausgewaschen werden und einmal pro Woche mit in die Kochwäsche.

Puderpinsel sollten buschig sein und abgerundete Borsten haben.

Lidschatten-Applikator aus Schaumstoff läßt die Puderfarbe nicht rieseln. Außerdem lassen sich damit die Konturen leicht verwischen.

Lippenpinsel sind praktisch, um Ungenauigkeiten beim Auftrages des Lippenstiftes auszugleichen. Man kann den Lippen damit eine klare Form geben, und die vorher mit dem Lipliner gezogenen Konturen besser ausfüllen.

Rougepinsel sollten weiche, buschige Borsten haben und vorne abgeschrägt sein. Mit den üblichen Pinseln, die man normalerweise in den Puderkästchen findet, läßt sich nicht so gut arbeiten.

Nicht fehlen sollten: Einmalwaschlappen, Wattebäusche oder -Pads, Wattestäbchen und ein Schminkspiegel.

SCHMINKEN WIE EIN PROFI

Die richtige Farbe finden

Je genauer die Farbe Ihrer Make-up-Grundierung mit dem eigenen Hautton übereinstimmt, desto natürlicher ist die Wirkung. Auf der sicheren Seite sind Sie, wenn die Farbe der Grundierung eine Nuance heller ist als der Hautton. Auf den Hautton abgestimmt werden dann auch Rouge, Lidschatten und Lippenstift.

Farbtips fürs Einkaufen

<u>Bei der Make-up-Grundierung</u> wirkt alles, was in der Flasche oder in der Tube schön rosig oder sehr bräunlich aussieht, auf der Haut rosa oder zu dunkel. Grundierungen mit vielen Grau- und Gelbpigmenten sehen in der Verpackung weniger attraktiv aus, sind aber für die normale, nicht gebräunte Haut das Natürlichste.

<u>Beim Lippenstift</u> gilt die Grundregel: je auffälliger die Farbe, desto sorgfältiger muß geschminkt werden. Jeder sehr spezielle Farbton – zum Beispiel Lippenstift mit Pearlschimmer – setzt Könnerschaft voraus, damit die Farbe nicht künstlich wirkt.

Einfacher und sicherer ist der Umgang mit Lippenstifttönen ohne Pearleffekt. Bei einem kleinen Mund ist zu bedenken, daß sehr dunkle Farben hart wirken und den Mund optisch verkleinern (—> Schminktricks für die Lippen, Seite 116).

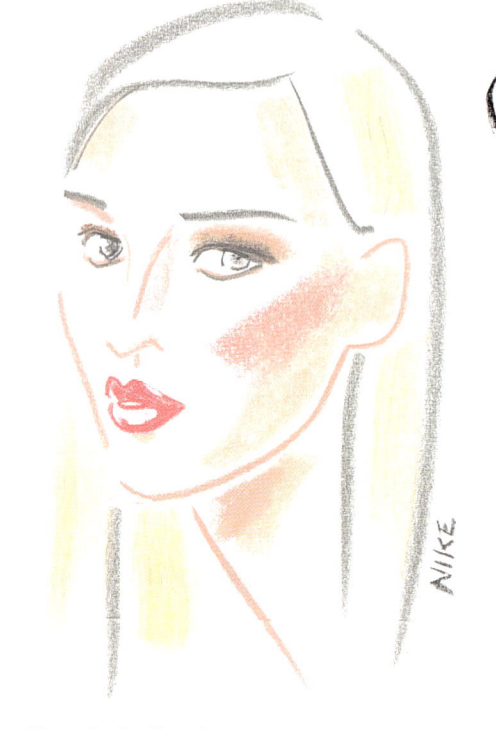

Hautfarbe Rosé

<u>Make-up</u>: Hellrosé, Rosabraun und Rosabeige.
<u>Rouge</u>: Zartes Rosé, Rosabraun.
<u>Lidschatten</u>: Kühle Pastellfarben, Blau, Türkis, Lavendel, Meergrün, Rosabraun, Graubraun.
<u>Lippenstift</u>: Kirschrot, Himbeerrot, Melonenrot, zartes Rosé, Rosabraun, Rosarot, Burgundrot.

Hautfarbe Oliv-Braun

<u>Make-up</u>: Rosabraun, Sportbraun und Bronzebraun.
<u>Rouge</u>: Kühles Pink, Eisrosa, kräftiges Rosé.
<u>Lidschatten</u>: Violett, Eisviolett, Königsblau, Türkisblau, Smaragdgrün, Taube, Marineblau.
<u>Lippenstift</u>: Kirschrot, Himbeerrot, Kardinalrot, Scharlachrot, kühles Pink, kräftiges Lila, kräftiges Rosé.

Schminken wie ein Profi

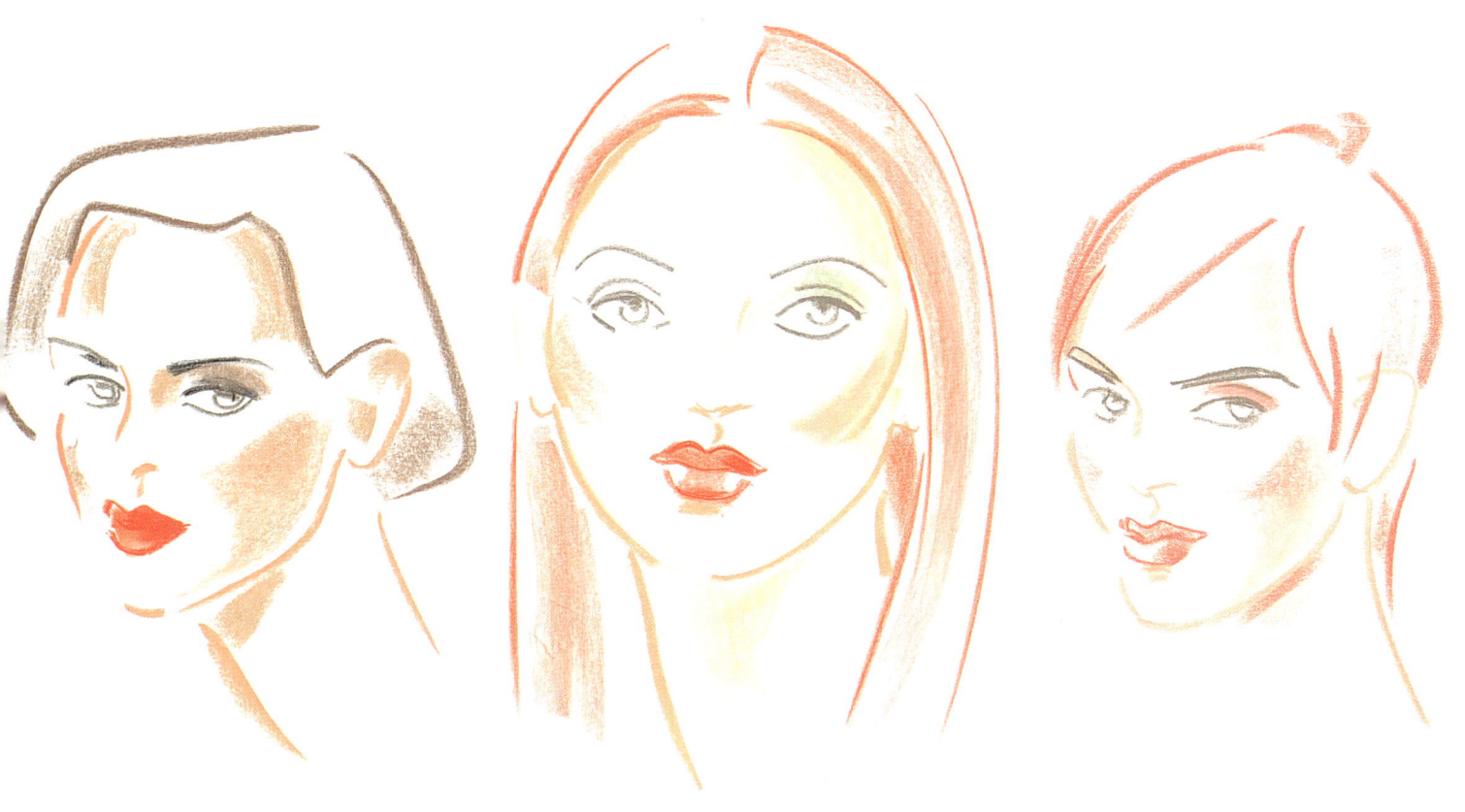

Hautfarbe Hellbeige

Make-up: Goldbraun, Caramel und warmes Beigebraun.

Rouge: Zartes Orange, Pfirsich, zartes Lachs.

Lidschatten: Apfelgrün, Zartgrün, Mintgrün, Taubenblau, Veilchenblau, Goldbraun, Schokobraun.

Lippenstift: Korallenrot, helles, warmes Rot, zartes Orange, Lachs, Flamingorot, Klatschmohnrot, Orangenrot.

Hautfarbe helles Elfenbein, Dunkelbeige, Pfirsich

Make-up: Bronzebraun, Goldbraun, Hellbeige und Pfirsich.

Rouge: Rostbraun, Sahara Earth (Erdfarben), die Ägyptische Erde enthält braune und rötliche Farbpigmente und Glimmer. Es gibt sie als losen und als kompakten Puder. Sie wird mit dem Rougepinsel zart aufgetragen.

Lidschatten: Olivgrün, Moosgrün, Bronze, Rostbraun, Schokobraun, Erbsengrün, Schilfgrün, Khaki.

Lippenstift: Ziegelrot, Tomatenrot, Orangerot, Terracotta, Rotbraun, Beigebraun, Rostbraun, Lachsrot, Orange.

Schminktip: Licht und Farben

Licht kann Farben ganz massiv verändern. In gelbem Licht zum Beispiel sehen fast alle Farben blasser und oft fade aus. Rotes Licht macht Farben intensiver. Und im Tageslicht wirken sie anders als bei künstlicher Beleuchtung. Überprüfen Sie das Tages-Make-up möglichst am Tageslicht. Viele Badezimmerleuchten verfälschen die Farben. Ideal zum Schminken: Eine Tageslichtleuchte, die Ihnen beim Auftragen des Make-ups direkt und schattenlos ins Gesicht scheint.

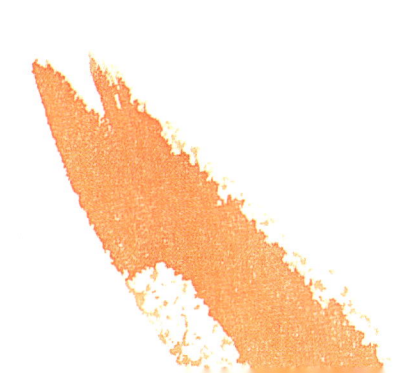

Puder, seidenmatt und effekvoll

Mit Puder kann man noch sehr viel mehr machen, als ihn nur zum Mattieren der Make-up-Grundierung zu verwenden. Um den jeweils gewünschten Effekt zu erzielen, ist es wichtig, aus dem großen Angebot das Richtige auszuwählen. Das alte Vorurteil, daß Puder die Poren verstopft, stimmt absolut nicht mehr. Im Gegenteil: die modernen mikrofeinen Puder enthalten sogar Feuchtigkeit, sie schützen und pflegen die Haut. Und in pudriger Form gibt es nicht nur Gesichtspuder, sondern auch Puder für die Lider und Lippen.

Was Puder alles kann

Durch kleine Tricks und Kniffe können Sie mit den verschiedenen Puderarten Ihr Gesicht optimal zur Geltung bringen, ohne daß es »wie angemalt« aussieht.

Mit Gesichtspuder läßt sich Licht und Schatten setzen nach dem Prinzip: helle Farben (Licht) heben Positives hervor, dunkle Farben (Schatten) lassen Negatives zurücktreten. Wird zum Beispiel bei einem sehr großflächigen Gesicht von der Schläfe über die äußere Wangenpartie, das Kinn bis hin zum Haaransatz eine »Runde« dunkler Puder aufgetragen, so wirkt es kleiner.

Wer den ganz matten Teint, der durchs Abpudern entsteht, nicht mag, kann den Puder auch nur auf Stirn, Nase und Kinn tupfen. Übrigens: Bevor Sie tagsüber nachpudern, sollte Sie feuchte Stellen im Gesicht (ganz besonders Schweißtröpfchen) mit einem Tuch trockentupfen. Wenn Sie die feuchte Haut pudern, wird das Make-up fleckig.

Mit Lidschattenpuder, der am besten mit einem Schaumstoff-Applikator auf das Lid aufgetragen wird, erzielen Sie eine besonders effektvolle Wirkung: das Lid wird ausschattiert.

Eine weitere Möglichkeit: mit einem leicht abgeschrägten Pinsel braunen Lidschattenpuder (Farbton passend zu den Brauenhärchen) in die Augenbrauen einarbeiten.

Lippenpuder ist eine Variante zum Lippenstift und wird in vielen Farben angeboten.

In Pudersteindosen liegt in der Regel eine flache Quaste aus Baumwolle oder Schaumstoff. Legen Sie die Puderquaste mit der benutzten Seite nach oben. Sie verhindern so, daß der Puderstein durch das von der Quaste aufgenommene Hautfett hart wird. Sollte dies trotzdem einmal passieren, schaben Sie die oberste Schicht mit einem feinen Messser ab.

SCHMINKEN WIE EIN PROFI

Puderperlen sind Puderkügelchen in allen Regenbogenfarben. Aber nicht, um sich damit kunterbunt zu schminken, sondern um in der Mischung eine ideale Gesichtsfarbe zu erzielen. Wobei jede Farbe eine bestimme Eigenschaft in die Mischung mit einbringt: Weiß hellt auf, Gold und Pearl zaubern Lichtreflexe aufs Gesicht und Dekolleté. Rosé sorgt für ein strahlendes Aussehen und Grün verdeckt Hautrötungen und läßt den Teint feiner erscheinen.

Wenn Sie mit Gold- oder Silberpuder einen raffinierten Akzent setzen wollen, dann geben Sie einen Hauch davon auf die höchste Stelle seitlich der Wangenknochen, seitlich am Hals und in die Mitte des Dekolletés.

Körperpuder gibt es passend zu fast jedem großen Parfüm. Und zwar lose, gepreßt, als Stein oder zum Aufsprühen. Der Körperpuder legt sich wie ein zarter, duftender Film auf die Haut und läßt sie samtig und glatt erscheinen. Ein Deo-Ersatz ist er nur selten.

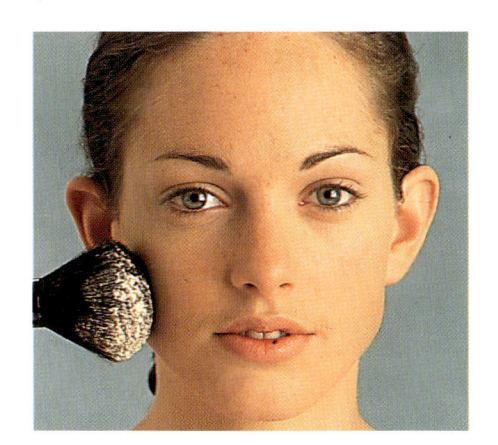

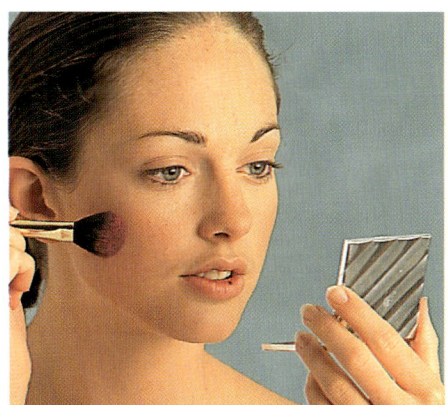

Probieren geht über studieren. Ungeübte sollten den Umgang mit Pinsel, Quaste oder Grundierung ein wenig üben, damit nicht unter Zeitdruck das Make-up mißlingt.

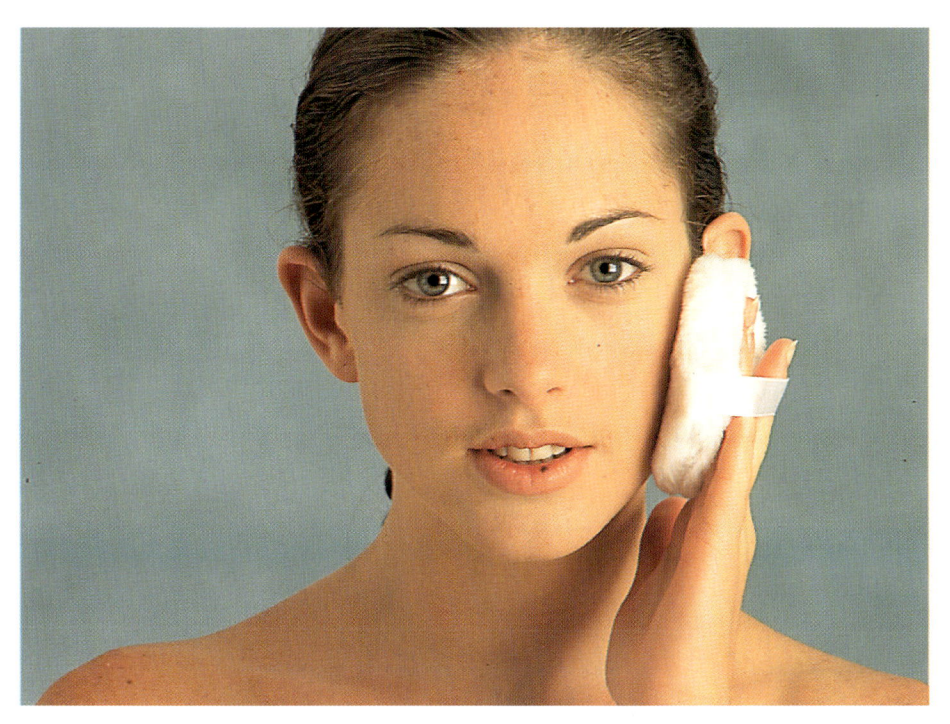

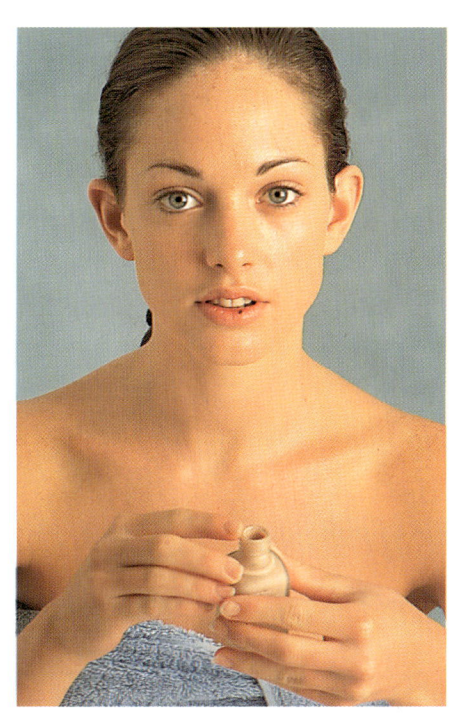

SCHMINKEN WIE EIN PROFI

Machen Sie mehr au

Rouge macht frisch und gibt Form

Schönsein hat viel mit dem Entdecken der eigenen Individualität zu tun. Ein Einheitsrezept hilft Ihnen nicht weiter, den Weg zum typgerechten Schminken gehen Sie am besten schrittweise: zuerst sich klar werden über die Gesichtsform, dann kommen die Augen (—> Seite 112/113), dann die Lippen dran (—> Seite 116/117). Und die Frisurentips führen Sie dann weiter zur optimalen Frisur. (—> ab Seite 130).

Beim Schminken läßt sich jede Gesichtsform mit Hilfe von Rouge besonders gut ins rechte Licht rücken. Gewußt wo, ist dabei die alles entscheidende Frage. Grundregeln fürs Rougieren: Die Rouge-Zone nicht überschreiten. Sie wird seitlich vom Ohr bestimmt. Das Ohr bildet nach oben wie unten die natürliche Grenze. Oberhalb und unterhalb dieser Grenze wirkt Rouge angemalt-unnatürlich. Immer zum Schluß das Profil im Spiegel kontrollieren und scharfe Abgrenzungen verwischen. Mehrere feine Schichten sind allemal besser als eine dicke Schicht. Und: Spielen Sie ruhig mit Farben, trauen Sie sich, üben Sie ein wenig. Sie werden sehen, wieviel Spaß es macht, für sich selbst herauszufinden, was einem am besten steht.

Herzförmiges Gesicht

<u>Rouge:</u> Obere Stirnpartie dunkel mit Rouge schattieren (dunkel läßt optisch zurücktreten). Auf den Wangen das Rouge von der Nase bis zu den Schläfen verlaufen lassen. Nasenrücken und Kinn ebenfalls rougieren.

<u>Vorteilhafte Frisur:</u> Halblang oder lang, oben füllig geföhnt. Weiche Ponyfransen kaschieren eine zu ausgeprägte Stirn.

<u>Ungünstig:</u> Streichholzkurze Haare, Mittelscheitel, eng anliegende Haare.

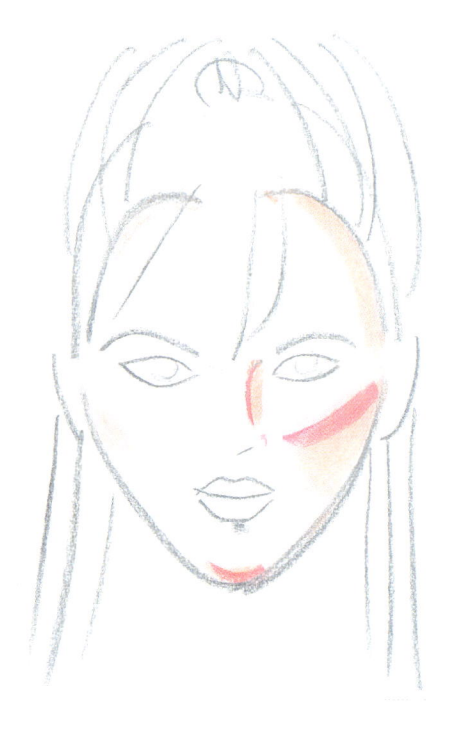

Birnenförmiges Gesicht

Bei dieser Gesichtsform ist es ganz wichtig, gezielt für Licht- und Schatteneffekte zu sorgen.

<u>Rouge:</u> Einen hellen Farbton auf die Stirn und einen dunklen Schatten seitlich über den Kieferknochen und unterhalb vom Kinn geben.

Unterhalb der Augen etwas Rouge im Dreieck auf die Wangenknochen auftragen und bis zur Nase hin sanft auslaufen lassen.

<u>Vorteilhafte Frisur:</u> Die Haare sollten an den Schläfen und am Hinterkopf sehr füllig sein. Gut auch ein großzügiger Lockenkopf. Bei Kurzhaarfrisuren, darauf achten, daß die Wangenpartien mit Strähnchen bedeckt sind.

<u>Ungünstig:</u> Mittelscheitel oder eine freie Stirnpartie.

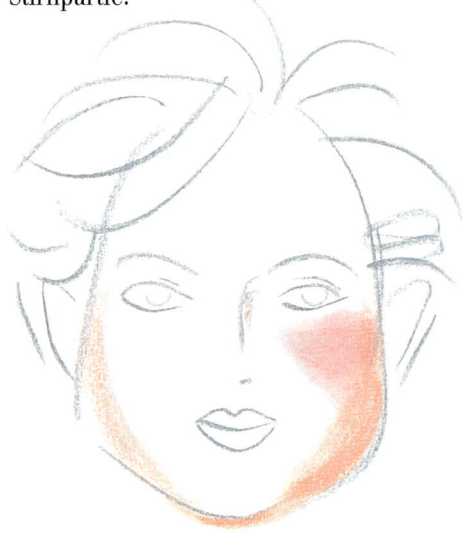

SCHMINKEN WIE EIN PROFI

hrem Gesicht

Längliches Gesicht

Ziel des Rougierens ist es, das Gesicht kürzer erscheinen zu lassen.

<u>Rouge</u>: Auf die Wangenknochen bis zu den Ohren auslaufend Rouge auftragen und das Kinn dunkel schminken. Augen und Augenbrauen unterstützen diese Korrekturen, wenn sie mit verbreiterten horizontalen Linien betont werden.

<u>Vorteilhafte Frisur</u>: Halblang mit bauschig fallenden Seiten.

<u>Ungünstig</u>: Flach anliegende, sehr lang, schmal fallende Haare, strenge Haarschnitte.

Rundes Gesicht

Per Schminktechnik kann erreicht werden, daß es nicht mehr rund, sondern oval wirkt.

<u>Rouge</u>: Optisch oval wirkt das Gesicht, wenn Sie auf den Seiten und das Kinn dunkles Rouge geben. Das Rouge von den Nasenflügeln bis zu den Schläfen sanft auslaufen lassen.

<u>Vorteilhafte Frisur</u>: Schulterlang mit Seitenscheitel, Kurzhaarfrisur – beides mit betontem Hinterkopf.

<u>Ungünstig</u>: Ponyfransen, Mittelscheitel, Lockenkopf.

Eckiges Gesicht

Es optisch weicher erscheinen zu lassen, gelingt mit dem Einsatz von dunkler Make-up-Grundierung und einem gezielt gesetzten Tupfer Rouge.

<u>Rouge</u>: Kiefer und Wangenknochen dunkel schminken, Rouge auf Jochbein/Wangenknochen geben.

<u>Vorteilhafte Frisur</u>: Frisuren, die das Gesicht schmeichelnd umrahmen, weiche Locken, große Wellen oder wuschelige Frisuren.

<u>Ungünstig</u>: Streng zurückgekämmte Haare, extreme Kurzhaarschnitte, kurze gerade Ponyfransen, Hochsteckfrisur.

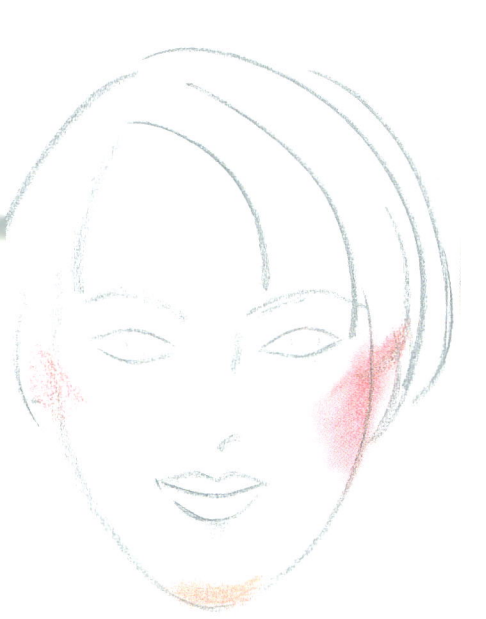

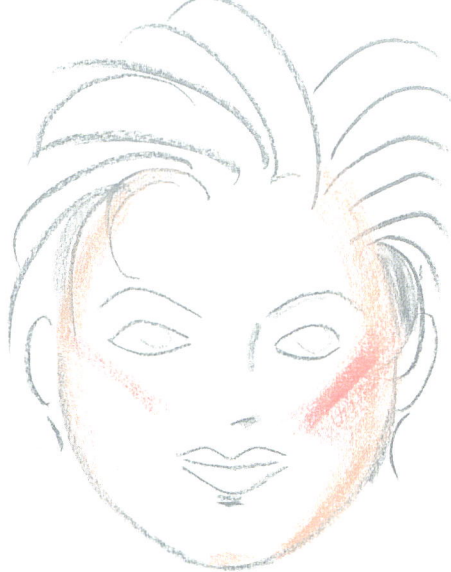

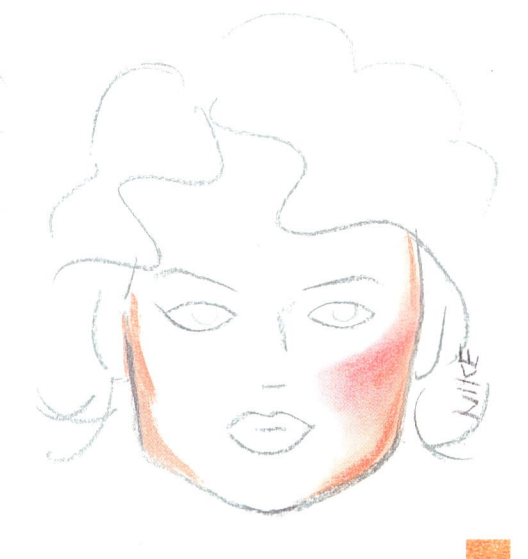

SCHMINKEN WIE EIN PROFI

Das macht Auge...

Augen haben ihre eigene Sprache. Und sie verraten mehr, als Worte zu sagen vermögen. Wieviel die eigenen Augen durch richtiges Schminken gewinnen, sieht man auf einen Blick: Wenn das eine fertig geschminkt und das andere noch ungeschminkt ist. Doch gerade bei den Augen kommt es aufs Augenmaß an. Zuviel Lidschatten, zu dunkle Farben, zu schwere Striche können die lebendigsten Augen schwer und leblos machen. Doch wenn Sie ein paar Richtlinien beachten, werden Sie Ihre Augen zu jedem Anlaß ins rechte Licht setzen.

Vor allem mit den Lidschatten-Farben kann man raffinierte Akzente setzen und auch Problemchen wegmogeln. Probieren Sie doch mal ein schönes Grün zu blauen Augen oder ein rötliches Braun zu grünen Augen. Das weitere Handwerkszeug, um Augen groß herauszubringen: Mascara-Wimperntusche und ein Kajalstift oder ein flüssiger Eyeliner für den Lidstrich. Während des Tages sollte immer mal wieder kontrolliert werden, ob der Lidschatten noch sitzt. Man kann etwas mit den Fingerspitzen nacharbeiten und ganz sparsam – mit wenig Lidschatten – nachpudern.
Nicht vergessen: Die Augen sorgfältig abschminken, um Reizungen der Augen zu verhindern. Nach dem Abschminken Augencreme auftragen.

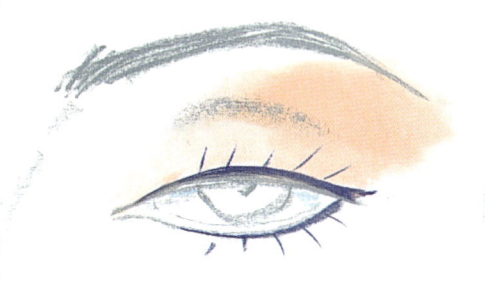

Kleine Augen
Sie werden durch dunklen Schattierungen vergrößert. Tragen Sie dunklen Lidschatten ganz leicht – auf keinen Fall dick – oberhalb der Lidfalte auf. Mit zu der Vergrößerungsoptik gehören auch schwarz oder dunkelbraun getuschte Wimpern. Wichtig: Keine harten Konturen malen, keine Lidstriche ziehen.

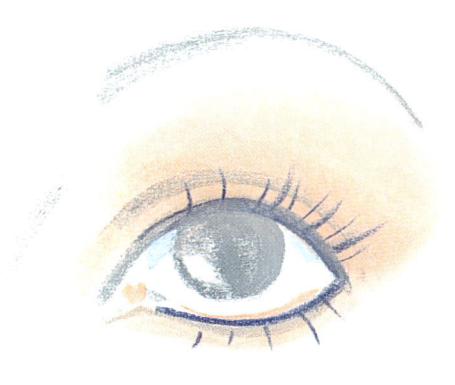

Große Augen
Sie vertragen jedes Augen-Make-up. Noch größer sollte man sie allerdings nicht schminken, darum sparsam mit Wimperntusche umgehen.

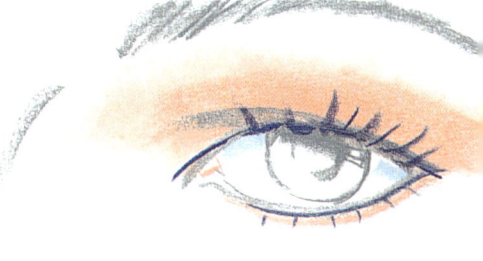

Schlupflider
Tragen Sie einen matten, dunklen Lidschatten vom Wimpernrand bis fast zur Augenbraue hoch auf. Auf die Lidmitte (über der Iris) einen hellen Punkt mit einem hellen Lidschatten setzen und sorgfältig mit dem dunklen Lidschatten verwischen.
Dann die Wimpern mit Wimperngloss nach oben bürsten und mit einer dunklen Wimperntusche nochmal nach oben tuschen.

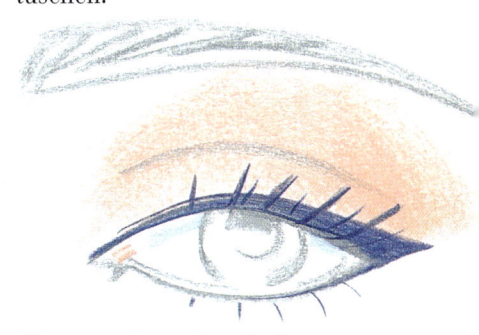

Waagerecht stehende Augen
Von der Lidmitte an einen feinen Lidstrich, der nach außen hin breiter wird ziehen. Die Wimpern sehr kräftig tuschen.

trahlend schön

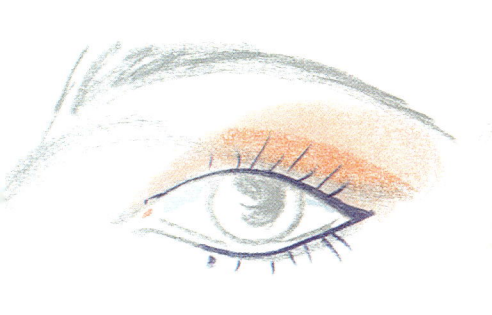

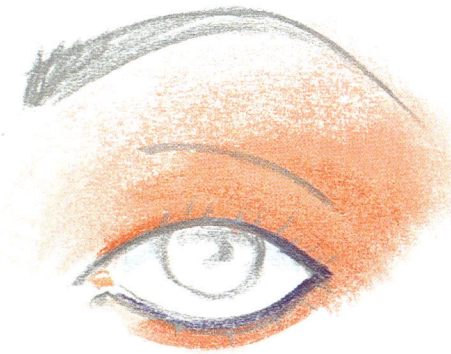

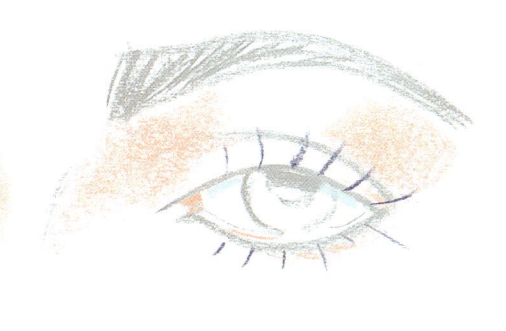

SCHMINKEN WIE EIN PROFI

Hängelider

Den unteren und oberen Lidrand mit einem Kajalstift nachziehen. Dann das Auge mit einem feinen Lidstrich am unteren und oberen Wimpernansatz zart einrahmen.

Auf dem äußeren Lid oberhalb der Lidfalte den dunklen Lidschatten bogenförmig auftragen. Den Bogen so verwischen, daß er sanft nach oben ausläuft und fast unter den Augenbrauen endet.

Hervorstehende Augen

Dunklen Lidschatten von der Lidkante aus so auftragen, daß er fast unmerklich über dem Brauenknochen ausläuft. Mit dem Kajalstift über den unteren Wimpernrand streichen und auch damit den Lidschatten um den äußeren Augenwinkel kaschieren. Dann mit Wimperntusche kräftig tuschen. Ungünstig bei hervortretenden Augen: helle Lidschatten mit Metallic-Effekten.

Weniger ist oft mehr. Das Augen-Make-up für den Abend unterscheidet sich nur wenig vom Tages-Make-up. Die Farben sollten nur etwas kräftiger sein, damit sie vom Kunst- oder Kerzenlicht nicht geschluckt werden.

Schminktips für die Augen

Das Lid immer zuerst mit einer Make-up-Grundierung abdecken und danach abpudern.
- *Begonnen wird mit dem Auftragen des Lidschattens. Geschminkt wird am besten mit mindestens zwei Farbtönen. Zunächst vom inneren Augenwinkel bis zur Lidmitte mit einem helleren, dann bis zum äußeren Winkel mit einem dunkleren Farbton. Lidschatten mit einem Applikator aus Schaumstoff auftragen und die Übergänge kaschieren.*
- *Nun den Lidstrich ziehen. Er läßt die Wimpern voller wirken. Am einfachsten zieht man ihn mit einem Kajalstift. Besonders haltbar wird er jedoch mit einem flüssigen Eyeliner, der mit dem Pinsel aufgetragen wird. Man braucht eine ruhige Hand, um den Strich vom inneren Augenwinkel bis zum äußeren Lidrand zu ziehen. Immer ganz dicht am Wimpernrand entlang.*

Kleine Unregelmäßigkeiten lassen sich mit einem feuchten Wattestäbchen vorsichtig ausgleichen.

Schminken wie ein Profi

Augenbrauen und Wimpern

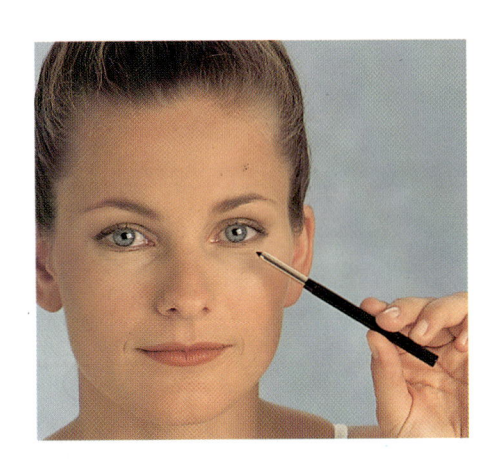

Zu schön geschminkten Augen gehören sauber gezupfte Brauenumrisse. Beim Zupfen nur darauf achten, daß die Brauen nicht kürzer werden als die Augen. Über dem inneren Augenwinkel sollte die Braue beginnen und hinter dem äußeren enden. Zu kurze Brauen sehen ebenso unnatürlich aus wie harte mit dem Augenbrauenstift gemalte Balken, unter denen kaum mehr ein Härchen zu sehen ist.

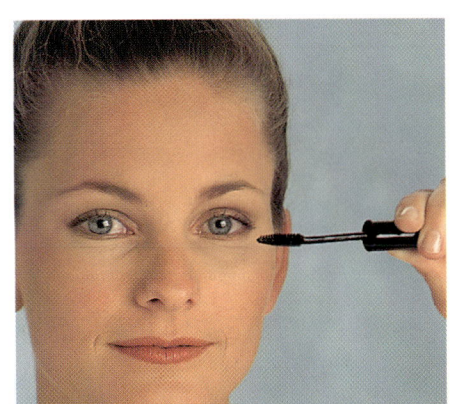

Schminktricks für Augenbrauen

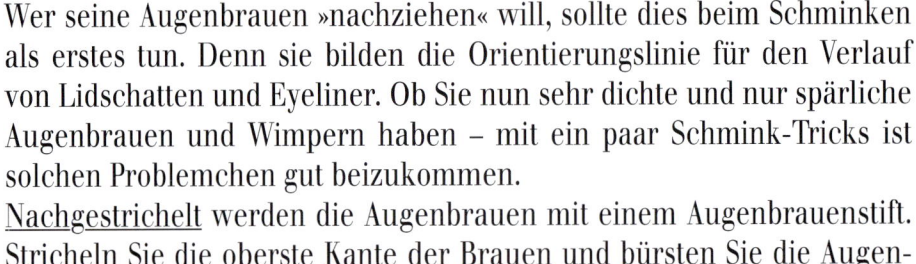

Wer seine Augenbrauen »nachziehen« will, sollte dies beim Schminken als erstes tun. Denn sie bilden die Orientierungslinie für den Verlauf von Lidschatten und Eyeliner. Ob Sie nun sehr dichte und nur spärliche Augenbrauen und Wimpern haben – mit ein paar Schmink-Tricks ist solchen Problemchen gut beizukommen.

Nachgestrichelt werden die Augenbrauen mit einem Augenbrauenstift. Stricheln Sie die oberste Kante der Brauen und bürsten Sie die Augenbrauen darüber. Etwas zu helle Augenbrauen können mit braunem Puder nachgedunkelt werden.

Der höchste Punkt der Braue liegt hinter der Lidmitte. Unterhalb der untersten Kante dürfen die Brauen fein säuberlich gezupft werden. Nicht zu viel wegnehmen! Wer seinen Brauen etwas Gutes tun möchte, bürstet sie abends mit Rizinusöl.

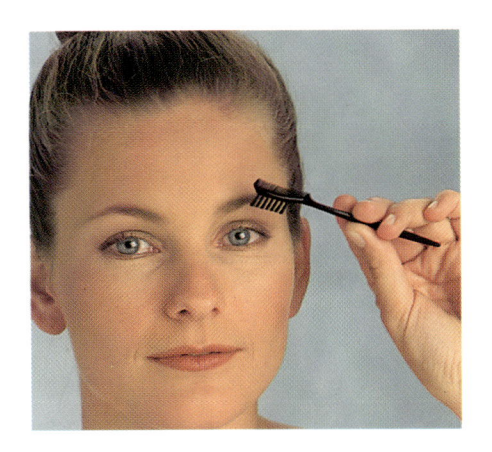

Spärliche Augenbrauen strichelt man einfach mit einem harten Augenbrauenstift nach. Die Härchen werden haltbarer, wenn mit einer »H Cure« oder mit einem »Beauty-Gel« darüber gefahren wird. Fehlende Augenbrauen kann man auch von einer mit der Technik vertrauten Kosmetikerin durch ein »Permanent-Make-up« dauerhaft pigmentieren (eine Art Tätowierung).

Buschige Augenbrauen sind durchaus in Mode, doch wild sprießende Härchen müssen gezupft werden. Zu buschige Brauen lassen sich auch mit farblosem Maskara oder Gel »bändigen«. Ein weiterer Trick: ein wenig Haarspray oder, bei empfindlicher Haut, »H Cure« auf ein Bürstchen geben, und die Brauen damit in Form kämmen.

SCHMINKEN WIE EIN PROFI

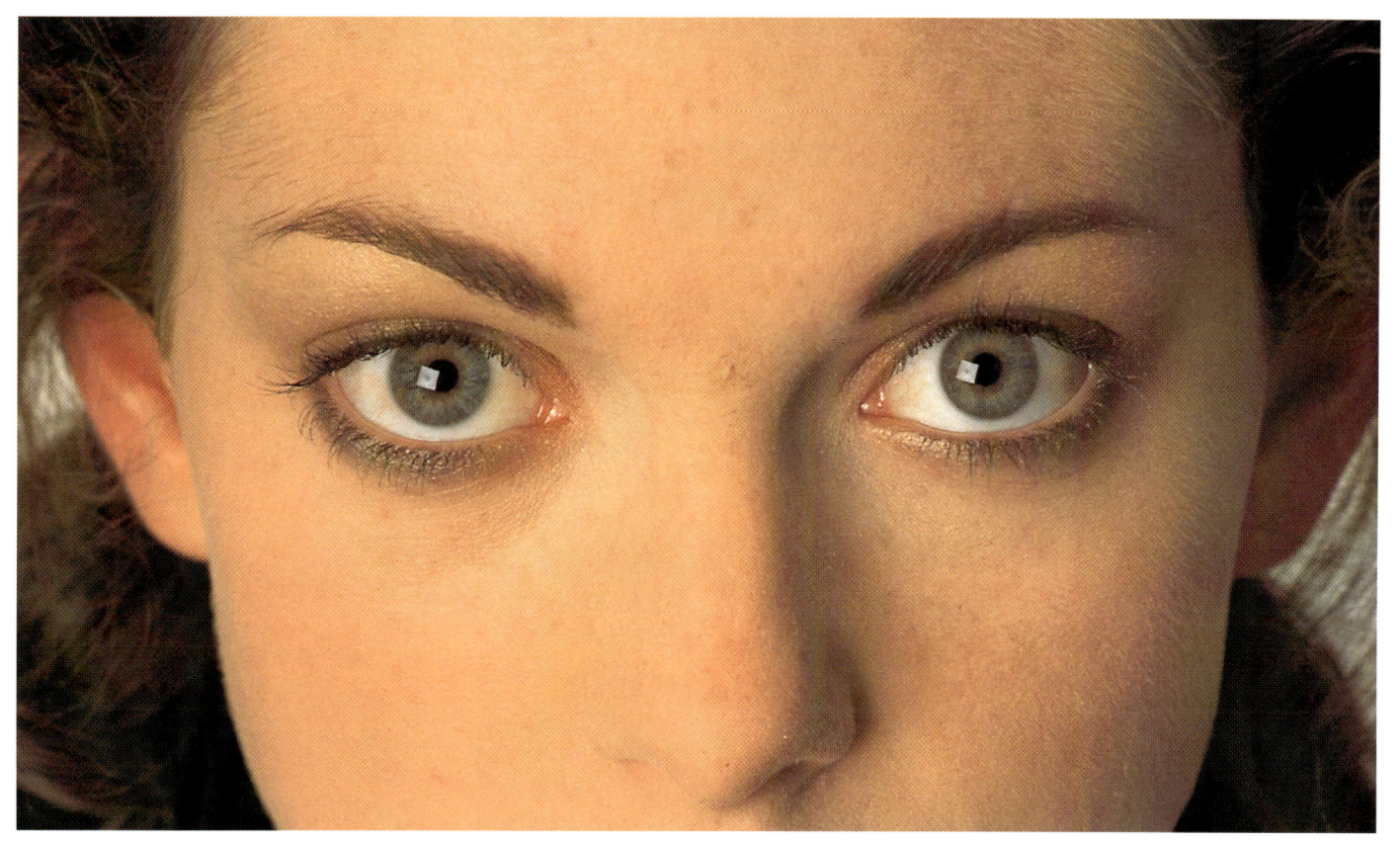

Form und Farbe für die Wimpern

Damit die Wimpern schön geschwungen sind, werden sie zunächst mit Wimperngloss und Bürstchen nach oben gebürstet oder mit der Wimpernzange vorsichtig gebogen. Anschließend mit einer wimpernverlängernden Mascara tuschen. Zuerst von unten nach oben, dann von oben nach unten. Trocknen lassen und wiederholen. Darauf achten, daß auch die kleinen, feinen Härchen im Augenwinkel getuscht werden. Verklebte Wimpern mit einem speziellen kleinen Wimpernkämmchen sorgfältig auskämmen.

Farbige Wimperntusche: Sie macht die Augen intensiver und sieht auch gut aus, wenn das Gesicht nicht geschminkt ist. Zu blonden Frauen mit hellen Wimpern passen Blau- und Fliedertöne. Sie sollten die Wimpernspitzen dunkelblau oder schwarz tuschen.

Zu braunen Augen sieht Aubergine sehr raffiniert aus. Dazu paßt jedoch kein farbiger Lidschatten. Bei auberginefarbenen Wimpern das Lid nur hautfarben abpudern.

Brauen und Wimpern färben: Die Farbe hält etwa drei bis vier Wochen. Meistens werden zu helle Wimpern dunkler gefärbt. Wenn zu dunkle Augenbrauen hart und müde wirken, kann man sie aufhellen lassen. Helle Wimpern werden blau, schwarz, braun oder schwarzbraun gefärbt. Das kommt immer auf den Typ an. Bei den dunkel gefärbten Wimpern braucht man nur noch die Spitzen zu tuschen.

Geschickt aufgetragen und auf den persönlichen Typ abgestimmt unterstreicht ein Augen-Make-up die Ausdruckskraft der Augen.

Die Fotos auf der linken Seite (von oben nach unten): Für ein schönes Augen-Make-up brauchen Sie neben dem Lidschatten einen Kajalstift, Wimperntusche und ein Augenbrauenbürstchen.

SCHMINKEN WIE EIN PROFI

Farbe und Glanz für die Lippen

Wer hätte das gedacht? Frauen mit sorgfältig geschminkten Lippen, das jedenfalls haben Psychologen herausgefunden, wirken auf ihr Gegenüber besonders kompetent und selbstsicher. Ein Grund mehr, den Lippen die volle Aufmerksamkeit zu schenken.

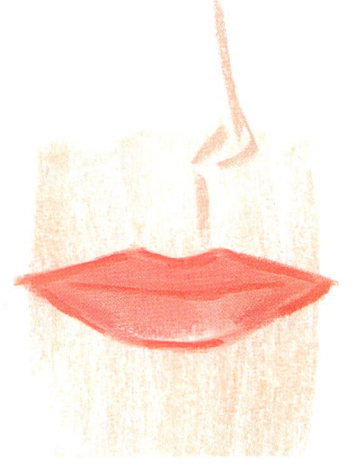

Die Lippenhaut ist übrigens siebenmal dünner als die am Handrücken, sie ist praktisch fettfrei und reagiert sehr empfindlich. Deshalb die Lippen schonend mit Cacao-Butter oder Augen-Make-up-Entferner abschminken und mit einem Pflegestift eincremen. Was die Farbharmonie Lippen-Nägel angeht, hat sich der gute Ton gelockert. Lippenstift und Nagellack müssen nicht mehr gleichfarbig daherkommen, sie sollten nur harmonisch aufeinander abgestimmt sein.

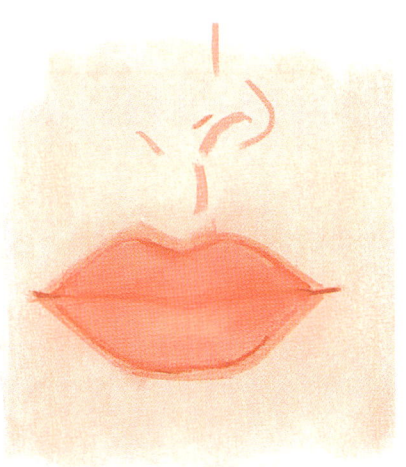

Und das sind die feinen Unterschiede

Die cremigen Lippenstifte decken gut ab und enthalten reichlich Pflege durch einen hohen Ölanteil wie Jojoba, Avocado oder Cacao-Butter.
Ihr Vorteil: Sie bröseln nie und setzen sich auch nicht so schnell in den Fältchen ab. Außerdem geben sie der Haut Feuchtigkeit und halten die Lippen durch pflegende Inhaltsstoffe wie Vitamine und Aloe Vera geschmeidig.
Die langhaftenden Lippenstifte decken besonders intensiv ab. Diese noch junge Lippenstift-Generation bildet durch komplizierte chemische Verbindungen einen Lippenfilm, in dem sich die Farbpigmente haltbar einnisten.
Ihr Vorteil: Man muß nicht ständig nachmalen. Sie wirken elegant pudrig-matt und sind sogar fast kußecht.
Die transparenten Lippenstifte geben einen Hauch von Farbe und sehr viel Pflege. Sie wirken völlig natürlich und lassen die eigene Lippenfarbe noch durchschimmern. Ihr Vorteil: Sie bringen die Lippen auf Hochglanz und schützen sie vor Trockenheit und Rissen.

**Oben: Schmaler Mund: Mit dem Lipliner rund um die äußere Lippenkontur konturieren und voll ausmalen.
Unten: Volle Lippen: Die Farbe nicht ganz bis zur Kontur auftragen.**

SCHMINKEN WIE EIN PROFI

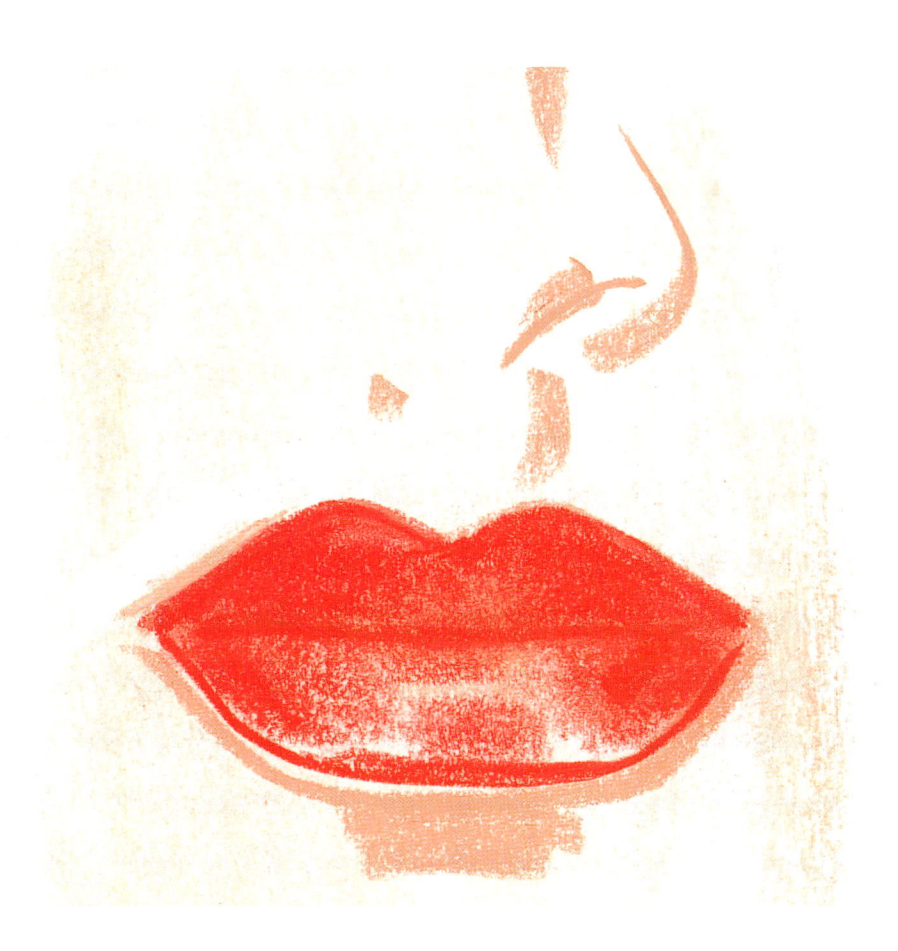

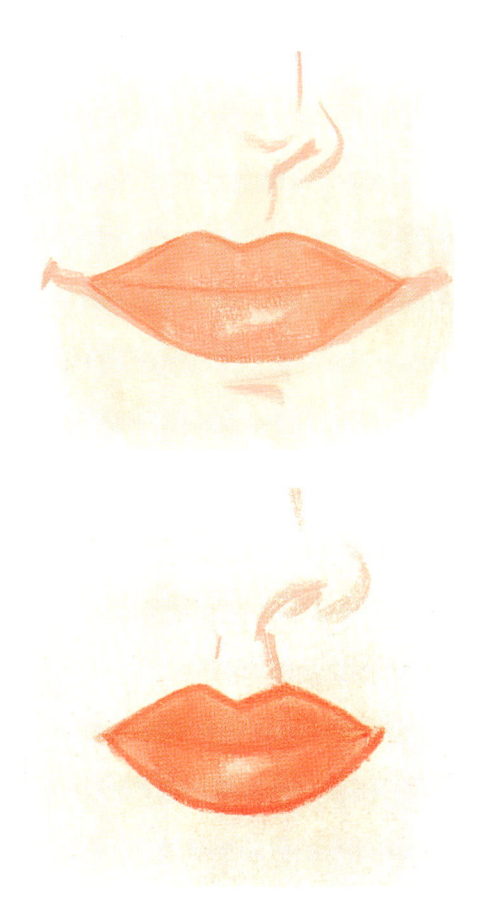

So hält Lippenstift gut und lange

Geben Sie mit einem Schmink-Schwämmchen etwas Grundierung auf Lippen und Konturen. Dann malen Sie die Lippen mit dem Lippenstift und einem Pinsel aus. Anschließend mit einem Stift (Lipliner, Konturenstift) die Konturen nachziehen. Bei dieser Technik verbindet sich der Lippenstift mit dem Lipliner und ermöglicht, die Konturen in der Lippenstiftfarbe auszumalen. So können die Lippen auch gut vergrößert oder verkleinert werden.

Mit einem einfachen Trick erzielen Sie große Wirkung:
- Bevor Sie den Lippenstift auftragen, zeichnen Sie die Konturen mit einem hellen, cremefarbigen Lipliner aus. Den Lipliner dann nach innen verwischen.
- Nun mit einem roten Konturenstift darunter eine Linie ziehen. Die Farbe des Stifts sollte zur Lippenstiftfarbe passen.
- Erst dann den Lippenstift mit einem Pinsel auftragen, und die Lippen bis zum Konturenstift ausmalen.
- Anschließend wird die Lippenschminke fixiert, indem man die Lippen leicht in ein Papiertuch hineindrückt. Und ganz zum Schluß geben Sie auf die Mitte der Ober- und Unterlippe einen Tupfer Lip Gloss (Gold oder Silber).

Links: Große Unterlippe: Die Oberlippe bis in den Rand schminken, die Unterlippe nicht ganz so randnah anmalen.
Oben: Breiter Mund: Nur innerhalb der eigenen Lippenkonturen schminken, die Mundwinkel ungeschminkt lassen.
Unten: Kleiner Mund: Die Lippenkonturen vollständig und millimetergenau ausmalen.

SCHMINKEN WIE EIN PROFI

Typgerecht Schminken

»Was paßt zu meinem Typ«, diese Frage stellt sich früher oder später jeder einmal. Meist wird dann eine Farb- und Typberatung, die auf der Einteilung »Frühling-, Sommer-, Herbst- und Wintertyp« basiert, in Angriff genommen. Eine Sache, die viel Spaß macht.

Zu umfangreich wäre hier eine Farb- und Typberatung, doch gute Orientierungshilfen, vor allem fürs Make-up, bietet die einfache Form der Typbeurteilung, die vom Wesen und der Ausstrahlung eines Menschen ausgeht. Nicht schwer zu erkennen ist, ob ein Mensch sportlich, romantisch oder extravagant ist. Natürlich gibt es Zwischenformen, doch die Grundzüge lassen sich nicht verleugnen.

Make-up für den sportlichen Typ

Die sportliche Frau nimmt ihre Dinge selbst in die Hand. Sie ist selbstbewußt, unabhängig, eher burschikos-natürlich und bewegt sich schnell und behende. Sie trägt meist eine Kurzhaarfrisur und hat ein gesundes Körperbewußtsein. Lange Haare sind oft zu einem Pferdeschwanz oder zu einem Zopf im Nacken gebunden.
Der sportliche Typ verzichtet meist auf ein großes Make-up. Er möchte mit wenig Mitteln Positives hervorheben und Negatives kaschieren.
Augen: Die sollten Sie betonen. Geben Sie mit der Fingerkuppe einen hellen, cremefarbenen Lidschatten auf das obere Augenlid, genau in die Mitte über der Iris. Den Lidschatten nach innen und außen verwischen. Mit einem braunen Kajalstift die Lidfalte von außen nach innen bis zur Mitte nachzeichnen und dann auslaufen lassen. Mit dem Ende des Stifts den Strich von außen nach innen in der Lidfalte verwischen. Die Wimpern oben und unten kräftig tuschen. Mit einem Bürstchen die Augenbrauen in Form bringen.
Lippen und Wangen: Die Lippen mit einem Braunton (ohne Glanz) betonen, auf die Wangen etwas Rouge in Erdfarben (Sahara Earth) sehr zart auftragen.

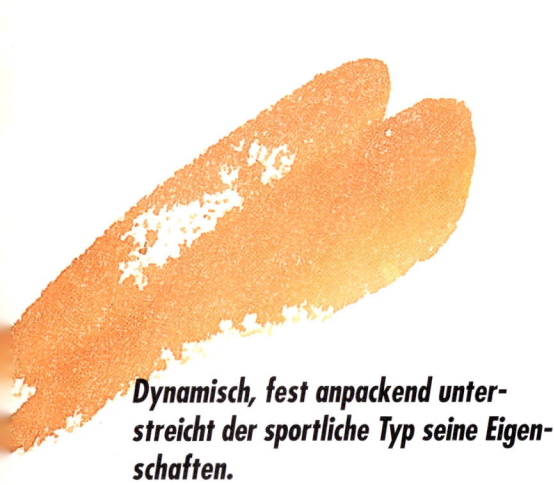

Dynamisch, fest anpackend unterstreicht der sportliche Typ seine Eigenschaften.

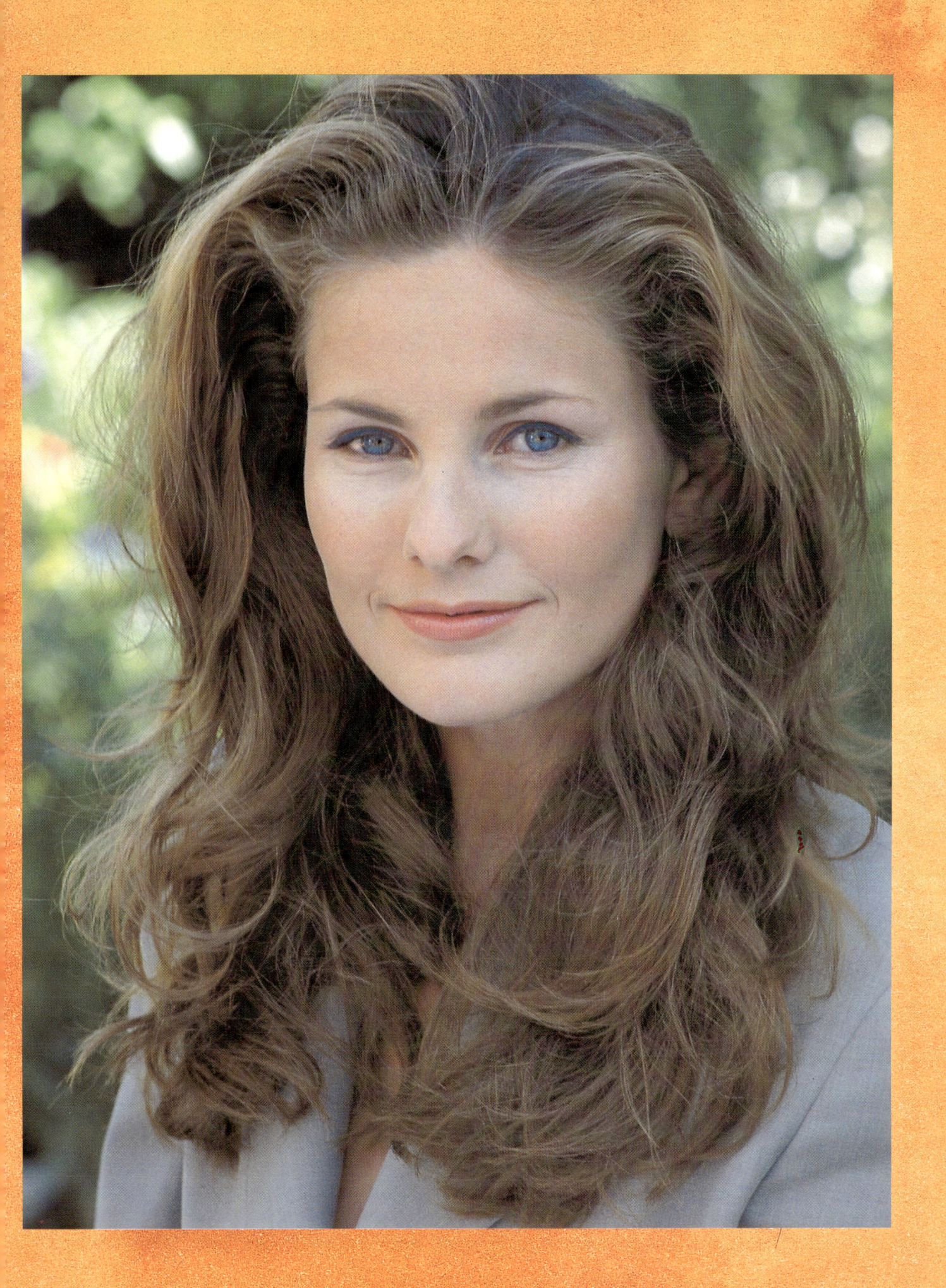

Das Make-up für den natürlichen Typ

Ungezwungen, locker, freundlich und offen gibt sich der natürliche Typ. Zu ihm gehört auch eine ausgeprägte Körpersprache. Oft ist er groß und kräftig. Als Frisur bevorzugt er einen lässigen Haarschnitt, kurz geschnitten, halblang oder lang, oft flott zusammengebunden. Passend und den Typ unterstreichend ist ein natürliches Make-up ohne aufhellende Effekte.

<u>Grundierung</u>: Gut wirkt bei ihm eine getönte Tagescreme und etwas erdfarbenes Rouge (Sahara Earth) auf den Wangen.

<u>Augen</u>: Nehmen Sie neutrale Farben für den Lidschatten. Die Wimpernspitzen sollten Sie nur leicht tuschen. Die Augenbrauen mit einem Bürstchen nach oben streichen.

Wenn die Augenbrauen nicht so wollen, wie Sie es wünschen, geben Sie auf das Bürstchen etwas Haarspray oder H Cure und bürsten Sie damit die Brauen nach oben. Verzichten Sie auf Kajal, es wirkt beim natürlichen Typ zu hart.

<u>Lippen</u>: Für die Lippen eignen sich gut neutrale Farben, wenn man will mit etwas Pearleffekt.

Das Make-up für den romantischen Typ

Die romantische Frau möchte alles Weibliche betonen. Sie ist charmant, liebt die Kunst, flirtet gerne und schätzt es, verwöhnt zu werden. Das ebenmäßige Gesicht, die vollen Lippen und der wohlproportionierte weibliche Körper wirken anziehend. Sie kann lange Haare tragen, aber auch eine wellige oder gelockte kürzere Frisur paßt gut zu ihr. Weniger geeignet sind strenge Haarschnitte.

Die Romantikerin verzichtet auf starke Konturen und starke Kontraste. Sie wählt zurückhaltende Soft-Töne für ihr Make-up und liebt den weichen, raffinierten Schimmer.

<u>Grundierung</u>: Getönte Pflegecreme mit Pearl. Nicht abpudern. Der feine Pearleffekt läßt das Gesicht und die Haut frisch wirken. Auf die Wangen paßt zartes Puderrouge.

<u>Augen</u>: Das Augenlid wird mit einem Pearl-Lidschatten abgedeckt. Die beiden Farbnuancen – hell, dunkel – verwischen, damit sie harmonisch ineinanderfließen.

Die Wimpern mit einer härchenverlängernden Wimperntusche kräftig tuschen. Die Augenbrauen mit einem Augenbrauenbürstchen leicht nach oben bürsten.

<u>Lippen</u>: Die Lippenkonturen mit Lipliner betonen und einen Lippenstift in mittleren Farben benutzen. Er darf einen Pearl-Effekt haben. Lip-Gloss in Silber oder Gold auftragen.

Verleugnen Sie nicht Ihren Typ. Streichen Sie mit allem Selbstbewußtsein Ihre typischen Vorzüge heraus – und Sie werden mehr Erfolg haben, als wenn Sie Vorbildern nacheifern, die Sie aus irgendeinem Grund bewundern.

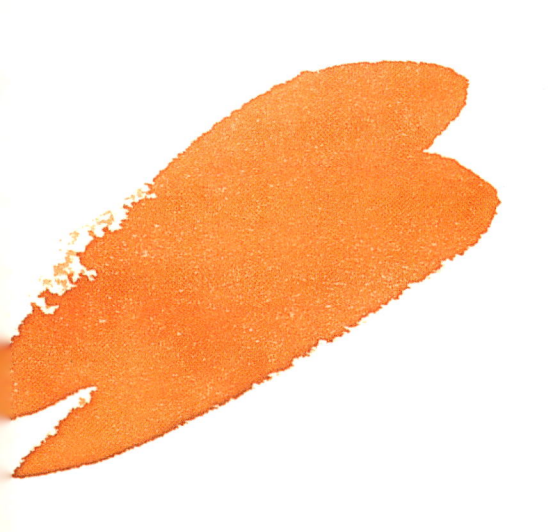

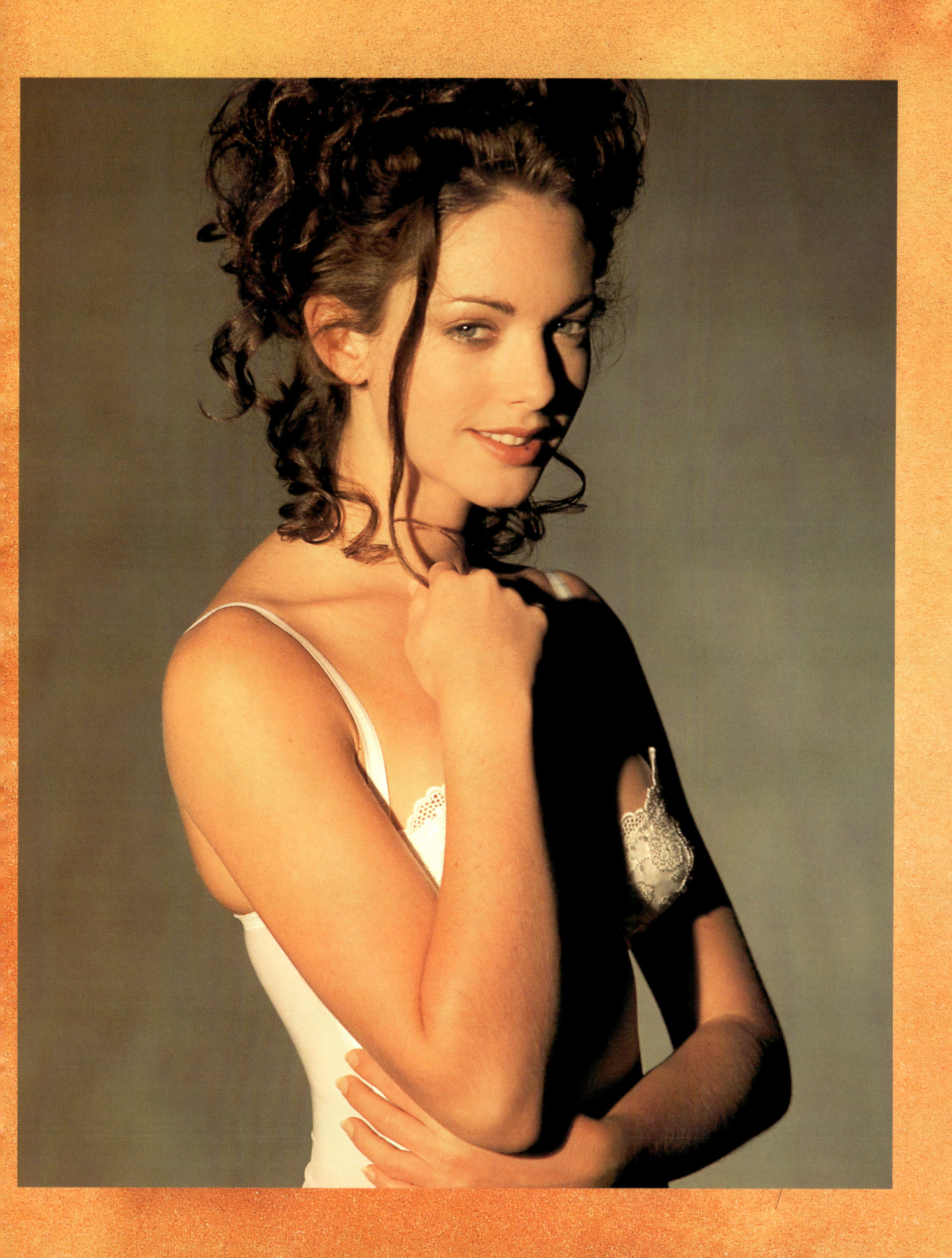

Das Make-up für den klassischen Typ

Nach außen hin wirkt der klassische Typ ruhig, gelassen und damenhaft. Daß es sich dabei meist um gezügeltes Temperament handelt, ist nicht zu übersehen. Sein Wesen zeigt sich auch in den regelmäßigen Gesichtszügen, den ausgeglichenen Körperproportionen und einer guten Körperhaltung. Er ist immer gut frisiert und sorgfältig gepflegt. Die Haare trägt er meist kurz, halblang, oft auch streng zurückgekämmt oder im Nacken zum Knoten gesteckt.

Sein Make-up ist weich und bewegt sich in der mittleren Farbpalette, also keine Extreme nach Hell oder Dunkel.

Grundierung: Eine getönte Tagescreme oder ein Foundation läßt die Gesichtszüge ebenmäßig erscheinen. Die Grundierung sollte nur mit Transparentpuder abgepudert werden.

Augen: Sie brauchen nicht übermäßig geschminkt zu werden, vor allem, wenn sie von Natur aus sehr ausdrucksvoll sind. Fürs Augen-Make-up verwenden Sie maximal zwei Farben aus dem mittleren Farbbereich. Bürsten Sie Augenbrauen mit einem Bürstchen nach oben. Fehlende Brauenhärchen mit einem spitzen braunen Augenbrauenstift fein und dezent nachzeichnen.

Lippen: Betonen Sie den Mund, indem Sie Ihre natürlichen Lippenkonturen mit einem Lipliner nachzeichnen und die Lippen bis zur Konturierung voll ausmalen. Als klassischer Typ können Sie Kühle, gedämpfte, pudrige Lippenstiftfarben benutzen.

Wangen: Auch ein Punkt, den Sie betonen sollten. Seitlich auf das Jochbein wird Rouge im gleichen Farbton wie der Lippenstift zart aufgetragen. Wenn der Lippenstift blaustichig ist, dann sollte also auch das Rouge entsprechend blaustichig sein.

Beim Parfüm entscheidet nicht immer der erste Augenblick. Nur bei manchen entwickelt sich der Duft in den ersten Minuten. Bei anderen jedoch entwickelt er sich über Stunden. Wenn Sie ein sehr teures Parfüm kaufen wollen, sollten Sie erst einmal eine Probe davon mit nach Hause nehmen, um seine Duftentwicklung auszuprobieren.

Zarter Duft, das i-Tüpfelchen zum Make-up

Seit Jahrhunderten schminken sich Frauen, und ebenso lange bildet der Tupfer Parfüm den krönenden Abschluß des Make-ups. Riesig ist heute die Auswahl an Duftwässerchen, ob als Parfüm oder Eau de Toilette – für jeden Typ, für jede Gelegenheit.

Greifen Sie zu, probieren Sie aber beim Kauf besser nie mehr als zwei bis drei Düfte auf dem Handgelenk aus. Ihre Nase riecht sonst nicht mehr, wie sich der Duft auf Ihrer Haut entfaltet. Und das ist wichtig, denn unangenehm duftende Fehlgriffe sind nicht nur teuer, sondern können einem auch schon mal einen schönen Abend verderben.

Bewahren Sie Parfüm kühl auf. Licht, Sonne und Wärme können die Duftnote verändern. Leere Flaschen nicht wegwerfen, sondern geöffnet in den Wäscheschrank legen.

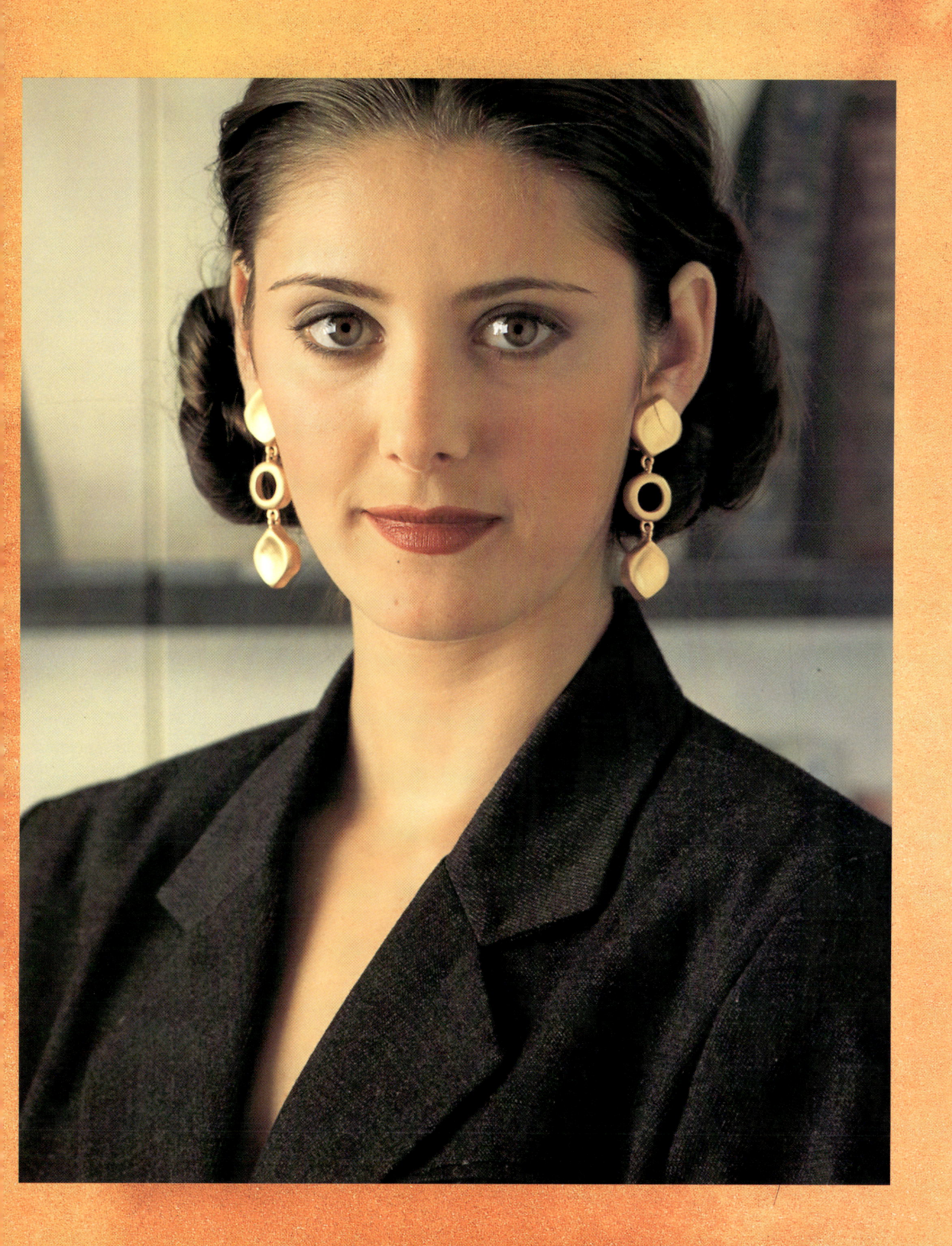

Das Make-up für den extravaganten Typ

Selbstbewußt, dynamisch und temperamentvoll geht der extravagante Typ durchs Leben. Meist ist er groß und sehr schlank, hat breite Schultern, schmale Hüften und lange Beine. Ein Mensch, der auffällt und gerne im Mittelpunkt steht, auch für Trendfrisuren ist er offen.

Auffallend trägt er auch sein Haar, entweder extrem kurz, extrem lang, in üppigen Locken oder ganz glatt. Sein Make-up verträgt viel Farbe. Vor allem beim Augen-Make-up kann der extravagante Typ mit Farben spielen, tagsüber raffiniert betont aufgetragen, am Abend – zur entsprechend abgestimmten Garderobe – kann alles um Nuancen kräftiger ausfallen.

Grundierung: Je nach Beschaffenheit der Haut wählen Sie zum Grundieren eine getönte Pflegecreme, ein Foundation, ein Fluid-Make-up oder eine Camouflage. Abgepudert wird die Grundierung mit einem Transparentpuder.

Augen: Hier können Sie nach Herzenslust Licht- und Schatteneffekte setzen. Geben Sie zum Beispiel auf das Augenlid einen ganz hellen champagnerfarbenen Lidschatten. Umrahmen Sie das ganze Auge mit einem Kajalstift.

Tragen Sie unterhalb der unteren Wimpernansätze einen dunklen Lidschatten auf (von außen nach innen), und zeichnen Sie dann die Lidfalte bis zur Mitte des Augapfels ebenfalls mit einem dunklen Lidschatten nach. Verwischen Sie ihn mit einem Schaumstoff-Applikator.

Nun mit der Fingerkuppe den Highlighter auf das geschlossene Oberlid (über die Pupille) setzen und ihn auch unterhalb der Augenbrauen so auftragen, daß er von der Mitte weg nach außen hin sanft ausläuft.

Tuschen Sie die Wimpern zweimal kräftig mit einer blauen, härchenverlängernden Wimperntusche, und geben Sie dann schwarze Wimperntusche auf die Wimpernspitzen.

Lippen: Pudern Sie die Lippen mit einem Transparentpuder ab, und zeichnen Sie die Konturen mit einem spitzen Lipliner nach. Malen Sie die Lippen bis zum Konturenrand nach, am besten mit einem Lippenpinsel. Auf die Mitte der Ober- und Unterlippe kann man etwas Lip-Gloss geben. Zu kalten Farben paßt Lip-Gloss Silber, bei warmen Farben nehmen Sie Lip-Gloss Gold.

Rouge: Mit einem dicken Rougepinsel das Rouge auf Wangen, Stirn, Nase und Jochbein hauchfein auftragen.

Schminktip: Sie können mit Ihrem Make-up experimentieren, aber probieren Sie es an einem Wochenende in Ruhe aus, vor allem das Augen-Make-up. Je markanter geschminkt wird, um so leichter kann das Ganze »angemalt« aussehen. Und das sieht nie gut aus, auch nicht bei einem extravaganten Typ.

Extravagante Frauen lieben den großen Auftritt. Für den Abend machen Sie sich gerne im positiven Sinne auffallend zurecht und achten dabei auf feine Details. Spaß haben sie an modischer Kleidung, die aber durchaus auch mal edel dezent ausfallen kann.

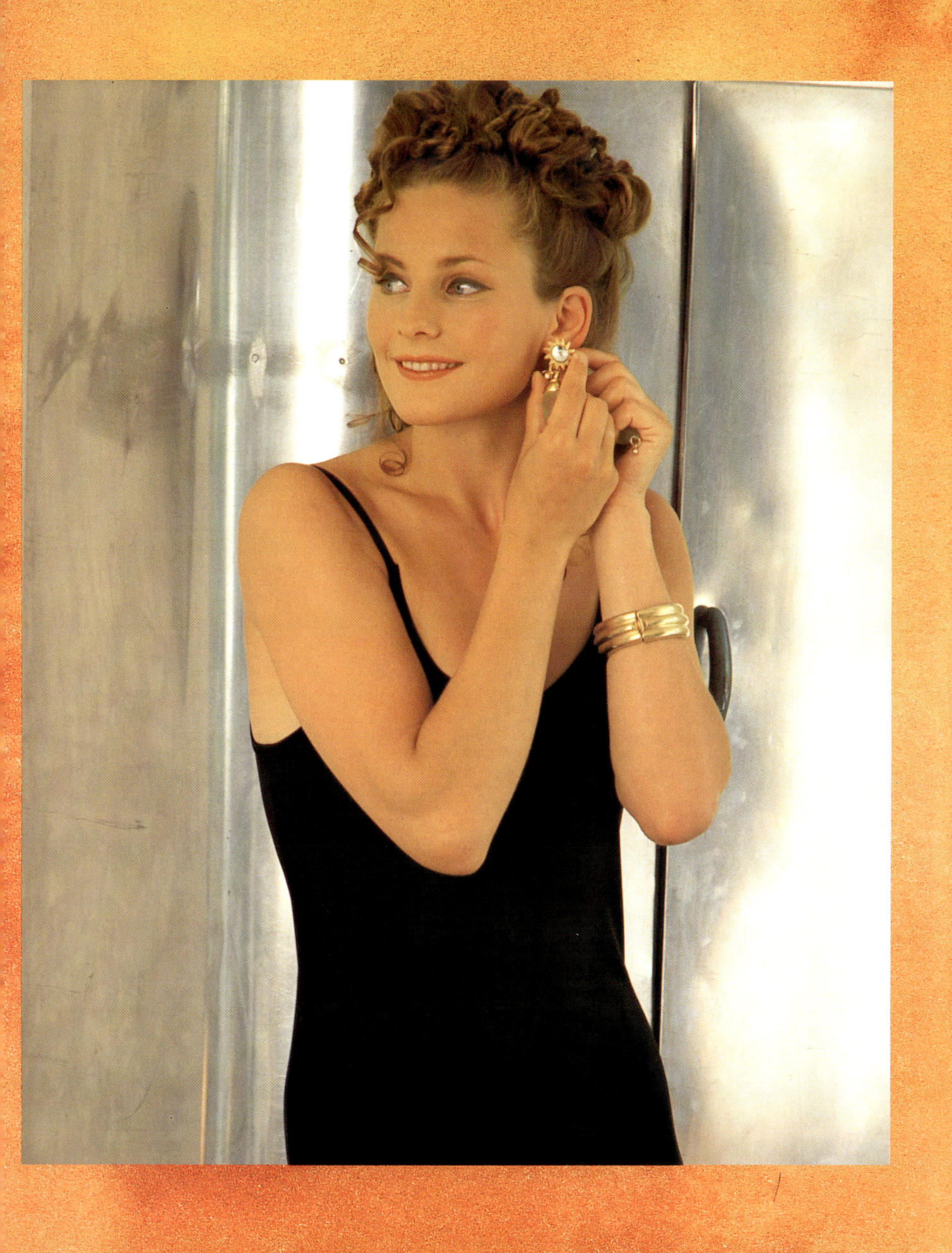

SCHMINKEN WIE EIN PROFI

Schminktips für reifere Frauen

Für ein schönes Make-up gibt es keine Altersgrenze. Nur gelten ab 40 ein paar andere Schminkregeln als bei einer noch sehr jungen Frau, denn es muß Rücksicht auf die Fältchen genommen werden. Wird zum Beispiel eine dunkle Make-up-Grundierung gewählt, setzen sich die Farbpigmente leicht in den Fältchen ab. Das betont sie nur noch mehr. Darum ist es vorteilhafter, grundsätzlich eine helle Grundierung zu wählen.

Basis für ein schönes Make-up ist eine gut durchfeuchtete Haut. Darum vor dem Schminken gut Feuchtigkeitscreme auftragen und mit den Fingern einklopfen. Für einen ebenmäßigen Teint sorgen jene Grundierungen, die das Licht reflektieren, oder eine Creme-Grundierung. Tiefdunkle Farben sollten mit Vorsicht benutzt werden. Ein auberginefarbener oder himbeerroter Lippenstift steht nicht jedem. Auch beim Lidschatten lieber auf Knallfarben und auch auf Pearleffekte im Zweifelsfall verzichten.

Das macht Sie alterslos schön

- Sehr vorteilhaft für die Augen sind warme natürliche Farbtöne. Die stehen der Frau über 40 besonders gut zu Gesicht.
- Manchmal schimmert das Weiß der Augen etwas gelblich. Das kaschiert ein weißer Kajalstrich. Blauschimmernde oder fliederfarbene Lidschatten lassen die Augen leuchten.
- Sehr natürlich wirkt eine Retusche von Augenschatten, wenn eine Abdeckcreme oder Camouflage ganz zart und dünn aufgepinselt wird.
- Und wenn Sie kleine braune Flecken im Gesicht oder auf den Handrücken entdecken – dagegen gibt es Spezialprodukte. Deren Wirkstoffe bleichen die Flecken. Braune Flecken sind Stoffwechselstörungen. Oft gehen sie nach einer Leberdiät zurück. Abdeckcreme und Camouflage kaschieren die Flecken gut und lassen die Haut schön ebenmäßig erscheinen.

Das macht jünger und schöner

Vorteilhaft für Augen, Wangen und Lippen sind sanfte braunrosa sowie klare kühle Töne. Augenschatten können mit einer hellen Abdeckcreme weggepinselt werden. Sie muß zwei, drei Nuancen heller sein als die Teint-Grundierung.
Ein Trick bei müden Augen: Verteilen Sie Lidschatten im rötlichen Hautton unterhalb der äußeren Brauen und verwischen Sie ihn nach außen hin. Dazu passen dunkelbraun getuschte Wimpern. Beim Augen-Make-up sollte man je nach Typ dezente kalte oder warme Farben auflegen. Dazu ein schwarzer, grüner oder blauer Kajalstrich am oberen Lidrand und schwarze, blaue oder braune Wimperntusche.
Als wäre das Gesicht gestrafft, diesen Effekt erzielt man mit einem Tupfer cremigem Puderrouge auf dem Kinn und am Halsansatz. Dann die Ränder mit losem Transparentpuder kaschieren.

SCHMINKEN WIE EIN PROFI

Schnellprogramm

Das Make-up unterwegs auffrischen

1 Neuer Glanz für geschminkte Augen

Zwischendurch den Lidschatten mit den Fingerkuppen nacharbeiten, das heißt gleichmäßiger verteilen, wenn er etwas verschmiert ist oder sich »zusammengezogen« hat. Eventuell etwas Lidschatten nachtragen und die Wimpern noch einmal tuschen.

2 Zwischendurch das Make-up leicht nachpudern

Damit das Make-up nicht fleckig wird, den Puder nicht einfach auf die fettigglänzende Haut geben, sondern das Fett zunächst mit einem Kleenex oder Papiertaschentuch aufsaugen. Dann mit Kompaktpuder nacharbeiten.
Hat der Lippenstift das Mittagessen nicht überstanden und ist weitgehend verschwunden, ist es besser, ihn ganz abzunehmen und neu aufzutragen. Dann sieht er sauber aus und hält wieder für einige Stunden.
Sie sollten also das notwendige Rüstzeug für unterwegs immer in einem kleinen Schmink-Täschchen dabeihaben.

3 Ein Eyeliner am Abend gibt geheimnisvolle Tiefe

Wer abends nach dem Büro gleich ausgehen möchte, sollte einen Kajalstift oder Eyeliner einpacken und das Augen-Make-up um einen Lidstrich ergänzen. Das kostet wenig Zeit und macht eine ganze Menge her.

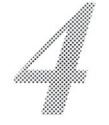

4 Wenn das Auge am Abend groß rauskommen soll

Das vorhandene Augen-Make-up wird dafür folgendermaßen vervollständigt: Geben Sie auf das Oberlid einen hellen Champagner-Lidschatten. Setzen Sie mit einem Farbton ihrer Wahl Licht- und Schatteneffekte.
Das Auge dunkel einrahmen, in der Lidfalte einen dunklen Strich ziehen und in den äußeren Augenwinkel des Oberlids mit der Fingerkuppe einen dunklen Tupfer geben. Das ganze nach außen hin schön verwischen.
Dann die Wimpern noch einmal mit schwarzer Mascara nachtuschen.
Auch das am Tag dezent-zurückhaltende Rouge wird zum Feierabend-Treff etwas kräftiger aufgelegt.

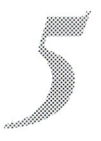

5 Lippen auffrischen mit einem Tupfer Lip Gloss

Am Abend kann die Lippenstiftfarbe um ein oder zwei Nuancen intensiver sein. Der Tupfer Lip Gloss in Silber oder Gold setzt jedem Lippenstift, egal, welche Farbe er hat, einen raffiniert-verführerischen Glanz auf. Man muß nur wissen, was wozu paßt. Lip Gloss Gold paßt gut zu einem Lippenstift in warmen Rottönen, in Braun oder Orange. Silber paßt zu blaustichigem Rot oder Rosé oder einem lilafarbenen Lippenstift.

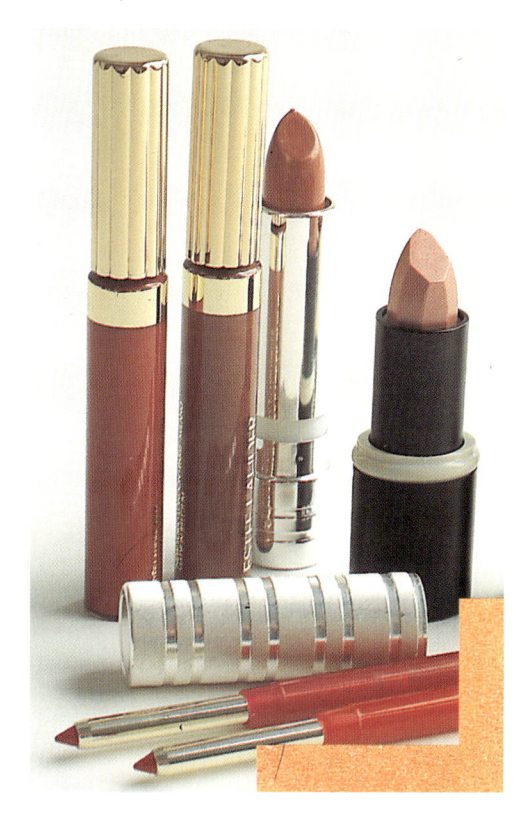

Schminken wie ein Profi

Die 10 häufigsten Fragen

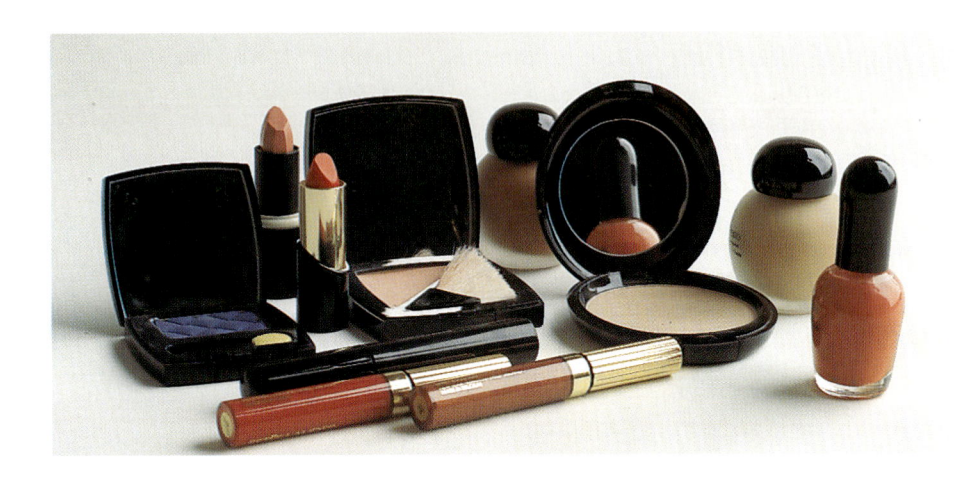

Nun pflegen Sie die Augenpartie mit Augencreme, das Gesicht und den Hals mit einer Feuchtigkeitscreme. Nach der Hautpflege die Make-up-Grundierung auftragen und mit einem transparenten Puder fixieren. Müde Augen wirken mit champagnerfarbenem Lidschatten, Wimperntusche und ein wenig Kajal gleich lebendiger. Die Tupfer Rouge lassen den Rest müden Aussehens verschwinden.

1. Muß bei einem perfekten Make-up die Haut auch immer grundiert werden?

Nein. Bei einer schönen glatten und ebenmäßigen Haut kann man darauf verzichten. Auch gebräunte Haut braucht keine Grundierung. Ist die Haut jedoch blaß, fleckig oder uneben, braucht sie je nach Typ eine getönte Tagescreme, ein leichtes Fluid Make-up oder ein gut deckendes Creme Make-up.

2. Wie kann ein Hautproblem, zum Beispiel rote Äderchen, weggeschminkt werden?

Dafür ist die Camouflage (—> Seite 102) ideal. Sie deckt alles makellos ab. Nach dem Auftragen der Camouflage das Gesicht mit Transparentpuder überpudern und das Rouge je nach Gesichtsform an die richtigen Stellen setzen.

3. Kann man müdes Aussehen wegschminken?

Ja. Tragen Sie, bevor das Make-up aufgetragen wird, auf die gereinigte Haut eine Schnellmaske, die Ginkgo enthält, auf. Diese Gel-Maske regt die Durchblutung an und gibt der Haut Feuchtigkeit.

4. Was hilft, wenn das Make-up dauernd glänzt?

Fixieren Sie die Grundierung gut mit Transparentpuder. Den Überschuß mit einem großen Pinsel abnehmen. Den Pinsel immer in Richtung der Härchen (von oben nach unten) streichen.

5. Müssen der Hals und das Dekolleté auch geschminkt werden?

Ja. Aber mit ein bißchen Vorsicht – der Kleidung wegen. Bei einem Hemdblusenkragen lassen Sie das Make-up unterhalb des Kieferknochens sanft auslaufen. Um den Übergang zu verwischen, ein aufgerolltes Papiertuch an beiden Enden nehmen und leicht vom Kieferknochen bis zum Hals rollen. Wenn ein tiefgeschnittenes Dekolleté getragen wird, etwas vom Gesichts-Make-up auf das Dekolleté tupfen, dann ein leicht angefeuchtetes Papiertuch draufdrücken, um Make-up-Reste aus den fei-

SCHMINKEN WIE EIN PROFI

um Thema Schminken

nen Körperhärchen zu nehmen. Das gleiche Papiertuch zu einer Rolle drehen, an beiden Enden nehmen und damit die Konturen verwischen. Anschließend Transparentpuder auftragen

6. Sollte der Busenansatz ebenfalls Make-up abbekommen?

Das Dekolleté sollte bei einem tiefen Ausschnitt bis zum Busen hin einbezogen werden. Sie können mit einem Make-up-Trick einen kleinen Busen etwas größer erscheinen lassen: Mit einem dicken Pinsel zwischen die Brüste einen Tupfer »Sahara-Earth«-Make-up geben und die Konturen nach außen verwischen.

7. Ist es möglich, leicht hängende Augenlider zu kaschieren?

Ja. Da gibt es einen guten Trick: eine dunkle Kajal-Linie über die Unterwimper ziehen. Lassen Sie sie außen um die Augenwinkel herum auch oben unter den Wimpern verlaufen. Dazu matte, dunkle Schatten. Sie erzielen damit einen regelrechten Lifting-Effekt.

8. Was hilft, wenn die Lippen ständig rauh und trocken sind und kein Lippenstift sitzt?

Es gibt wunderbare Spezialprodukte für die Lippen. Das beste Mittel gegen spröde und aufgesprungene Lippen ist Cacao-Butter mit Olivenöl, Allantoin und Vitaminöl. Sie wirkt sofort, die Lippen sind gleich wieder weich und geschmeidig. Anschließend können Sie den Lippenstift problemlos auftragen.

9. Wie kann man verhindern, daß das Augen-Make-up davonläuft?

Wenn das passiert, wurde sicher vergessen, das Augenlid vor dem Auftragen des Lidschattens mit Transparentpuder abzudecken. Danach mit dem Cremepuder-Lidschatten Akzente setzen und die Augen mit einem weichen Kajalstift betonen. Das Ganze nochmals mit Transparentpuder fixieren. Dann die Wimpern tuschen.

10. Was tun, wenn man gegen viele kosmetischen Produkte allergisch ist?

Wenn die Haut scheinbar gegen alles rebelliert, kann nur Produkt für Produkt ausprobiert werden, ob die Haut es nicht vielleicht doch annimmt. Machen Sie den Test in der Armbeuge. Das Produkt am Abend auftragen und morgens nachschauen, ob eine Reaktion erfolgte. Hat die Haut das Produkt angenommen, sollte dennoch nur eine Gesichtshälfte damit gepflegt werden. Für die zweite Hälfte die bislang benutzen Produkte verwenden. Wenn sich nach 5 Tagen keine Reaktion zeigt, kann das Produkt sorglos verwendet werden.

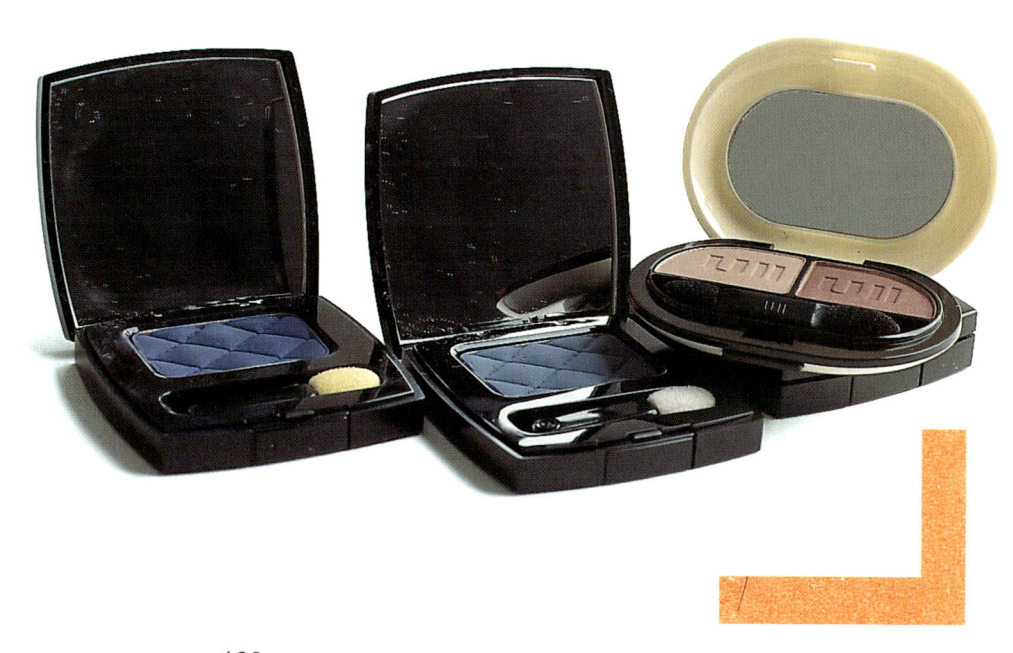

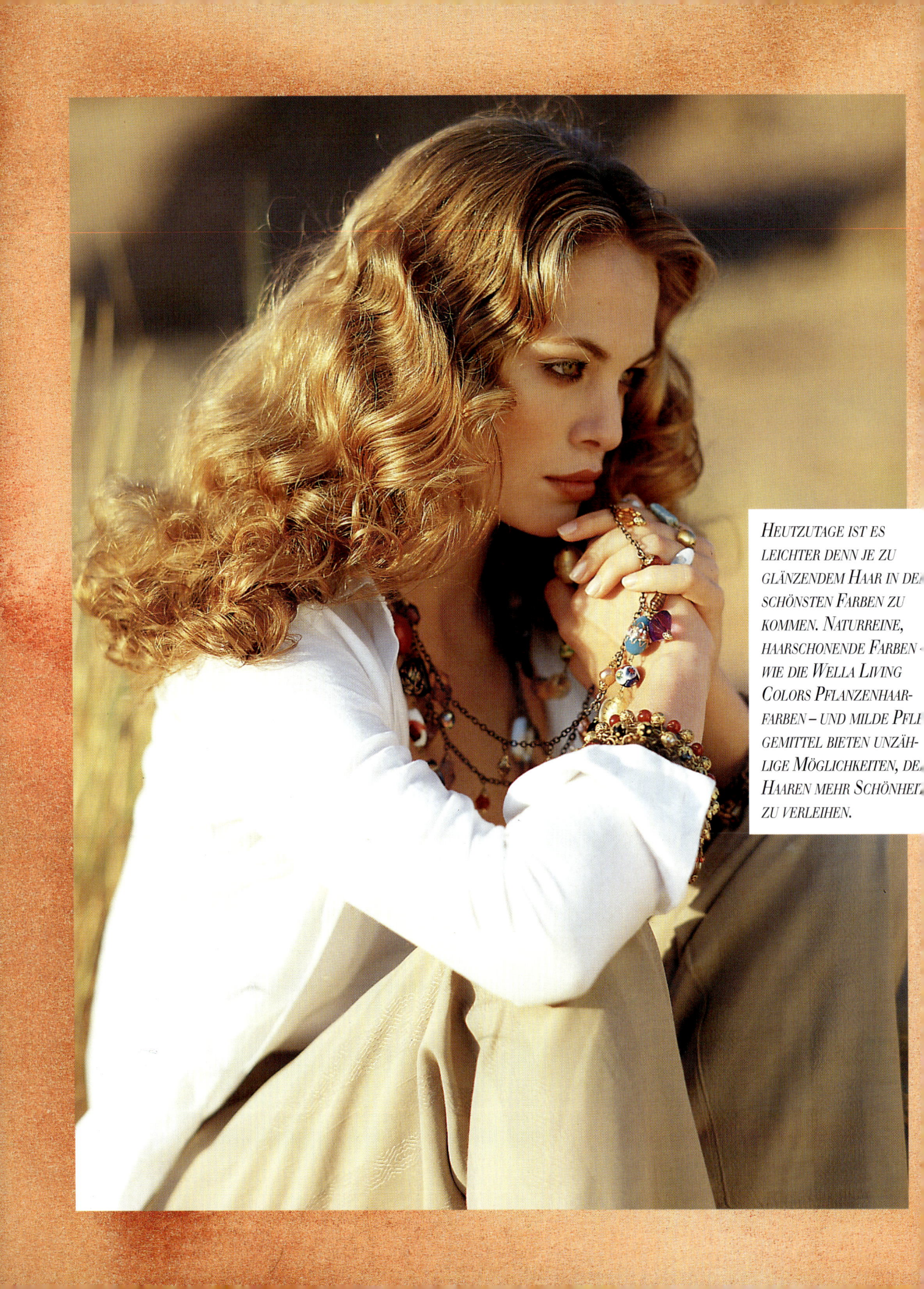

Heutzutage ist es leichter denn je zu glänzendem Haar in de[n] schönsten Farben zu kommen. Naturreine, haarschonende Farben – wie die Wella Living Colors Pflanzenhaarfarben – und milde Pfle[ge]gemittel bieten unzählige Möglichkeiten, de[n] Haaren mehr Schönhei[t] zu verleihen.

Schöne Haare – die Pflege macht's

Sie sollen glänzen, sie sollen sitzen, sie sollen sich einiges gefallen lassen – es ist gar nicht so wenig, was den Haaren abverlangt wird. Und eigentlich machen sie alles, vom Färben über den Urlaub in Sonne und Salzwasser bis zur Dauerwelle, bereitwillig mit. Wenn sie schonend behandelt werden. Und gesundes Haar läßt sich auch gut frisieren. Die Kosmetikindustrie stellt eine ganze Palette von Produkten bereit, um jeden Haartyp, von normal über fett bis hyperfein, richtig zu pflegen. Es lohnt sich, die Spülungen, Kuren, die Schaum-, Spray- und Gel-Präparate richtig einzusetzen. Denn um geschädigtem Haar wieder zu Schönheit und Glanz zu verhelfen, braucht man einiges an Geduld. Und sehr wohl fühlt man sich mit »Problemhaaren« nicht. Ein Grund mehr, sich regelmäßig und vor allem richtig ums eigene Haar zu kümmern.

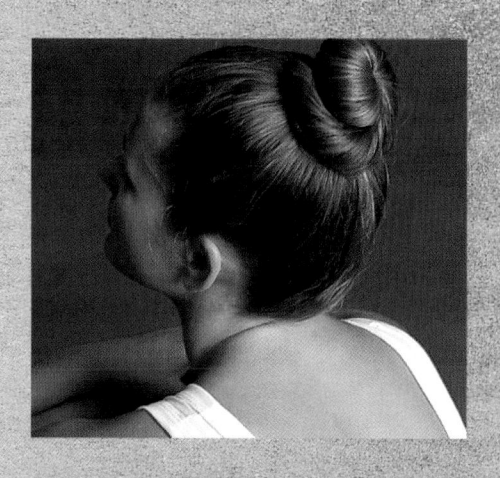

Schönes Haar durch mildes Waschen

Täglich einmal waschen? Hautärzte halten das für überflüssig, sie plädieren für ein- bis zweimal die Woche. Doch der Wunsch, immer tipptopp zu sein, der Umweltschmutz und die Styling-Mittel, wie Haarspray oder Gel, die fast jede Frau verwendet, lassen oft keine andere Wahl.

Wer wünscht sich nicht seidig schimmerndes Haar, das sich leicht zur Traumfrisur frisieren läßt? Der Weg dahin ist oft gar nicht so beschwerlich, wenn man zu den richtigen Mitteln greift.

Das Entscheidende spielt sich beim Haar nicht an der Oberfläche, sondern im Untergrund ab.

Das Leben steckt nämlich in der Haarwurzel. Dort wird Haarsubstanz gebildet und nach oben befördert. Die Zellen verhornen und werden zu Haaren. So ein Haar besteht im Inneren aus dem Mark, aus einer Rindenschicht, die dieses Mark umgibt, und der wie Dachziegel darüberliegenden Schuppenschicht (Cuticula).

Wird dieser Cuticula zugesetzt, durch Salzwasser, Sonne, eine falsche Dauerwelle oder durch falsche Pflege, ist das Malheur da: Das Haar wird stumpf, brüchig und fasert zu Spliß aus. Doch all dem kann man durch richtige Haarpflege vorbeugen.

7 Tips für gesundes Haar

1. Ein ph-neutrales Pflegeshampoo verwenden. Das Haar erhält dadurch mehr Glanz und Fülle.

2. Gründlich spülen ist ein Muß. Lieber einmal mehr als einmal zu wenig, damit alle Reste von Shampoo und Pflegespülung ausgewaschen werden.

3. Das nasse Haar sanft kämmen. Ein gesägter Kamm mit weiten Zwischenräumen läßt sich leicht durch das Haar ziehen, ohne die Struktur zu schädigen.

4. Auch Kamm und Bürste brauchen Pflege. Damit Staub und Fett nicht postwendend wieder ins Haar zurückkommen, sollten sie einmal wöchentlich in warmem Wasser gereinigt werden. Am besten die Gerätschaften mit Haarwaschmittel einshampoonieren, dann sehr gründlich nachspülen.

5. Sich ab und zu Zeit nehmen für eine Haarkur. So eine Intensivkur gibt es unter anderem mit pflanzlichen Wirkstoffen wie Jojoba-, Rizinus-, Kletten- oder Weizenkeimöl. Das Mittel 5 bis 10 Minuten unterm Handtuch einwirken lassen, dann gründlich ausspülen.

6. Sanft fönen. Große Hitze, direkt aufs Haar geblasen, schadet. Auf mittlerer Stufe mit einem Abstand von 15 bis 20 Zentimetern fönen.

7. Der Extra-Tip für schönes Haar: Alle vier Tage morgens einen Teelöffel voll roher Hirse langsam und gründlich kauen. Anschließend Tee oder Wasser nachtrinken.

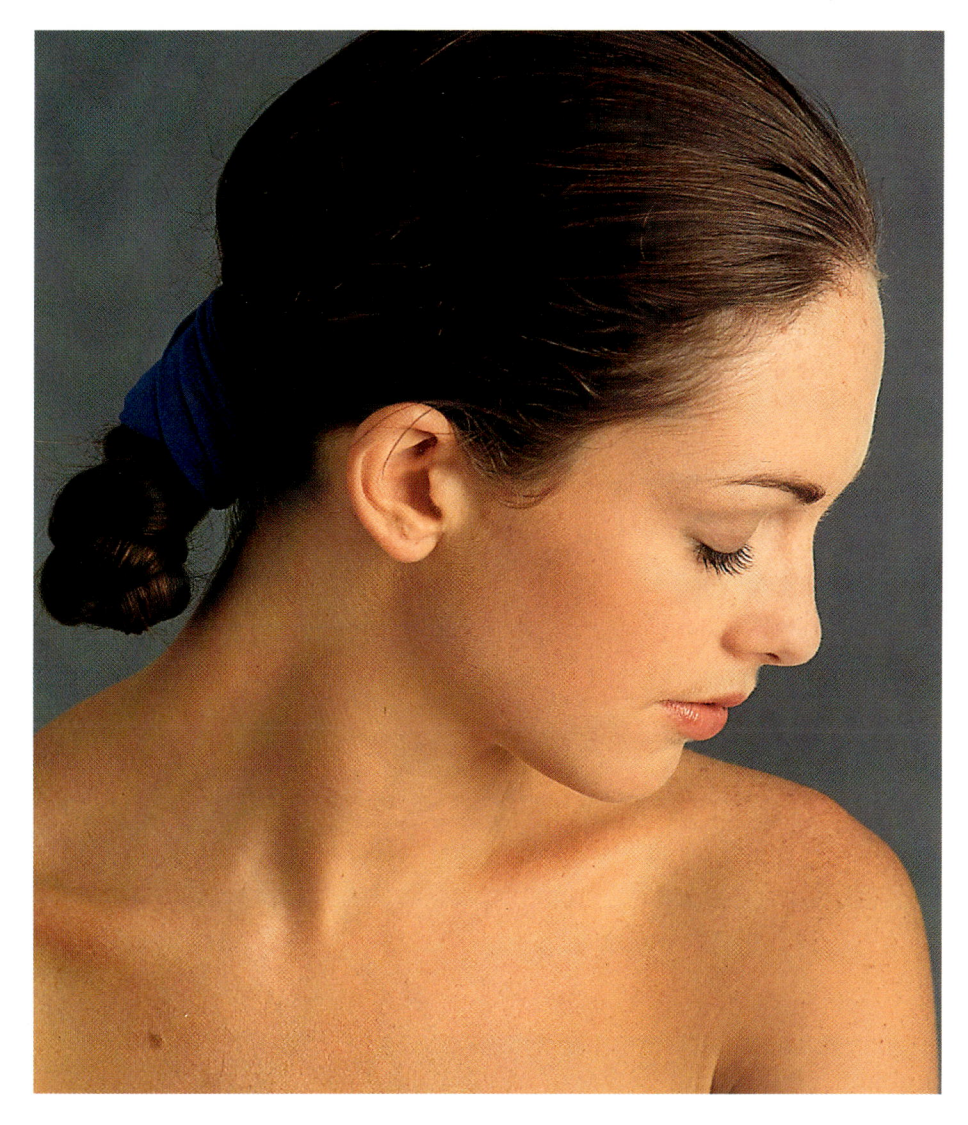

Haare sollte man nicht mit irgendeinem Haarwaschmittel waschen. Verwenden Sie nur Mittel, die zu ihrem Haartyp passen. Zu schönem Haar kommt man weder durch nachlässige noch durch übertriebene Pflege, zum Beispiel durch im Übermaß angewendete Haarkuren. Auf das richtige Maß und die geeigneten Mittel kommt es an.

So waschen Sie Ihr Haar richtig

Alles, was überflüssig ist, sollte man lassen. Das gilt auch fürs Haarewaschen. Die immerwährende Diskussion, ob zuviel Waschen das Haar schädigt und sich die Talgproduktion dadurch verstärkt, ist müßig. Wer gepflegt aussehen will, wäscht sich die Haare dann, wenn es nötig ist. Und das kann in vielen Fällen täglich sein. Ausschlaggebend ist, daß die Haare schonend gewaschen werden. Dazu ein paar Tips:
• Verwenden Sie immer nur ein mildes, auf genau Ihren Haartyp abgestimmtes Shampoo.
• Einmal einschäumen reicht völlig. Das Shampoo immer aufs klatschnaße Haar geben, nie aufs trockene.
• Wenig Shampoo benutzen, auch bei mittellangem Haar reicht eine haselnußgroße Portion.
• Gründlich ausspülen, etwa fünfmal so lange, wie man sich Zeit fürs Einschäumen genommen hat.

SCHÖNES HAAR

Pflegen und Frisieren

Mit den vielen unterschiedlichen Pflegeprodukten kann wirklich jeder schönes Haar bekommen. Kann, wenn sie richtig eingesetzt werden. Wer aus dem vollen schöpft und seine Haare tagtäglich mit »Wohltaten« traktiert, erreicht oft genau das Gegenteil: die Haare fallen zusammen. Die einfachere Lösung: Ein ganz normales mildes Shampoo verwenden und alle Extrapflege mit den speziellen, hochwirksamen Haarpflegeprodukten gezielt einsetzen.

Mit der Pflege allein ist es nicht getan, täglich muß die Frisur in Form gebracht werden, wobei – je nach Frisur – Kamm und Bürste nicht ausreichen. Nützliche Geräte, auf den Haartyp abgestimmte Pflegemittel und allerlei Stylingmittel helfen, perfekt frisiert aus dem Haus zu gehen – wenn man das Richtige aussucht.

Haarpflege mit Maß und Ziel

Zwei gute Gründe gibt es, neben dem regelmäßig verwendeten Haarwaschmittel zu einem zusätzlichen pflegenden Produkt zu greifen:
• Sie haben Probleme mit Ihren Haaren.
• Sie wollen die routinemäßige Haarpflege unterstützen, damit Sie keine Probleme bekommen.

<u>Pflegespülungen:</u> Bei normalem Haar reicht eine Spülung pro Woche völlig aus. Ob Ihr Haar die sogenannten Kombishampoos verträgt, die Haarwaschmittel und Spülung gleichzeitig enthalten, müssen Sie ausprobieren. Nicht immer erreicht man damit den gewünschten Effekt (glänzende Haare, die sich leicht auskämmen lassen).

<u>Haarkuren:</u> Sie schützen das Haar vor Spliß, glätten und pflegen es. Doch im Normalfall braucht eine Haarkur nur zwischendurch angewendet zu werden. Bei dauergewelltem coloriertem Haar sollte man häufiger zu einer Intensiv- oder »Repair«-Kur greifen.

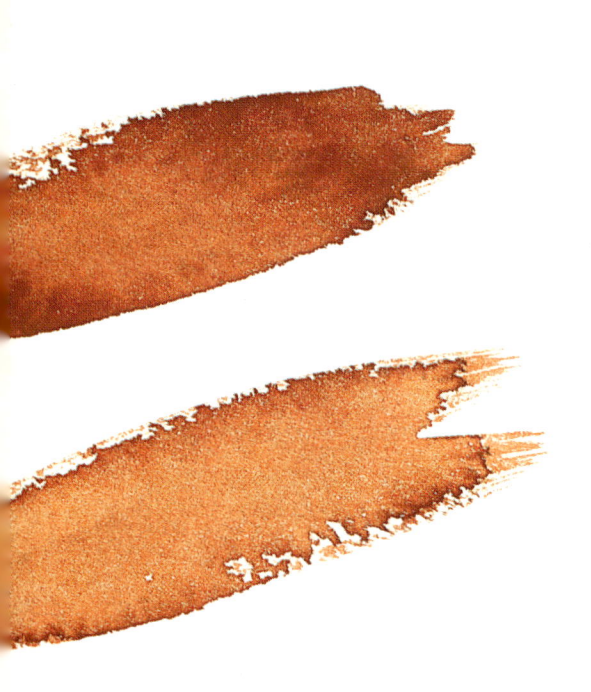

Mit langem, üppig gewelltem Haar in einer attraktiven Farbe wirken Frauen erfolgreich, dynamisch, jung und natürlich schön. Das haben die Meinungsforscher herausgefunden. Eine gut gemachte Dauerwelle verhilft in vielen Fällen zu dieser Traumfrisur.

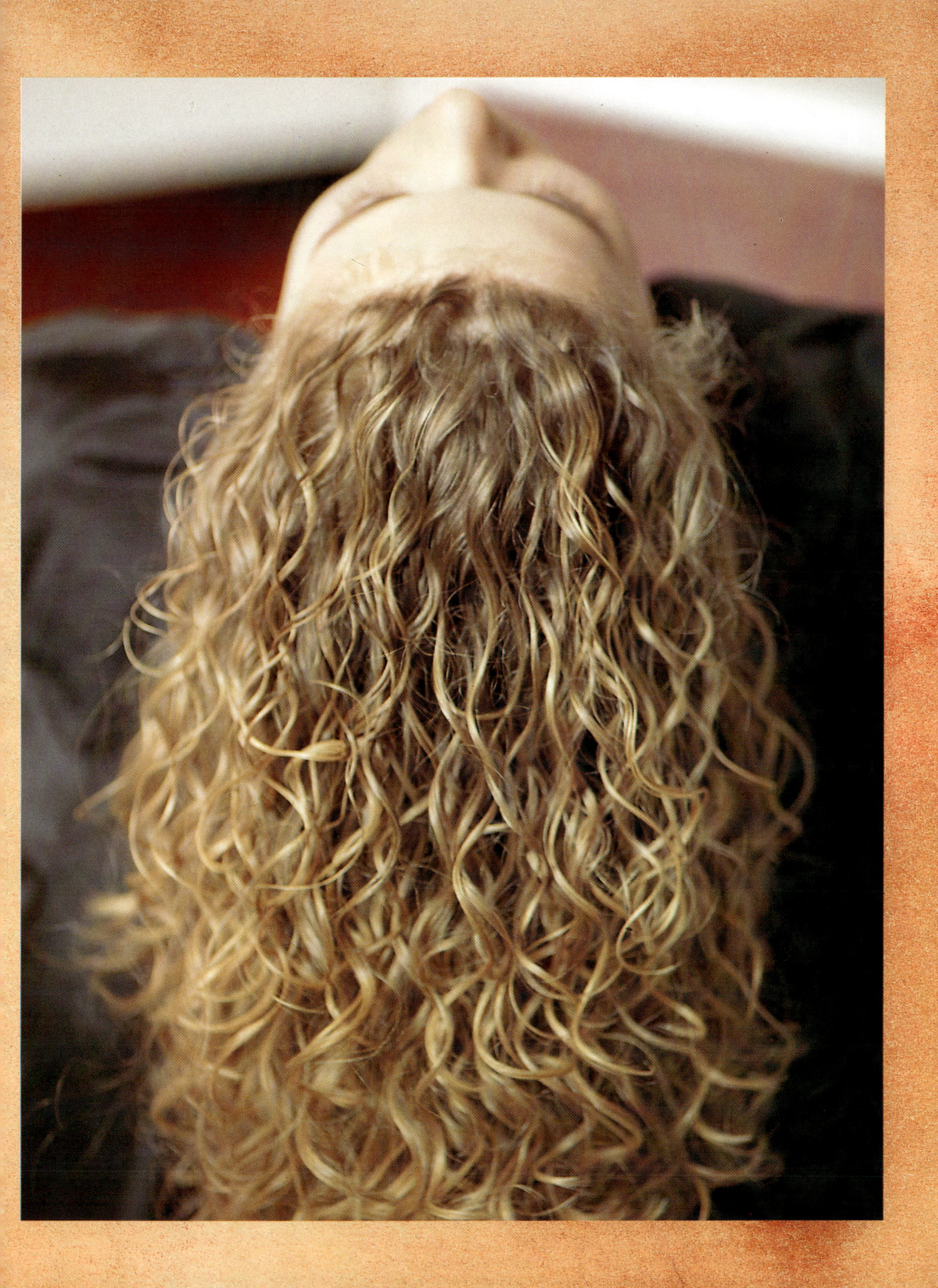

Hilfsmittel fürs Frisieren und Stylen

Kaum eine Frau kommt mit Kamm und Bürste aus, das war schon immer so. Der Erfindungsreichtum beim Entwickeln von Gerätschaften und allen möglichen Mitteln, die Fülle, Form und Locken ins Haar bringen, war in der Antike ebenso groß wie heute. Nur, wer früher gut frisiert aus dem Haus wollte, brauchte viel Zeit. Heute gibt es nicht nur Frisurenmode, sondern auch die »Frisier-Produkte« unter dem Motto »schnell frisiert und gut gestylt«. Zu den gängigen Mitteln gehören:

Haarspray: Der Klassiker unter den Frisiermitteln ist kaum mehr wegzudenken. Für jeden Haartyp, ob fein, fettig oder trocken, gibt es das passende Spray. Natürlich ohne FCKW (Fluorkohlenwasserstoffe), das gasförmige Treibmittel, das als massiver Mitverursacher des Ozonlochs gilt.

Haarfestiger: Als Schaum ins frottierte Haar gegeben, helfen sie, die Frisur in die gewünschte Form zu bringen und geben dem Haar Fülle und Spannkraft. Für kurzes bis mittellanges Haar nimmt man eine tennisballgroße Schaumportion, für langes Haar das Doppelte (Gebrauchsanleitung beachten). Noch im Angebot, aber ein wenig aus der Mode gekommen sind die flüssigen Haarfestiger.

Tönungsfestiger: Festigen und tönen zugleich. Die schaumförmigen Mittel verleihen dem Haar Farbe, die bei der nächsten Wäsche wieder verschwindet. Gebrauchsanleitung beachten!

Stylingmittel: Wet-Gels, Haarwachs, Styling-Gels, Sprays und Cremes gibt es in Hülle und Fülle auf dem Markt. Sie können eine ganze Menge, zum Beispiel für Glanz sorgen (die einen mehr, die anderen weniger) oder dem Haar guten Stand verleihen. Auch effektvolle Fransen kann man damit fabrizieren. Es lohnt sich, diese Produkte näher anzuschauen und zu prüfen, welches einem das morgendliche Frisieren erleichtert. Von Gels, Wachs und Cremes immer nur wenig auf den Handflächen verteilen und zupfend oder knetend ins Haar geben, sonst wird das Haar klebrig. Ausnahme: Bei einer echten Wet-Gel-Frisur muß man reichlicher gelen.

Tip: Ein guter Friseur erklärt Ihnen, mit welchen Mitteln Sie Ihre Frisur problemlos frisieren und zur Geltung bringen können.

Der Fön: Trockner und Hairstyler zugleich

Der Fön hat sich gemausert vom einfachen Haartrockner zum Stylisten. Sogar einer Frisur, der Fön-Frisur, hat er den Namen gegeben. Als Zubehör zum simplen Fön werden die unterschiedlichsten Spezialaufsätze angeboten, mit deren Hilfe sich Locken besser kringeln lassen

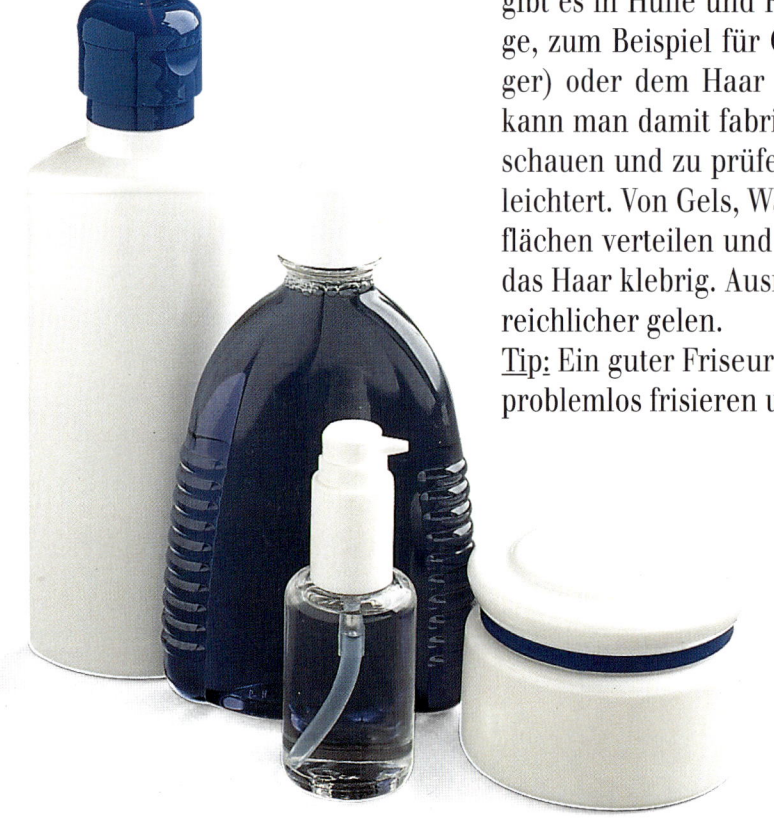

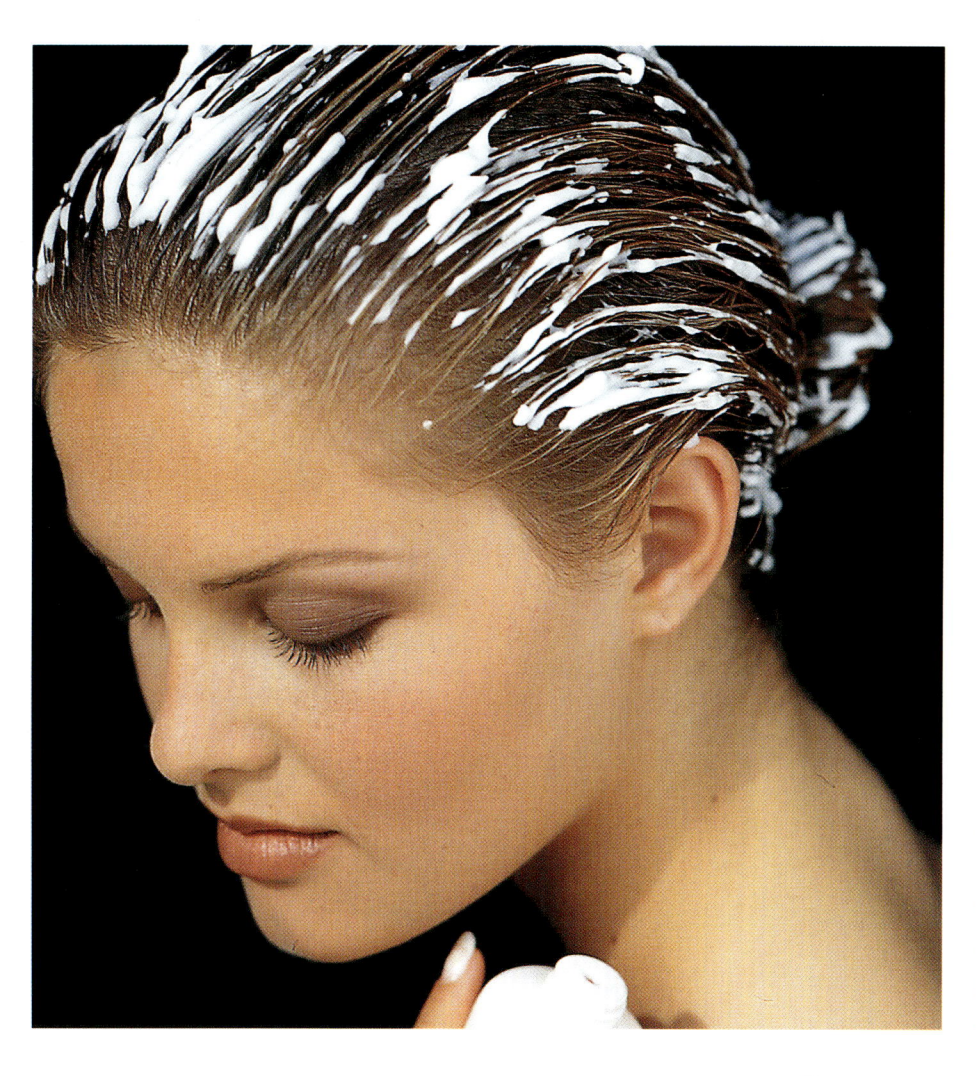

Richtig und rechtzeitig angewendet sorgen spezielle Haarpflegeprodukte dafür, daß Ihre Haare nicht zum Problemfall werden. Bei bereits geschädigten Haaren lindern sie das Problem und helfen, es zu meistern.

oder die Volumen in glattes Haar zaubern. Mit ein bißchen Übung und ein paar praktischen Ratschlägen vom Friseur bringt man mit diesem vielseitigen Gerät das morgendliche Frisieren bestens über die Runde.

Fön-Tip: Nie zu heiß fönen. Das gilt für jedes Haar, denn die heiße Luft ist ein Glanzkiller. Sie macht die Haare stumpf. Bei feinem Haar empfehlen Friseure folgenden Trick: Die Haare abwechselnd eine Minute warm und dann ein bis zwei Minuten kalt fönen.

Glattziehen sollte man die Haare beim Fönen nie, denn das nimmt ihnen die Spannung. Sie sollten statt dessen strähnchenweise über eine Bürste gedreht und getrocknet werden. Und nicht vergessen: Die Haare immer erst kopfüber vortrocknen. Zum Stylen mit dem Fön sollten sie fast trocken sein.

Frisierstab: Diese stabförmige Abwandlung des Haartrockners gibt es mit unterschiedlich dicken Bürsten zum Auswechseln. Zum Auffrischen von Locken oder auch um einer Kurzhaarfrisur mal schnell Stand zu verleihen, ist so ein Stab ideal. Doch sollte man ihn nicht täglich benutzen, da die Haare durch die Hitze schnell austrocknen und trockene Haare noch trockener werden.

SCHÖNES HAAR

Welches Haar haben Sie?

Nicht ganz einfach ist diese Frage zu beantworten, denn einerseits ist der »Haartyp« durch unsere Erbanlagen festgelegt. Wer mit dünnen, feinen Haaren auf die Welt kommt, kann sich eine üppige Haarpracht nicht herbeipflegen. Andererseits sind die Haare Umwelteinflüssen (wie der Sonne) ausgesetzt und nicht zuletzt unseren mehr oder weniger guten Pflegemaßnahmen. Daraus resultieren Haartyp und die vielen Haarprobleme, mit denen mancher sich tagtäglich herumärgern muß.

Pflegetips für langes Haar

Mit langem Haar hat sich die Wissenschaft ausgiebig beschäftigt. Was oft vergessen wird: Schon 30 cm langes Haar ist zweieinhalb Jahre alt und wurde in dieser Zeit mindestens 400 Mal gewaschen und geföhnt. Das schlaucht. Bei kaputtem langem Haar half früher nur abschneiden. Heute gibt es das sogenannte Flüssighaar. Darin sind haarverwandte Stoffe wie Keratine, Proteine und Aminosäuren. Dieses Pflegepräparat baut das Haar von innen und von außen wieder auf.
Pflegetip: Langes Haar sieht wesentlich besser aus, wenn es der Friseur ab und zu fachgerecht schneidet und dabei, wenn nötig, einen sogenannten Splißschnitt macht.
Zusatztip: Nicht nur lange, auch feine, dünne und strapazierte Haare bekommen durch eine Flüssighaar-Behandlung Spannkraft, Volumen und schönen Glanz.

Bei Haarproblemen jeder Art nutzt es wenig zu resignieren. Der Seufzer »Bei mir sitzt keine Frisur« sollte einen veranlassen, sich die Haare mal genauer anzuschauen und nach Lösungen zu suchen. Und wenn man alleine nicht zurechtkommt, lohnt sich ein Besuch bei einem guten Friseur, der fachkundig berät und nicht nur eine schöne Frisur hinzaubert, die bei Problemhaaren schon am nächsten Tag keine Freude mehr macht. Nicht nur der geeignete Haarschnitt, sondern auch die richtigen Pflegeprodukte helfen, die unterschiedlichen Haarprobleme in den Griff zu bekommen.

Pflegeleicht: das normale Haar

Problemlos übersteht dieses Haar alles, was sich im Rahmen einer vernünftigen Haarpflege bewegt. Kämmen, bürsten oder fönen können ihm nichts anhaben. Belastungen wie Sonnenbaden oder ein Urlaub im Schnee sind mit einer Haarkur schnell wieder ausgeglichen. Seidigglänzend, neigt das normale Haar weder zu trockenen Spitzen noch zu einem fettigen Haaransatz.
Pflege: Shampoo für normales Haar, ab und zu eine Haarspülung. Spezielle Haarkuren sind nur bei besonderen Belastungen nötig, zum Beispiel, wenn Sonne oder Salzwasser die Haare ausgetrocknet haben.

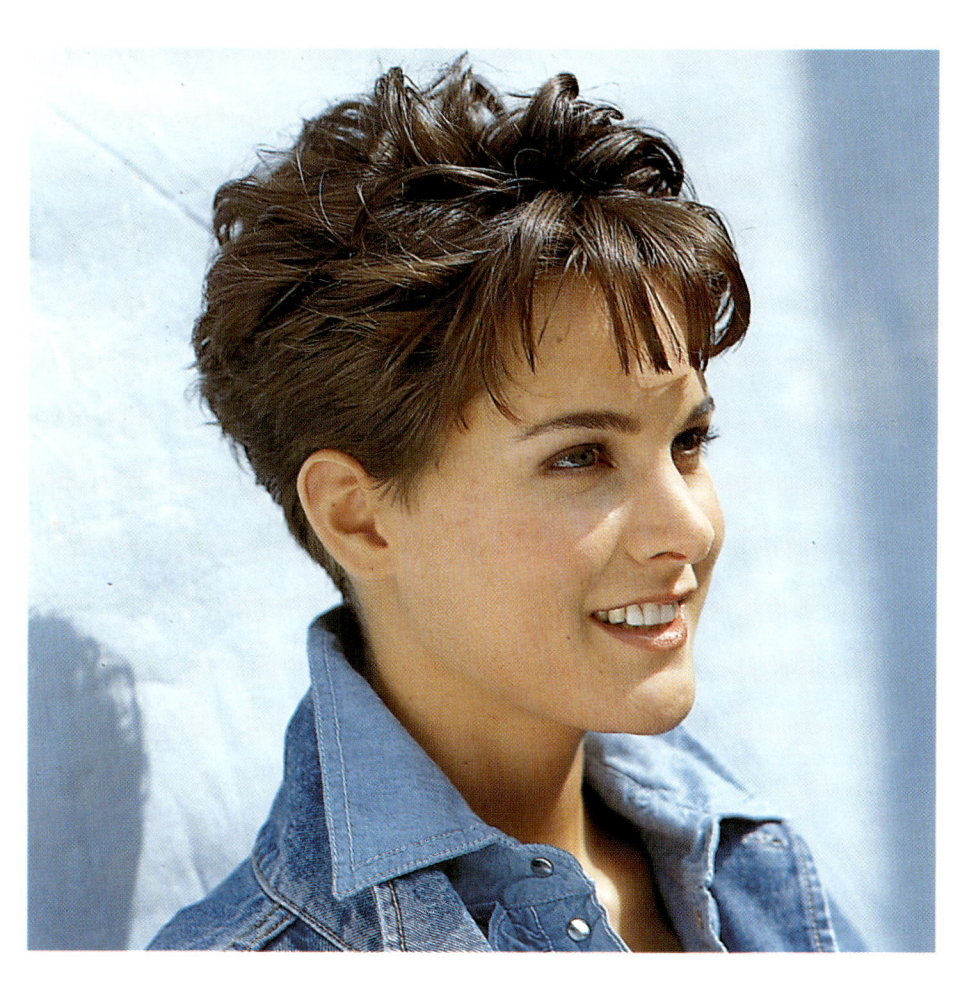

Bei fettigem Haar sind alle Frisuren geeignet, die viel Stand haben, zum Beispiel Fönfrisuren. Bei diesen Frisuren fetten die Haare nicht so schnell durch. Glatt am Kopf anliegende Haare sollte man vermeiden.

Braucht Mildes und Spezielles: das fettige Haar

Fettiges Haar ist zumeist hormonell bedingt. An keiner Stelle des Körpers sitzen mehr Talgdüsen als auf der Kopfhaut. Es sind rund 125 000. Und wessen Körper zuviel vom männlichen Hormon Testosteron produziert, dessen Talgdrüsen arbeiten mehr, als einem lieb ist. Doch auch Streß, Schweiß, Hormonbehandlungen (Antibaby-Pille) beschleunigen die Fettproduktion.

Pflege: Bei fettigen Haaren ist die tägliche Wäsche oft dringend geboten. Aber nur mit einem sehr milden Spezial-Shampoo. Ein normales Haarwaschmittel enthält rückfettende und pflegende Stoffe, die fettiges Haar schnell zusammenfallen lassen. Bei einem Anti-Fett-Shampoo wird auf diese Stoffe weitgehend verzichtet. Die Spezialprodukte gegen fettiges Haar sorgen dafür, daß die Talgdrüsen der Kopfhaut nicht verstopfen, die Fettproduktion aber können sie nicht beinflussen.

Die Haare nicht heiß fönen, nicht kräftig bürsten (verteilt das Fett nur auf dem Kopf). Und für penible Sauberkeit bei allen Utensilien sorgen, die mit den Haaren in Berührung kommen. Gemeint sind damit Bürsten, Kämme, Lockenwickler, Föhnstab ebenso wie Handtücher oder Kopfbedeckungen.

Braucht viel Pflege: das trockene Haar

Sprödes, glanzloses trockenes Haar kann verschiedene Ursachen haben: eine zu geringe Talgproduktion, die meist genetisch bedingt ist, oder eine übermäßige Strapazierung der Kopfhaut, zum Beispiel durch Sonnenbaden, Salzwasser oder sonstige außergewöhnliche Belastungen durch Wetter, Staub oder Schmutz.

Pflege: Nach dem Waschen mit einem Spezialshampoo für trockenes Haar empfiehlt sich eine Balsamspülung und einmal in der Woche eine Intensivkur. Hilfreich sind auch Massagen, die für eine bessere Durchblutung der Kopfhaut sorgen. Gut tut es, wenn man ab und zu eine der speziellen Kopfhautkuren anwendet, die zum Beispiel Aloe vera und feuchtigkeitsregulierende Wirkstoffkombinationen enthalten. Sie beruhigen und entspannen die Kopfhaut.

Die Spezialprodukte für trockenes Haar sind heute so ausgeklügelt, daß häufiges Waschen zusammen mit der anschließenden Spülung eine pflegende Wirkung haben.

Frisurentip: Es gibt kaum Einschränkungen. Vermeiden sollten Sie Frisuren, bei denen Sie toupieren oder täglich mit Lockenschere hantieren müssen. Nicht gut: zu heiß fönen.

Das Sorgenkind: feines Haar

Das Entscheidende bei feinem Haar ist der Schnitt. Um dem Haar Volumen zu geben, eignen sich auch zum Beispiel Strähnchen und/oder eine individuelle Dauerwelle (Art der Dauerwelle mit dem Friseur besprechen).

Feines Haar kann man gar nicht intensiv genug pflegen? Falsch, oft wird viel zuviel oder das Falsche getan. Abzuraten ist zum Beispiel von allen Shampoos, die als besonders intensiv pflegend gekennzeichnet sind. Ein Übermaß an Pflegestoffen macht das Haar schwer und »pappig«. Die Grundregel lautet: Feines Haar braucht nicht massive, überversorgende, sondern behutsame Pflege.

Pflege: Tägliches Waschen schadet nicht, wenn man kurzes Haar hat und Spezialshampoo für feines Haar nimmt. Um das Haar zu stylen, nehmen Sie Fönfestiger oder Haarspray, aber nicht das Spray »extra stark festigend«, denn die Fülle bringt das Fönen über eine Rundbürste. Am besten über eine mit Naturborsten, weil sich das Haar darin nicht verheddert. Und nicht zu heiß fönen!

Auch gut für mehr Fülle: dicke Schaumstoff-Papilloten oder dicke Wickler. Ein Styling-Gel bringt bei feinem Haar meist recht wenig, weil das Haar dadurch eher zusammenfällt. Auch bei Pflegespülungen und Kuren ist weniger mehr. Wurde das Haar chemisch behandelt (zum Beispiel Dauerwelle), reicht es, einmal pro Woche eine Spülung oder eine Kur zu machen. Das Kurmittel nicht auf den Haaransatz geben, sondern sorgfältig auf die Haarlängen und Haarspitzen verteilen. Empfehlenswert für feines Haar ist auch das sogenannte Flüssighaar.

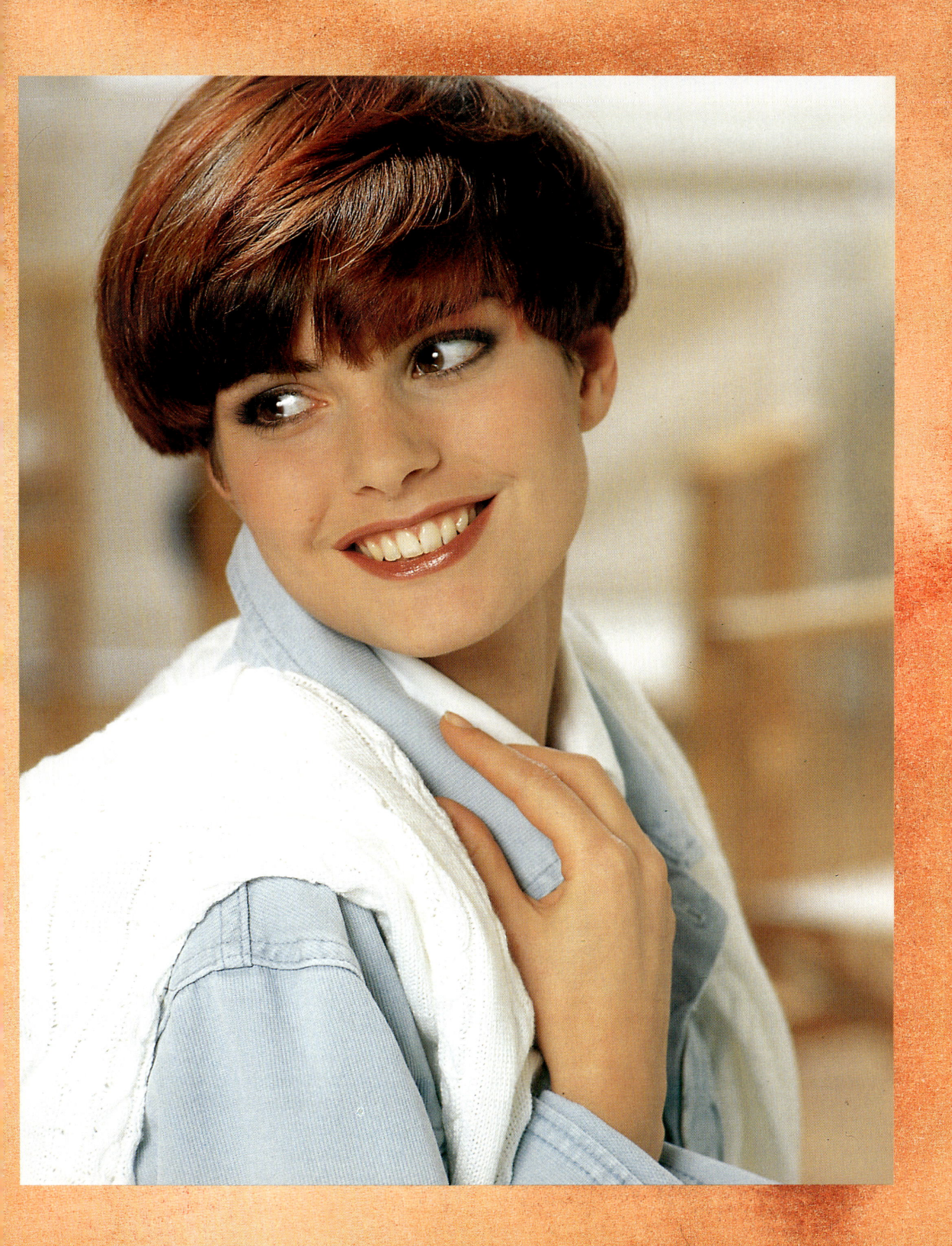

Hilfe, es schuppt

Gegen alles ist ein Kraut gewachsen, nur gegen Schuppen scheinbar nicht. Diese kleinen weißen Punkte, die sich entweder standhaft jedem Ausbürsten verweigern oder leise rieselnd den Kragen verunzieren. Und zu allem Übel verderben sie auch noch die schönste Frisur. Wem kann man es da verdenken, wenn er hart durchgreift und mit aggressiven Mitteln den Schuppen zu Leibe rückt. Nicht bedenkend, daß es mehr als eine Schuppenart gibt und nicht alle gleich behandelt werden dürfen. Bei den einen sind die Ursachen in der Beschaffenheit der Haut zu suchen, die anderen können Alarmzeichen einer malträtierten Kopfhaut sein.

Wenn man allergisch reagiert

Allergien gegen Shampoos, Spülungen, Färbemittel oder Tönungen kündigen sich oft durch eine juckende Kopfhaut an. In manchen Fällen treten zudem intensive Rötungen oder gar ein Ausschlag auf.

Wenn Sie zu Allergien neigen, probieren Sie jedes Haarpflegemittel erst auf der Haut aus. Ein wenig von dem Mittel in die Armbeuge streichen und über Nacht drauflassen. Reagiert die Haut nicht, wird das Mittel in der Regel vertragen.

Bei Tönungen und Färbungen sollten Allergiker sicherheitshalber einen Allergietest durchführen lassen.

Was tun bei trockenen oder fettigen Schuppen?

Beide Schuppenarten beruhen auf einer Überproduktion der Hautzellen. Normalerweise bleiben die abgestorbenen Hautzellen der Kopfhaut unbemerkt, sie werden beim Haarewaschen entfernt. Wenn die Hautzellen jedoch schneller als normal wachsen, können zweierlei Schuppenarten entstehen:

Trockene Schuppen bilden sich auf trockener Kopfhaut. Sie sind lose im Haar verteilt, lösen sich leicht von der Kopfhaut und dem Haar und rieseln auf die Kleidung herab.

Fettige Schuppen entstehen auf fettiger Kopfhaut. Sie saugen das Fett der Kopfhaut auf und kleben beharrlich am Haaransatz, wo sie zu Entzündungen führen können.

Anti-Schuppen-Shampoos: Schuppen sind ein idealer Nährboden für Pilze und Bakterien, die massive Haut- und Haarprobleme – bis zum Haarausfall – verursachen können. Deshalb müssen Sie gegen die Schuppen nicht nur der Schönheit wegen etwas tun. Die sanfteste Methode: Verwenden Sie ein Anti-Schuppen-Shampoo. Die modernen Mittel enthalten Wirkstoffkombinationen, die tatsächlich helfen, dem Schuppenproblem beizukommen. Aber nur nicht die Geduld verlieren,

Schönes Haar

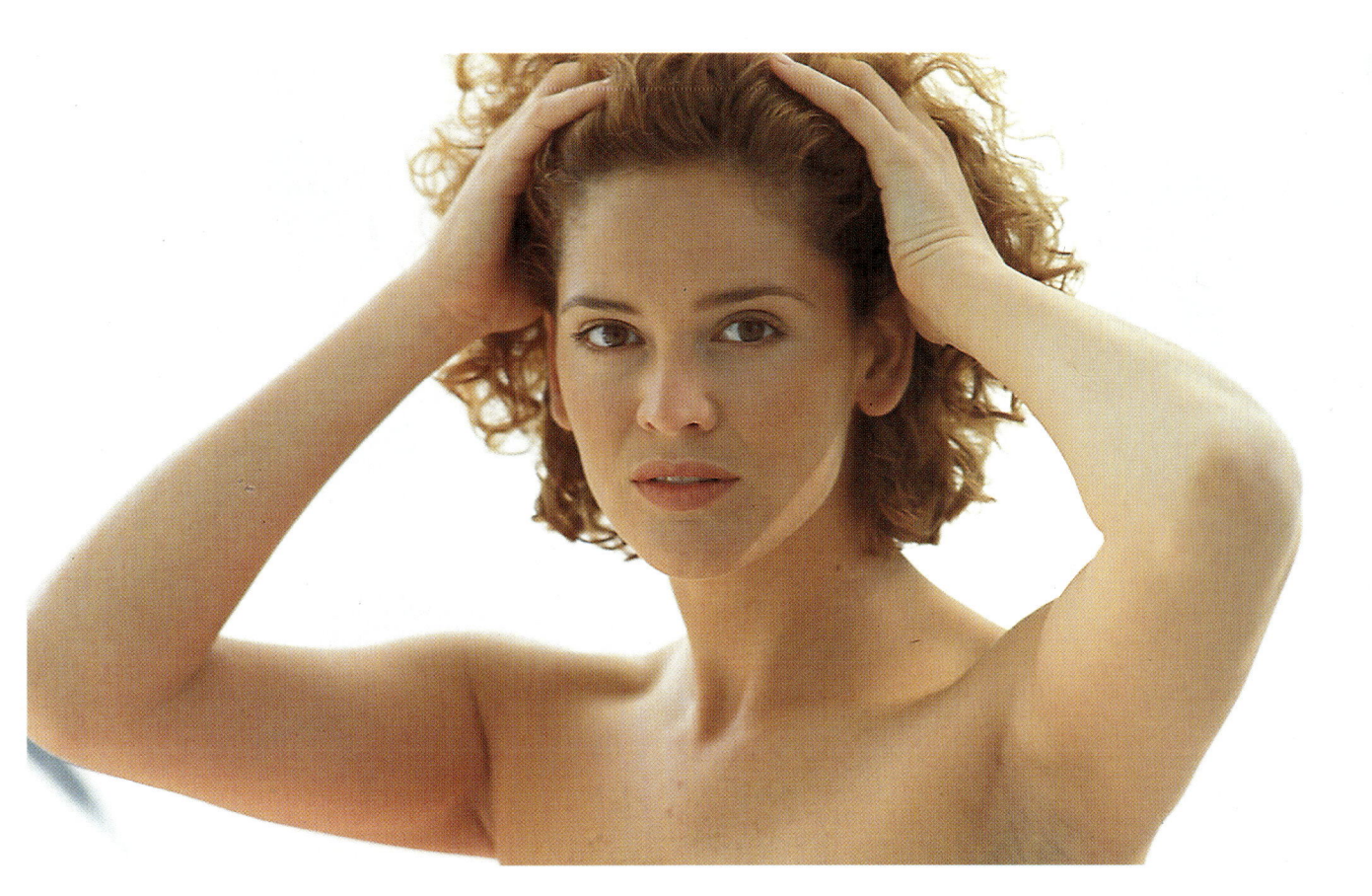

eine Wirkung zeigt sich meist erst nach drei, vier Wochen. Und da Schuppen oft genetisch bedingt sind, können Sie wiederkommen. Das bedeutet, in der schuppenlosen Zeit können Sie das für Ihre Haare passende Shampoo benutzen, sobald die Plagegeister wieder auftauchen, greifen Sie sofort zum Anti-Schuppen-Shampoo.

Wenn die Kopfhaut rebelliert

Die Kopfhaut hält schon einiges aus, doch manchmal wehrt sie sich gegen allzu schlechte Behandlung wie durch zu häufiges Waschen oder massive Umwelteinflüsse wie trockene Heizungsluft, permanente Sonnenbestrahlung oder übermäßig staubige Luft. Sie zeigt sich gereizt, empfindlich und irritiert, wird trocken, spannt, juckt – und schuppt sich ab. Diese Hautabschuppungen resultieren allein aus der über die Maßen gereizten Kopfhaut.

Pflege: Hier muß man das Problem an der Wurzel packen. Heilsame, lindernde und gleichzeitig vorbeugende Wirkung haben die speziellen Pflegekombinationen, die zudem feuchtigkeitsregulierend und ausgleichend wirken. Die meisten Friseure führen diese Produkte, die sich übrigens auch ausgezeichnet zur Mitbehandlung der trockenen oder fettigen Schuppen eignen.

So schönes, schuppenfreies Haar hat nicht jeder. Doch gegen Schuppen ist ein »Kraut gewachsen«: spezielle Anti-Schuppen-Mittel lösen dieses in den meisten Fällen kosmetische Problem. Hilfreich ist auch ein altes Hausrezept: Einen Tag vorm Haarewaschen Trockenpuder fest in die Kopfhaut einmassieren. 30 Minuten einziehen lassen, dann mit einer Naturbürste sanft ausbürsten.

SCHÖNES HAAR

Nur Mut zu einer tollen Farbe

Frauen haben ihn: Etwa 30 Prozent der 18- bis 45jährigen verändern ihr Aussehen durch eine Tönung oder Färbung. Wer im Do-it-yourself-Verfahren neue Töne anschlägt, muß allerdings ganz schön aufpassen, daß er sich bei dem großen Angebot nicht vergreift. Und wer sich die Haare dauerhafter färben will, soll sich dies sehr genau überlegen: Auf eigene Faust versuchen sollte man es nur dann, wenn man Übung im Umgang mit Färbemitteln hat und vor allem weiß, welche Farbe einem wirklich gut steht.

Verwirrend ist die Vielfalt der Tönungs- und Färbeprodukte. Was immer Sie mit Ihrer Haarfarbe anstellen wollen, verwenden Sie ein wenig Zeit auf die Auswahl. Je dauerhafter die Farbveränderung sein soll, um so genauer sollten Sie die Gebrauchsanweisung lesen. Und Sie müssen sich überhaupt nicht genieren, wenn Sie zu dem Schluß kommen, daß Sie mit den fürs »Selbermachen« angebotenen Mitteln nicht zurechtkommen. Der Gang zum Friseur ist dann weitaus vernünftiger und ganz sicher weniger deprimierend als die Frage »Wie siehst Du denn aus?«

Schnell getönt, schnell wieder ausgewaschen

Eine Kurzzeit-»Tönung«, die sich schon durch eine einmalige Haarwäsche wieder entfernen läßt, birgt das geringste »Farbrisiko«. Dafür gibt es eine ganze Reihe von Produkten, angefangen beim Tönungsfestiger über den Farbfönschaum bis hin zu Glanzspülungen. Sie vertiefen den natürlichen Haarton oder verleihen ihm einen farbigen Schimmer. Sie können nicht dunkle Haare heller tönen oder eine grundlegende Veränderung der Haarfarbe bewirken. Versuchen Sie besser nicht, mit einem Schaumfestiger braunes Haar in blondes oder gar graues in dunkles zu verwandeln. Den Mißerfolg sehen Sie nach dem Trocknen, und die zweite Haarwäsche am Morgen ist dann unweigerlich fällig.

Allergien bei Tönungs- und Färbemitteln!

Da immer wieder von allergischen Reaktionen auf Tönungs- oder Färbemittel berichtet wird, sollten Menschen mit empfindlicher Haut diese Produkte in der Armbeuge testen. Dafür eine geringe Menge der Farbe mit dem Oxidationsmittel verrühren und 24 Stunden lang auf die Haut einwirken lassen. Wenn die Haut sich rötet oder juckt, bekommt einem das Produkt nicht.
Verträgt man das Produkt, ist aber die Gesichtshaut sehr empfindlich, sollte man das Gesicht vor der Farbbehandlung dick mit einer Gesichtscreme einschmieren.

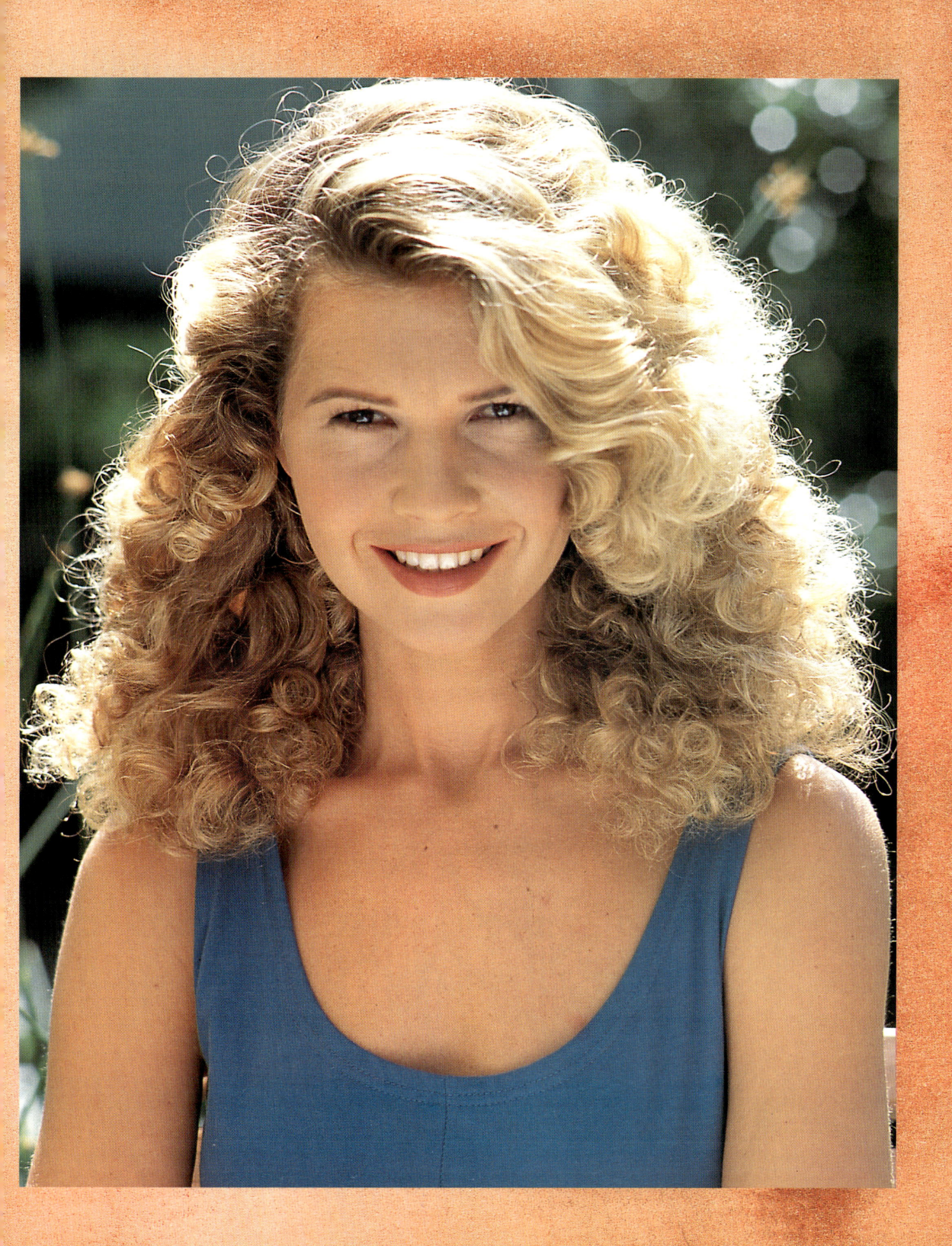

Intensiv- oder Soft-Tönungen

Diese Tönungen, die es als Schaum, Creme oder flüssige Spülung gibt, halten etwa sechs bis acht Haarwäschen. Sie erlauben leichte Modifizierungen der eigenen Haarfarbe (bis vier Nuancen dunkler als die Ausgangsfarbe). Außerdem können damit nicht nur die ersten weißen Haare, sondern auch eine leichte Ergrauung kaschiert werden.
Den Tönungseffekt kann man durch die Einwirkzeit steuern (je länger, desto intensiver der Tönungseffekt). Die Intensiv- oder Soft-Tönungsmittel, die es gebrauchsfertig in der Flasche, Dose oder Tube gibt, müssen nach dem Einwirken ausgewaschen werden. Sie enthalten keine Oxidationsmittel wie die Langzeit-Tönungen oder die klassischen Haarfarben.

Langzeit-Tönungen oder Softfarben

Sehr intensive Tönungseffekte, die sich nicht auswaschen lassen, erreicht man mit diesen sanften Farben, die einen sehr geringen Anteil an Oxidationsmitteln haben. Sie tönen, ohne zu färben, das heißt die natürlichen Farbpigmente werden nicht abgebaut, sondern kosmetische werden ins Haar eingelagert. Ihre wichtigsten Merkmale: man muß zwei Komponenten mischen, die Farbcreme und das Oxidationsmittel. Nach der Einwirkzeit, deren Dauer Einfluß auf die Tönungsintensität hat, muß das Mittel gründlich ausgespült werden.

Färben mit den klassischen Haarfarben

Von Weiß nach Schwarz, mit den klassischen Haarfarben sind große Farbsprünge möglich. Unwiderruflich, bis der natürliche Haarwuchs die Farbe verschwinden läßt. Kompliziert in der Anwendung, denn man muß bei den Colorationen Farbmasse und Oxidationsmittel mischen und die Einwirkzeit genau einhalten. Besser ist es, zum Friseur zu gehen, der hat meist jahrelange Erfahrung mit diesen Färbemitteln.
Um Ihr Haar zu schonen, beachten Sie folgende Regeln:
- Nie direkt vor oder nach einer Dauerwelle die Haare färben. Immer mindestens zwei, besser vier Wochen damit warten.
- Bei gefärbtem Haar müssen die Ansätze etwa alle vier bis sechs Wochen nachgefärbt werden. Ständiges Färben kann jedoch die Haare brüchig machen.

Überlegen Sie, ob Sie nicht besser zu den oxidationsmittelfreien Tönungen oder zu Pflanzen-Haarfarben wechseln wollen.

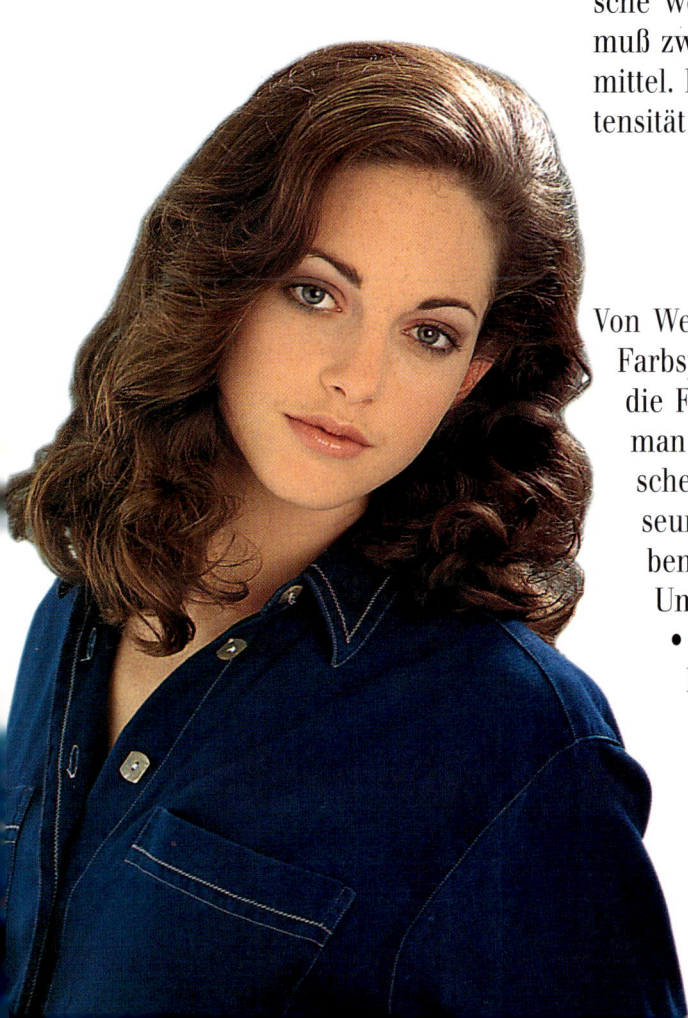

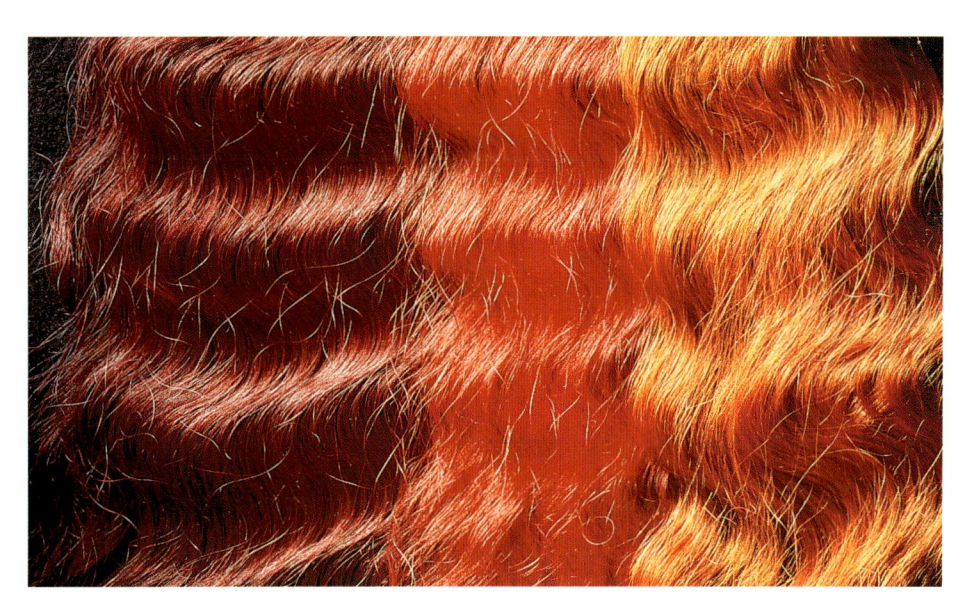

Große Farbsprünge sollte man erst machen, wenn man ganz sicher ist, daß die gewählte Farbe einem steht.

Pflanzen-Haarfarben, schonend und schön

Eindeutig schonender als chemische Farben sind sie. Und diese Naturprodukte riechen wesentlich besser. Der Pflanzenbrei, der warm aufgetragen wird, entfaltet einen angenehmen Geruch und erhöht die Vorfreude auf die neue Haarfarbe.

<u>Was die Farben können:</u> Leichte Nuancierungen bis zur intensiven Färbung sind mit den Naturfarben ebenso möglich wie das Mischen der Farben untereinander. Wenn die Behandlung regelmäßig wiederholt wird, hält der Farbeffekt sehr lange.

Ein Nachfärben des Haaransatzes ist meist nicht nötig, weil man alle sechs bis acht Wochen problemlos neu färben kann. Das führt auch dazu, daß sich die Farbe stärker und dauerhafter mit dem Haar verbindet. Feine, weiche Haare bekommen durch eine Färbung mit Pflanzenfarben übrigens richtig Auftrieb.

<u>Was diese Farben nicht können:</u> Nicht heller und nicht ganz dunkel (schwarz) färben, totale Farbänderungen bewirken oder weißes beziehungsweise graues Haar völlig abdecken. Schwierig wird es auch bei bereits mit klassischen Farben gefärbtem Haar. Das Umsteigen auf Naturfarben sollte man besser zusammen mit einem Friseur bewerkstelligen. Manchmal sind mehrere »Behandlungen« nötig, also Geduld haben. Die Umstellung lohnt sich.

<u>Der Trend:</u> Neben den Farbpulvern, die es schon seit längerem in Bioläden oder Apotheken zu kaufen gibt, bieten auch die »traditionellen« Haarpflegemittel-Hersteller faszinierende Pflanzen-Haarfarben an. Viele Friseure favorisieren diese Naturprodukte und können oft virtuos damit umgehen. Weder in der Herstellung noch in der Anwendung belasten die natürlichen Haarfarben die Umwelt – ein Grund mehr, diese Naturprodukte zu bevorzugen.

Das Spiel mit den Farben ist eine reizvolle Angelegenheit. Dank der vielen auswaschbaren Tönungsmittel kann man sich langsam an die gewünschte Farbe herantasten.

SCHÖNES HAAR

Die richtige Frisur finden

Welche Frisur paßt zu mir? Diese Frage stellen sich fast alle Frauen mehr als einmal, selbst jene, die nicht alle Nase lang die Frisur wechseln wollen. Doch Alter, Beruf, Freizeitaktivitäten und nicht zuletzt die Mode lassen immer wieder Frisuränderungswünsche aufkommen. Eine neue Frisur vermittelt einem zudem das beruhigende Gefühl, daß man nicht in eingefahrenen Gleisen hängt und dann doch besser aussieht.

Wie aber kommt man nun zu der Frisur, die alle persönlichen Vorteile hebt, die Nachteile aber wohltuend in den Hintergrund schiebt? Ganz bestimmt nicht, indem man eine nach der anderen ausprobiert, denn nach dem zweiten oder dritten Fehlschlag fühlt man sich recht elend. Ähnlich kann es einem ergehen, wenn man eine Frisur wählt, von der alle Welt behauptet, sie sei jetzt die große Mode. Sich selber anschauen, ein wenig Mut zu Veränderungen haben und ebenso offen wie kritisch die modischen Trends betrachten, das hilft einem ein Stück weit zur richtigen Frisur.

Rundum-Test für die Frisurenfindung

Den sollten Sie machen. Und dabei kann Ihnen zunächst einmal keiner helfen. Nehmen Sie Papier und Schreibstift zur Hand, und betrachen Sie sich von Kopf bis Fuß, von innen und von außen, und schreiben Sie alles auf:
• Beginnen Sie mit dem Gesicht. Welche Form hat es? Eher rund oder länglich? Für die unterschiedlichen Gesichtsformen gibt es Faustregeln, was vorteilhaft beziehungsweise ungünstig ist (—> Seite 110).
• Welcher Typ sind Sie? Klassisch, romantisch oder sportlich? Sommer- oder Wintertyp? Frühling- oder Herbsttyp? Entsprechende Bücher bieten Anhaltspunkte, was gut aussieht. Doch nicht mogeln, nicht den Typ, der Sie gerne sein möchten, sondern der Sie tatsächlich sind, ins Auge fassen.

Lange leben will jeder, doch älter aussehen will keiner. Um letzteres geht das Sinnen und Trachten vieler Frauen bei der Wahl einer neuen Frisur. Natürlich soll eine Frisur nicht älter machen, doch das Verjüngen durch eine neue Haarpracht muß immer noch glaubwürdig sein.

SCHÖNES HAAR

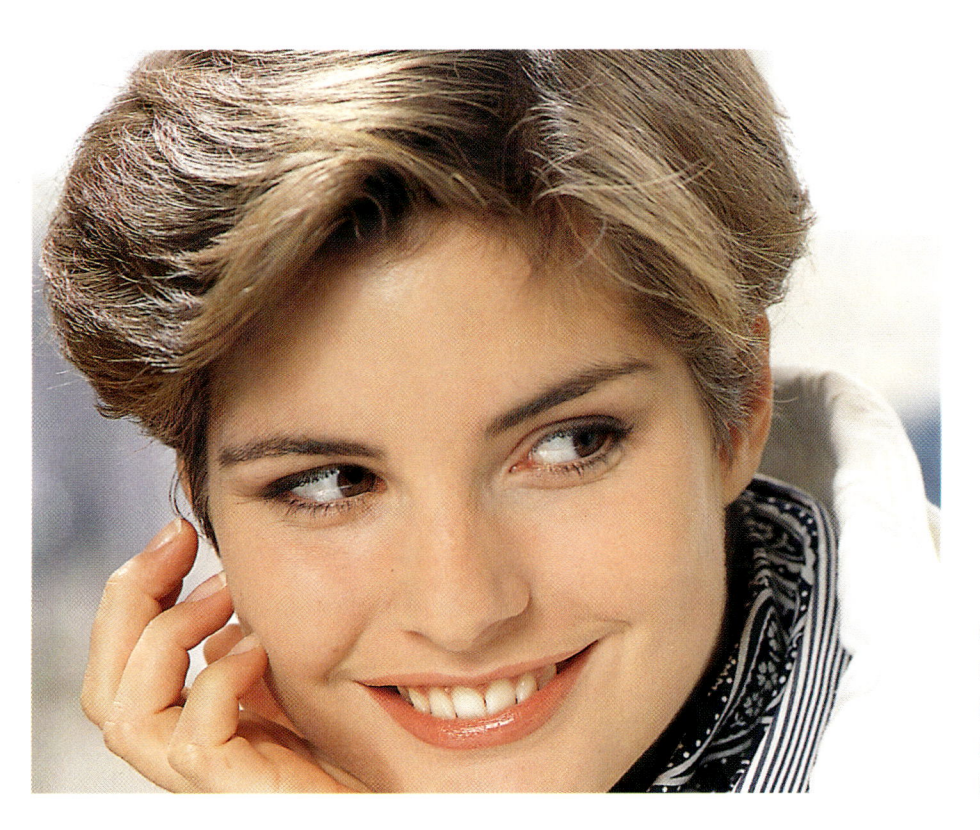

Betrachten Sie Ihre Haare. Sind sie fein, trocken oder neigen sie zum Fettigwerden? Vergessen Sie alle Frisuren, die konträr zu Ihrem Haartyp stehen.

Was muß die Frisur können

Ob Ihnen eine Frisur gut steht, ist eine wichtige Sache, doch nicht ganz ohne Bedeutung sind auch folgende praktische Erwägungen:
Können Sie sich eine komplizierte Frisur leisten? Abstand davon nehmen sollen Sie, wenn Sie wenig Zeit haben, nicht gerne mit Fön, Rundbürste, Lockenwicklern und ähnlichen Utensilien hantieren oder wenn Sie eine schweißtreibende Freizeitbeschäftigung haben.
Für die Entscheidung hilfreich sind Zeitschriften, die immer wieder mit guten Fotos die neueste Frisurenmode, aber auch die »Dauerbrenner« vorstellen, oft sogar mit einer Schnitt- und Frisieranleitung. Ebenso nützlich: die Frisurenmappen des Friseurs.
Und das i-Tüpfelchen: die Beratung durch den Friseur. Er sagt Ihnen aus fachmännischer Sicht, was bei Ihrem Haar realisierbar ist, und er wird meist auch eigene Vorschläge machen.
»Warum soll ich bei so vielen Beratungsmöglichkeiten den Umweg über die »Selbstbefragung« machen?«, werden Sie nun vielleicht fragen. Ganz einfach. Weil es Ihr Kopf ist, den sie Tag für Tag herzeigen. Sie sollten wenigstens in den Grundzügen wissen, was Ihnen ganz persönlich gefällt. Das bedeutet keineswegs, daß Sie mit einer unumstößlichen Vorstellung zum Friseur marschieren und seinen sachkundigen Rat ignorieren sollen. Frauen, die sich selber Gedanken gemacht haben über ihr Aussehen, kann man nicht einfach eine Frisur »verpassen«. Sie sind gute Partner für gute Friseure.

SCHÖNES HAAR

Den richtigen Friseur finden

Manche Frauen schwören auf »ihre« Friseurin oder auf »ihren« Friseur. Über Jahre hinweg bleibt der Friseurbesuch für sie eine Lust und wird nie (oder selten) zum Frust. Ist dieses Aufeinander-eingespielt-Sein eine Routine, die man aus Bequemlichkeit nicht gerne durchbricht? In manchen Fällen sicher, doch ebenso häufig hat man einen Glücksgriff getan.

Vergeblich fahnden viele Frauen nach einem guten Friseur. Immer wieder wechseln sie das Friseurgeschäft, schlimmstenfalls machen sie alles selber, was leider oft weder den Haaren noch der Schönheit sonderlich gut bekommt. Doch wie kommt man bloß zu einem guten Friseur? Mit ein wenig Geduld und Zeit. Fragen Sie Freunde, Nachbarn, Bekannte oder Kolleginnen, wenn diese gute Frisuren haben. Gehen Sie zu dem empfohlenen Friseur, und schauen Sie sich das Ganze dort erst einmal an.

Das Friseurgeschäft auf dem Prüfstand

Glücklich können sich alle Frauen schätzen, »den« Friseur oder »die« Friseurin entdeckt haben, der beziehungsweise die einfühlsam den Kopf verschönert und auch mal eine neue Frisur ausprobiert – die einem natürlich hervorragend steht. Und von denen man erklärt bekommt, wie man komplizierte Frisuren, wie Hochsteckfrisuren, alleine bewerkstelligt.

Viele Friseure bieten für Neukunden eine kostenlose Beratung an. Nutzen Sie diesen Service. Bei solch einem Gespräch werden Sie bald erkennen, ob man in diesem Geschäft auf Ihre Wünsche eingeht, zum Beispiel die Lösung von Haarproblemen oder eine neue Frisur.
Schauen Sie sich die Frisuren der Mitarbeiter und der anwesenden Kundinnen an. Nicht alle Friseure sind Allroundtalente, manche sind auf Trend-, Kurzhaar- oder Fönfrisuren spezialisiert.
Lassen Sie sich erklären, wie man die gewünschte Frisur zu Hause selber zustande bringt. Und schauen Sie, ob die Preise für die einzelnen Leistungen (Waschen, Schneiden und so weiter) deutlich sichtbar ausgelegt sind, damit Sie beim Bezahlen keine böse Überraschung erleben. Solch eine Beratung ist – wenn Sie zufriedenstellend verläuft – zwar immer noch keine Erfolgsgarantie, schafft aber ganz sicher eine gute Ausgangsbasis.

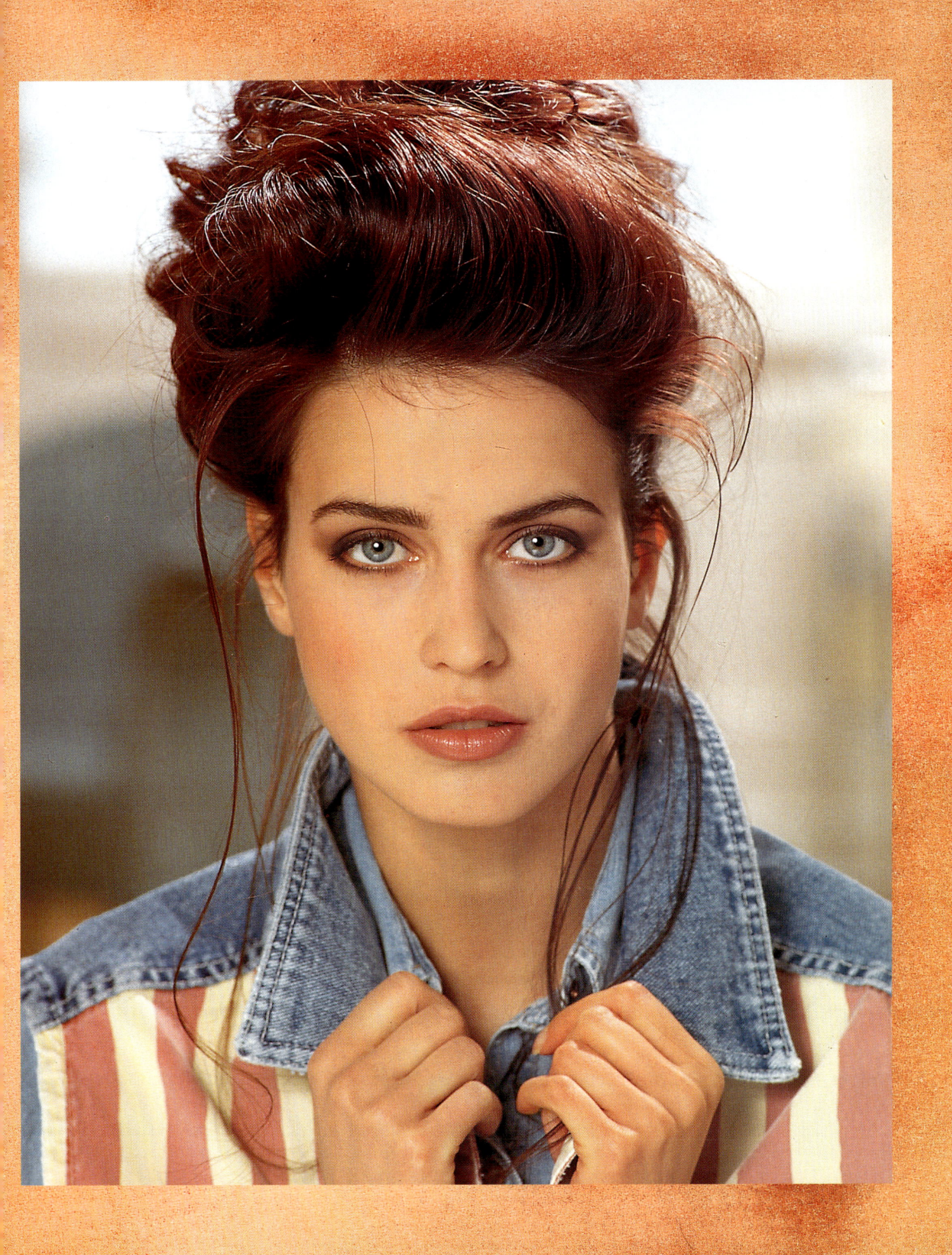

Schönes Haar

Die 10 häufigsten Fragen

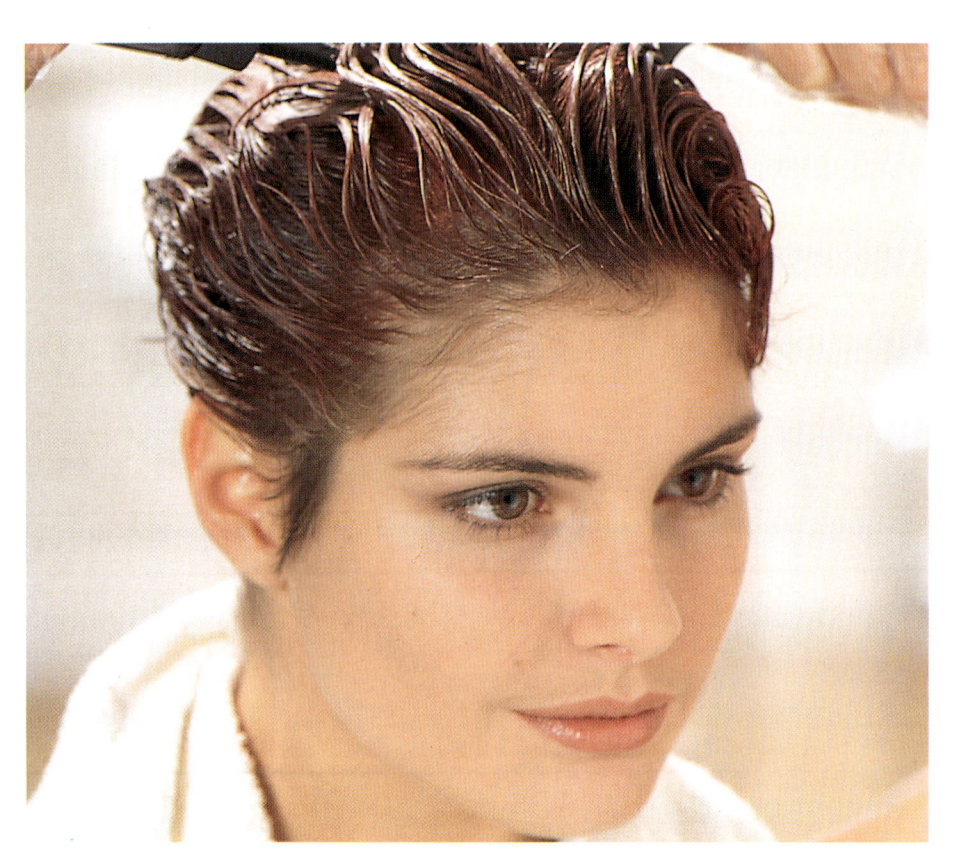

1. Schadet es, täglich Gel zu benutzen, und müssen die Haare dann täglich gewaschen werden?

Ein Wet- oder Styling-Gel besteht aus Harzen, Glanz- und anderen festigenden Stoffen. Und bei den Gelen ist es wie beim Haarspray: Sie lassen sich ausbürsten, aber Reste bleiben. Und diese Reste machen das Haar schwer und stumpf. Es muß zwar nicht täglich, sollte jedoch alle zwei, drei Tage gewaschen werden. Und zwar mit einem milden, pflegenden Shampoo.

2. Was kann man tun, um dünnes Haar kräftiger zu machen?

Im Normalfall sind dünne Haare »ererbt«. Man kann sie weder dicker machen noch vermehren. Aber kräftigen kann man sie gut, zum Beispiel mit einer Fango-Packung aus Mineralien und Kräutern.
Mehr Fülle bringen auch Calcium-Kuren, durch die die Haare vorübergehend fester werden. Einen ähnlichen Effekt haben Kuren oder Spülungen mit Keratin, Collagen und Seidenproteinen.

3. Ist es möglich, schlappe Dauerwellen wieder in Form zu bringen?

Ja. Wenn Sie beim Friseur die Spitzen schneiden lassen, hat die Dauerwelle sofort wieder mehr Spannung. Aber auch Spezialprodukte für dauergewelltes Haar frischen die Locken wieder auf. Es gibt entsprechende Shampoos und auch Packungen. Wirksam sind auch sogenannte »Thermo«-Kuren, die aufbauen und durch die Wärme Wirkstoffe ins Haar einschleusen, die müde Locken wieder munter machen.

4. Helfen Schuppen-Shampoos auch bei hartnäckigen Schuppen, oder gibt es dann noch andere Mittel?

Um hartnäckigen Schuppen beizukommen, muß die Kopfhaut vor dem Waschen mit einem Spezial-Shampoo vorbehandelt werden. Dafür nimmt man eine Ampullen- oder Kopfhautkur, um die Schuppen zu lösen. Zwischen den Haarwäschen ein Anti-Schuppenwasser, das ähnlich wirkt, benutzen. Sind die Schuppen chronisch – denn die Schuppenbildung kann auch Veranlagung sein – das Schuppen-Shampoo nicht ständig benutzen, sondern im Wechsel mit einem normalen Shampoo. Unterstützend wirkt auch eine spezielle Spülung, die die Kopfhaut beruhigt. Zeigt sich nach Wochen keine positive Wirkung, sollte ein Arzt zu Rate gezogen werden.

SCHÖNES HAAR

um Thema Haare

5. Gibt es auch Dauerwellen, die nicht schaden?

Schaden ist vielleicht das falsche Wort. Im Gegensatz zu früher sind die Dauerwellenmittel deutlich haarschonender geworden. Aber dennoch belasten sie das Haar. Gleichgültig ob es sich um eine alkalische oder um eine saure Dauerwelle handelt. Letztere gilt als weniger belastend, ist allerdings weicher und nicht so langlebig wie eine alkalische. Überlassen Sie das Dauerwellen einem guten Friseur.
Auf jeden Fall braucht das Haar nach der Dauerwelle Schonung: 14 Tage lang keine anderen chemischen Behandlungen, weniger waschen, möglichst keinen Lockenstab benutzen, nicht heiß fönen. Dünne Haare macht eine Dauerwelle übrigens nur krisselig und trocken.
Tip: Versuchen Sie mal eine Ansatzwelle.

6. Welcher pH-Wert macht ein Shampoo eigentlich für die Kopfhaut verträglich?

Die meisten Shampoos liegen zwischen 4,6 (sauer) und 7,4 (neutral). Tests haben gezeigt, daß alle ähnlich gut hautverträglich waren.
Beim pH-Wert sind sich nicht einmal die Experten und die Hersteller einig, inwieweit er tatsächlich bei einem Shampoo in punkto Hautverträglichkeit eine spezielle Rolle spielt.

7. Kann es sein, daß es an der Dauerwelle liegt, wenn mein Haar nach dem Färben scheckig aussieht?

Ja, durchaus. Vor allem nach mehreren Dauerwellen kann das Haar so strapaziert sein, daß es ohne Vorbehandlung und geschicktes Auftragen beim Färben (das kann am besten der Friseur) die Farbe nur ungleichmäßig annimmt.

8. Helfen Haarwuchsmittel eigentlich, oder sind das nur leere Versprechungen?

Wenn nicht eine Hormonstörung die Ursache des Haarausfalls ist, kann es sich durchaus lohnen, ein haarwuchsförderndes Mittel auszuprobieren. Manchmal gehen die Haare nach einer Infektionskrankheit, durch Streß oder nach einer zu aggressiven oder falschen Haarbehandlung aus. Männer müssen sich allerdings damit abfinden, daß die Glatzenbildung vielleicht minimal verschoben, aber nicht aufgehalten werden kann.

9. Kann man auch mal Haarspray an Stelle eines Schaumfestigers benutzen?

Man kann. Wenn der Schaumfestiger ausgegangen ist, einfach reichlich Haarspray in die Haaransätze sprühen und trockenfönen. Ein Tip für weiches Haar: ein Volumenspray benutzen, und die Haare sehen gleich viel füllige aus.

10. Welche Bürsten sind eigentlich am besten für die Haare?

An der Bürste sollte man nicht sparen, denn ein schlechtes Material ist eine Strapaze fürs Haar.
Gut fürs Fönen ist eine Bürste mit abgerundeten Noppen-Metallborsten. Denn die Borsten werden beim Fönen aufgeheizt und verkürzen dadurch das Trocknen.
Für feines, zartes Haar sind Bürsten mit abgerundeten Holznoppen besonders gut geeignet. Es empfehlen sich generell Bürsten und Kämme aus natürlichen Materialien (Naturborsten).

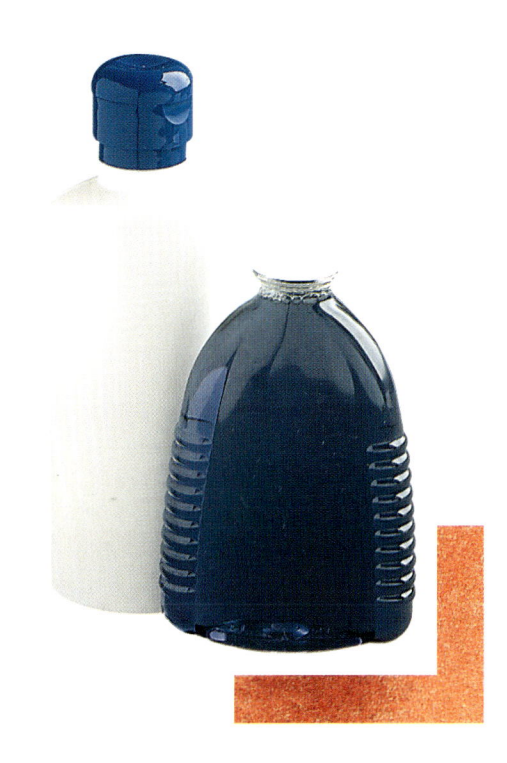

SCHÖNES HAAR

Haarprobleme – woran

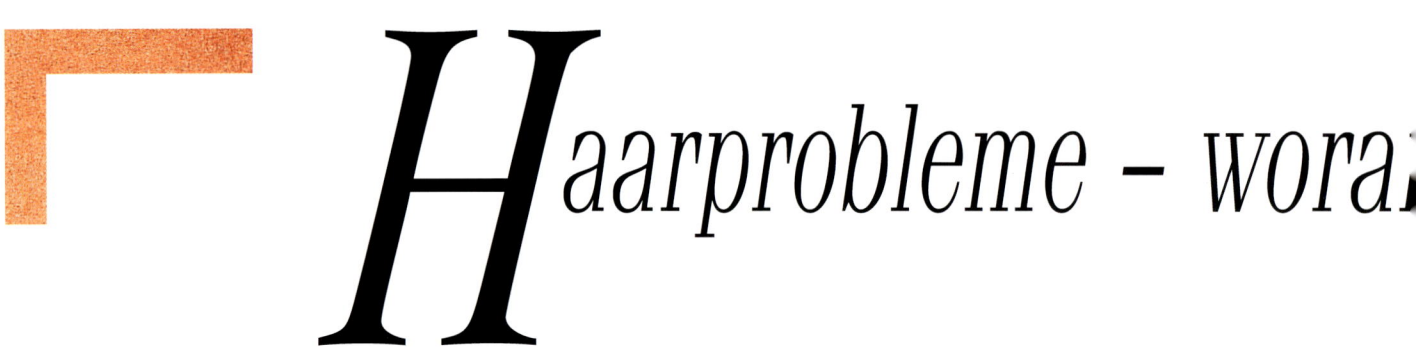

Haarausfall

In den meisten Fällen besteht kein Grund, sich zu beunruhigen, denn bis zu 100 Haare »Verlust« am Tag ist völlig normal. Wenn es mehr sind, muß nach der Ursache geforscht werden. Frauen verlieren in den ersten sechs Monaten nach einer Schwangerschaft oft Haare, doch das reguliert sich meist von selbst. Es kann auch an den Hormonen in der Antibabypille liegen. Ob es daran liegt und das Produkt gewechselt werden muß, sollte nur Ihr Frauenarzt entscheiden. Und wer im Dauerstreß ist, läßt ebenfalls oft Haare. Trifft das alles nicht zu, gibt es spezielle Anlaufstellen.

Das hilft: Hautkliniken haben vielfach eine Haarsprechstunde. Dort wird dem Haarausfall zumeist mit B-Vitaminen und Aminosäuren entgegengesteuert. Brechen die Haare »nur« ab, dann wäre zu prüfen, ob Schindluder mit den Haaren getrieben wurde, durch übermäßiges Färben, Dauerwellen oder falsche Haarpflegemittel. Dann auf eine absolut sanfte Pflege umstellen und dem Haar nichts mehr zumuten, bis es gesund nachgewachsen ist.

»Fliegende« Haare

Das sind elektrisch aufgeladene und darum widerspenstige Haare.
Der Grund: zu trockene Luft oder das Fönen.

Das hilft: »Fliegende« Haare brauchen Fett und Feuchtigkeit. Vorbeugend helfen Cremespülungen. Wenn es pressiert, kann man zu einer Sprühkur greifen, die einfach ins feuchte oder trockene Haar gegeben wird und drin bleibt. Ebenso einfach ist eine andere Möglichkeit: Etwas Frisiercreme in den Handflächen verteilen und damit locker über die Haare streichen.

Haarprobleme durch Ernährungsfehler

Eine falsche Ernährung, die der Haut nicht bekommt, tut den Haaren auch nicht gut. Um gesundes Haar zu haben, muß von innen nachgeholfen werden. Vitamin B2 lautet das Kürzel für den Stoff, der Haare, Nägel, Augen und Lippen schön erhält. Außerdem brauchen wir Vitamin E, denn ein Mangel bewirkt zum Beispiel eine trockene und schuppige Haut. Und das Vitamin H, auch Biotin genannt.

Das hilft: Die B2-Nahrung: 1,6mg braucht man täglich von diesem Vitamin. Sie stecken in 1 Liter Milch. Wenn Sie den Tagesbedarf auf abwechslungsreiche Art decken wollen: 50g Erdnüsse enthalten 0,6mg, 50g Mandeln und 125g Pilze ebenfalls, in 50g Käse stecken 0,3mg.
Die Vitamin-E-Nahrung: 12mg decken den täglichen Bedarf. Eine wahre E-Bombe sind Weizenkeime. 15g enthalten 23mg. Weitere Vitamin-E-Lieferanten sind Himbeeren (4,5mg in 100g), Truthahn (2,85mg in 100g) und Avocado (3,0mg in 100g).
Biotin-Nahrung: Eidotter, Leber und Weizen. Doch über die Nahrung bekommt man kaum genug davon, deshalb ist es ratsam, Biotin-Kapseln längere Zeit (Kur) zu schlucken.

Juckende Kopfhaut

Immer mehr Frauen klagen darüber. Umweltverschmutzungen können die Ursache sein, trockene Luft oder eine falsche Behandlung der Haare nach der Dauerwelle oder nach dem Färben. Streß spielt ebenfalls eine Rolle oder Mangelerscheinungen im Vitamin- oder Hormonhaushalt.
Denn die Kopfhaut reagiert nicht anders als die Gesichtshaut. Wenn ihr etwas, vor allem Feuchtigkeit, fehlt, reagiert sie gespannt, empfindlich, gereizt – und sie juckt.

Das hilft: Es gibt spezielle Intensivkuren für die empfindliche Kopfhaut. Die Kurcreme enthält winzige Kügelchen aus Aloe-Vera-Extrakten, die in die Haut eindringen, sie beruhigen und geschmeidig machen.
Es sind inzwischen auch Shampoos auf dem Markt, die auf die irritierte Kopfhaut abgestellt sind.

s liegt und was hilft

Haar-Spliß

Kaputte Spitzen, der sogenannte Spliß, sind mit das häufigste haarige Problem. Sogar fettiges Haar kann trockene Partien und spröde Spitzen haben. Bei langem normalem Haar sind oft nur die Spitzen dahin.

Das hilft: Fettiges Haar mit spröden Spitzen braucht zweierlei: einmal eine Packung für fettiges Haar, die auf die Kopfhaut aufgetragen wird. Sie beruhigt und verhindert, daß das Haar zu schwer wird. Zum anderen eine Kur für strapaziertes Haar, die in die Spitzen gegeben wird. 20 bis 30 Minuten einziehen lassen und dann gut ausspülen.

Eine Wunderwaffe bei strapaziertem langem Haar ist das »Flüssighaar«, das sich wie ein schützender Film um die Haare legt, aber auch im Haarinneren Schäden reparieren kann. Dennoch: Alle vier Wochen sollte langes Haar geschnitten werden.

Dünnes Haar wird durch eine Haarkur für strapaziertes Haar nur pappig und strähnig. Es gibt jedoch fettfreie Kuren (»Hair Repair«) mit Bier, Keratin oder Henna, die das Haar schützen und stärken, ohne es schwer zu machen.

Strohige Haare

Das ist ein häufiges Problem nach dem Urlaub. Das Haar ist durch Sonne und Salzwasser ausgelaugt. Aber auch glanzloses, stumpfes, dauergewelltes Haar wird oft als strohig empfunden.

Das hilft: Dem urlaubsstrapazierten Haar kann schnell auf die Sprünge geholfen werden. Durch eine Schaumtönung im Ton der eigenen Haarfarbe mit einem Klecks Haarkur vermischt. Auf das Haar auftragen, 15 Minuten einwirken lassen und dann ausspülen. Dauergewelltes, stumpfes Haar braucht »Repair«-Stoffe, also Substanzen, die die Haarschäden reparieren. Es sollte mit einem entsprechenden Shampoo gewaschen werden, eine Pflegespülung bekommen und einmal monatlich eine »Repair«-Kur.

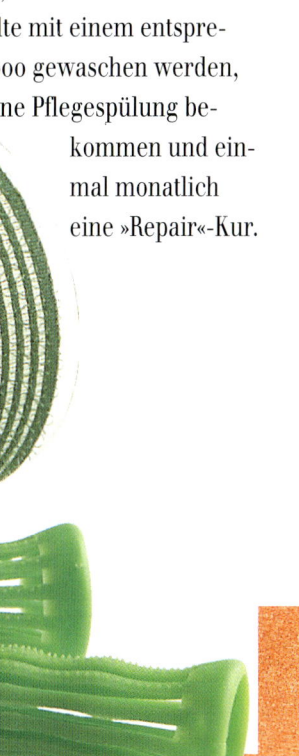

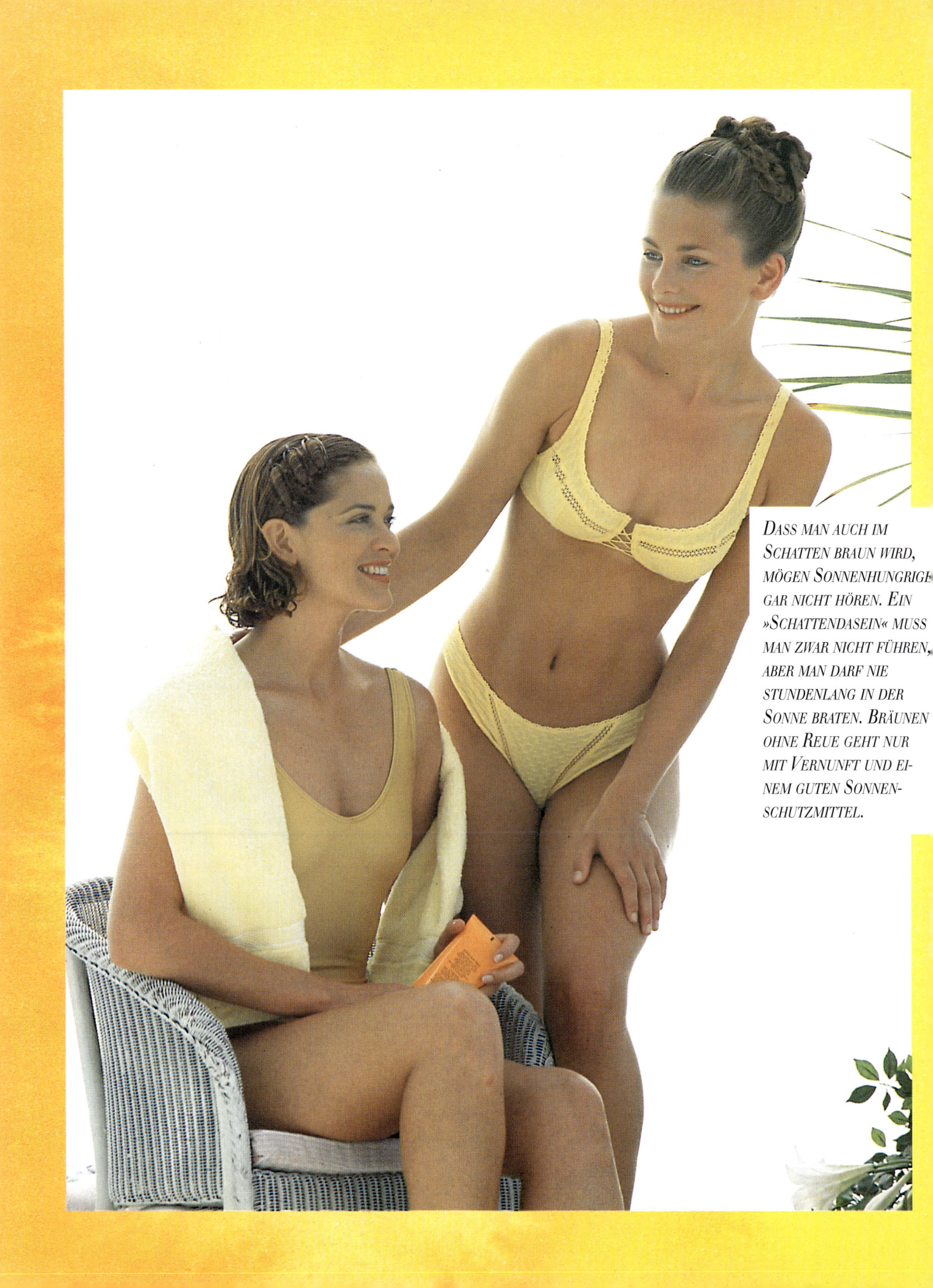

Dass man auch im Schatten braun wird, mögen Sonnenhungrige gar nicht hören. Ein »Schattendasein« muss man zwar nicht führen, aber man darf nie stundenlang in der Sonne braten. Bräunen ohne Reue geht nur mit Vernunft und einem guten Sonnenschutzmittel.

Die Sonne sanft und richtig genießen

Sie tut unendlich gut, dem Körper wie der Psyche. Daß die Sonne dennoch in Verruf gekommen ist, liegt nicht an ihr. Denn für die dünne oder fehlende Ozonschicht ist der Mensch verantwortlich. Und stundenlanges Braten in der Sonne ist eine Erfindung unserer Zeit. Bei Adam und Eva und ihren Nachfahren war Bräune jahrtausendelang nicht »in«. Aus gutem Grund. So resultieren die meisten Sonnen-Probleme daraus, daß wir den Körper, der das ganze Jahr über bedeckt war, plötzlich und ungeschützt den Strahlen aussetzen. Das muß nicht sein, denn einen Sonnenbrand vergißt die Haut in der Tat nie. Er läßt sie bis zu sechs Monate altern. Gesund bräunen, das heißt also nichts anderes, als Vernunft walten zu lassen und die Haut richtig zu schützen.

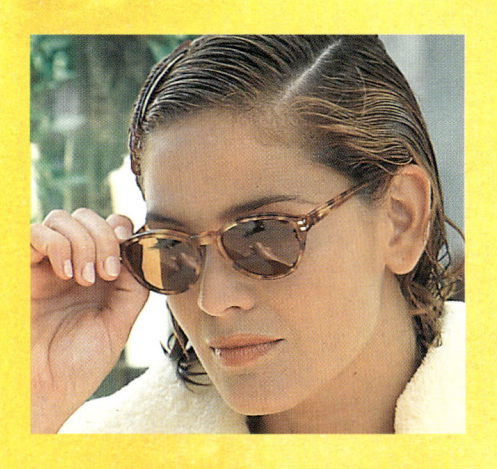

Die Sonne geniessen

Bräunen ohne Reue

Eigentlich ist es ganz einfach, sein Ziel – Wohlbefinden und eine schöne gebräunte Haut – zu erreichen. Cremen, cremen und nochmals cremen heißt die Devise. Das sollte keineswegs eine lästige Pflichtübung sein, denn das Cremen ist zugleich eine verwöhnende Massage für die Haut. Und natürlich: Sonnenbaden muß man richtig dosieren.

Sonnenungewohnte Haut wird durch das Solarium (ein- bis zweimal pro Woche) gut auf die Strahlung draußen vorbereitet. Ist man dazu jedoch nicht gekommen und landet blaß am Strand, ist zunächst einmal nur Schatten angesagt. Und keine Bange, eine langsam erworbene Bräune ist allemal schöner als eine pellende Sonnenbrand-Haut! Von den gesundheitlichen Schäden mal ganz abgesehen.

Tips für den Urlaub in der Sonne

Daß mit der Sonne nicht zu spaßen ist, weiß man heute nur zu gut. Menschen, die das ganze Jahr über viel an der frischen Luft sind, Wandern, Sport treiben oder draußen arbeiten, kümmern sich inzwischen deutlich intensiver um schützende Mittel gegen die Sonne. Aber so mancher, der blaß vom Schreibtisch oder Haushalt weg »in die Sonne« fährt und die kostbaren Urlaubstage für die schmückende Bräune nutzen will, drangsaliert seine Haut und Gesundheit mitunter auf sträfliche Weise.

<u>Als Grundregel gilt: dosieren und schützen.</u> Wird die Sonne vernünftig und in Maßen genossen, hebt sie nicht nur die Stimmung, sondern ist auch gut für Haut, Nägel und Haare, denn sie wandelt das Ergosterin in der Haut in Vitamin D um. Und das ist ein beachtlicher Schönmacher. Dieses Vitamin kann man regelrecht auf Vorrat tanken, weil es im Gewebe gespeichert wird.

Genug davon bekommt man bei einem Sonnenbad von einer halben Stunde, zwei- bis dreimal die Woche.

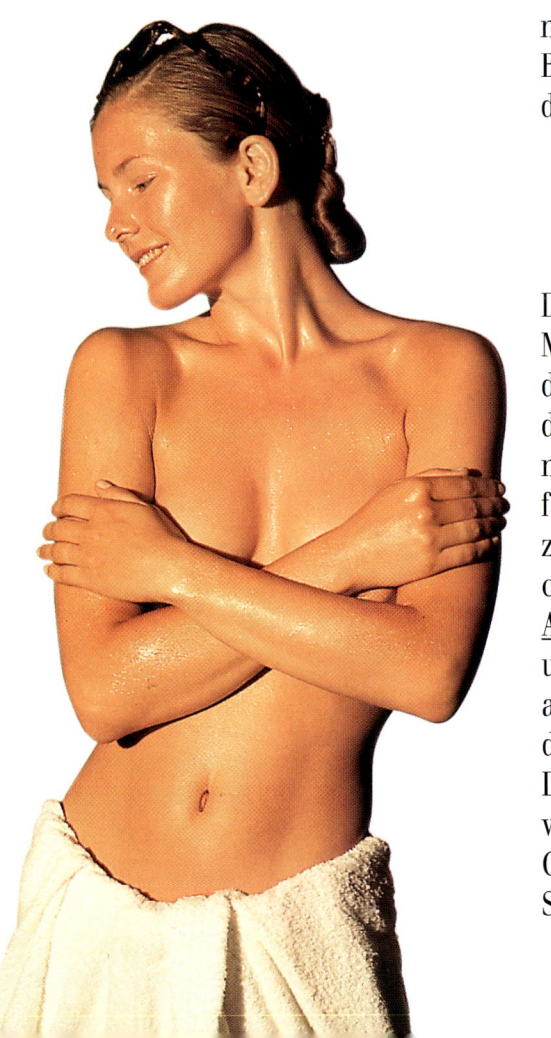

Die Sonne geniessen

Gesunde Urlaubsbräune

5 Tips für alle, die gern braun werden wollen

1 Mit einem Selbstbräuner vorarbeiten

Um nicht als Bleichgesicht unter Gebräunten rumzulaufen, leistet ein Selbstbräuner gute Dienste. Er sollte auf die fettfreie Haut aufgetragen und gleichmäßig verteilt werden. Anschließend die Handinnenflächen mit einem feuchten Tuch reinigen. Um eine intensivere Bräune zu erreichen: einmal abends auftragen, morgens duschen, sich abtrocknen und noch einmal mit dem Selbstbräuner eincremen.
Wichtig: Nie Selbstbräuner statt Sonnenschutzmittel nehmen. Diese Mittel schützen nicht vor der Sonne. In der Sonne deshalb immer ein Sonnenschutzmittel benutzen!

2 Besser aussehen durch eine Prise künstliche Sonne

Im Solarium vorzubräunen hat ebenfalls seine guten Seiten. Die Bräune sollte einen jedoch nicht in der Sicherheit wiegen, kein Sonnenschutzmittel mehr zu benötigen. Unter der künstlichen Sonne entsteht eine Bräunung durch UVA-Strahlen, und die bietet keinen Schutz vor einem Sonnenbrand. Die Solariumsbräune kann auch einer Sonnenallergie vorbeugen. Gewißheit hat man allerdings keine, dafür gibt es zu viele unterschiedliche Ursachen der Sonnenallergie.

3 Sonnenschutz muß schon vor dem Sonnenbaden beginnen

Bei den meisten Sonnenschutzmitteln tritt die schützende Wirkung erst nach 30 bis 45 Minuten ein. Deshalb immer rechtzeitig vor dem Sonnenbaden die Haut sorgfältig eincremen. Auch bei wasserfesten Produkten nachcremen, wenn man sich nach einem Ausflug ins Wasser abgetrocknet hat.

4 Die Pflege der Bräune fängt im Urlaub an

Wer es nicht für die Haut tut, sollte es der Bräune wegen tun (sie hält dann länger):
Nach jedem Sonnenbad unbedingt mit feuchtigkeitsspendenden Pflegeprodukten eincremen, denn die Haut hat nach der Sonne mächtig Durst.
Eine gute Après-Lotion dafür verwenden, weil die sich durch einen sehr hohen Feuchtigkeitsanteil auszeichnet.

5 Sonnen-Make-up: gefärbte Wimpern und Augenbrauen

Mit gefärbten Wimpern und Augenbrauen brauchen Sie schon keinen Augenbrauenstift und keine Wimperntusche mehr fürs Urlaubsgepäck. Das Sonnen-Make-up vervollkommnen Sie mit ein paar Licht- und Schatteneffekten auf dem Lid.
Die Lippen werden während des Sonnenbadens mit Cacao-Butter eingecremt. Dann die Konturen mit einem farbigen Lipliner (rot, orange, braun) nachziehen. Achten Sie beim Lipliner darauf, daß er wisch- und wasserfest ist. Wer noch sehr blaß ist, betont die Wangen mit etwas Rouge.
Mit einer getönten Pflegecreme läßt es sich ebenfalls gut Sonnenbaden, vorausgesetzt sie hat den Lichtschutzfaktor 5.

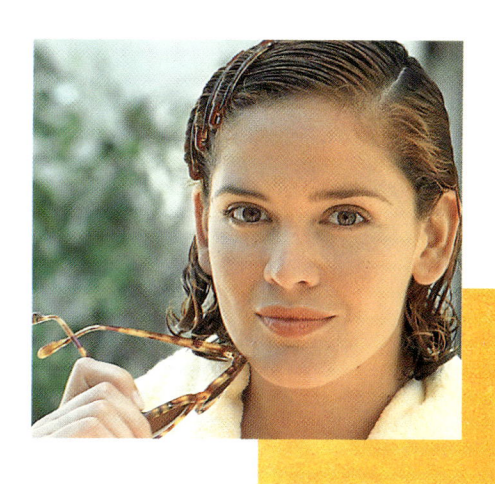

Die Sonne geniessen

Wieviel Schutz braucht die Haut?

Sie braucht viel Schutz, denn von Natur aus ist sie bei einem normalrobusten Hauttyp für nur maximal 20 bis 30 Minuten auf natürliche Weise geschützt. Länger reicht der sogenannte »Eigenschutzfaktor« der Haut nicht. Danach wird es brenzlig. Und je empfindlicher die Haut ist, um so kürzer ist diese natürliche Schutzzeit!

Lichtschutzfaktor heißt das Zauberwort, das diesen Eigenschutz der Haut verlängert und den Sonnenbrand entsprechend lange verhindert. Ein Rechenbeispiel: Wer von Haus aus ungeschützt 20 Minuten in der Sonne bleiben kann, verlängert diese Zeit mit dem Lichtschutzfaktor 10 um das zehnfache. Also auf 200 Minuten = knapp 3 1/2 Stunden.

Doch Ärzte können dieser Rechnung keinen Geschmack abgewinnen. Ihre Argumente lauten: Nicht der Sonnenbrand sollte die Bemessungsgrenze sein, wie das beim Lichtschutzfaktor der Fall ist, sondern die Schädigung der Hautzellen durch zuviel Sonne. Und diese Schädigung passiert schon vor dem Sonnenbrand. Kinder und Jugendliche sind besonders gefährdet, denn sie können sich irreparable Schäden fürs Leben holen.

Eine halbe Stunde pralle Sonne pro Tag sind das Maß, an das Sie sich Ihrer Haut und Ihrer Gesundheit zuliebe halten sollten. Und natürlich nie – ob im Schatten oder in der Sonne – ohne Sonnenschutzmittel. Nehmen Sie davon reichlich mit in den Urlaub.

Sonnenschutzmittel in Variationen

Praktisch in der Handhabung ist Sonnenmilch, die in allen Lichtschutzfaktor-Stufen angeboten wird. Auch mit Sonnencremes, vorwiegend für das Gesicht benutzt, kann man sich gut vor Sonne schützen. Sonnenöle kommen über einen Schutzfaktor von 3 nicht hinaus, und die sogenannten »Tropical-Öle« bieten gar keinen Sonnenschutz.

Sonnen-Gele sind das beste für Menschen, die an der sogenannten Mallorca-Akne leiden (kleine, stark juckende Pusteln auf der Haut). Sie enthalten kein Fett und keine Emulgatoren, denn man vermutet, daß die Ursache für die Überreaktion der Haut in dem Zusammenspiel von Lichteinwirkung, Emulgatoren, Fetten und Ölen liegt.

Sogenannte Baby-Produkte sind auch für die Haut empfindlicher Erwachsener geeignet. Einige dieser Produkte enthalten Vitamin E, das die Entstehung hautzelltötender Substanzen verhindert, die unter UV-Bestrahlung entstehen können.

Und bei allen Sonnenschutzmitteln ist als zusätzlicher Schutz der gute alte Sonnenhut zu empfehlen, natürlich nur ein kleidsames Modell aus Stroh oder heller Baumwolle.

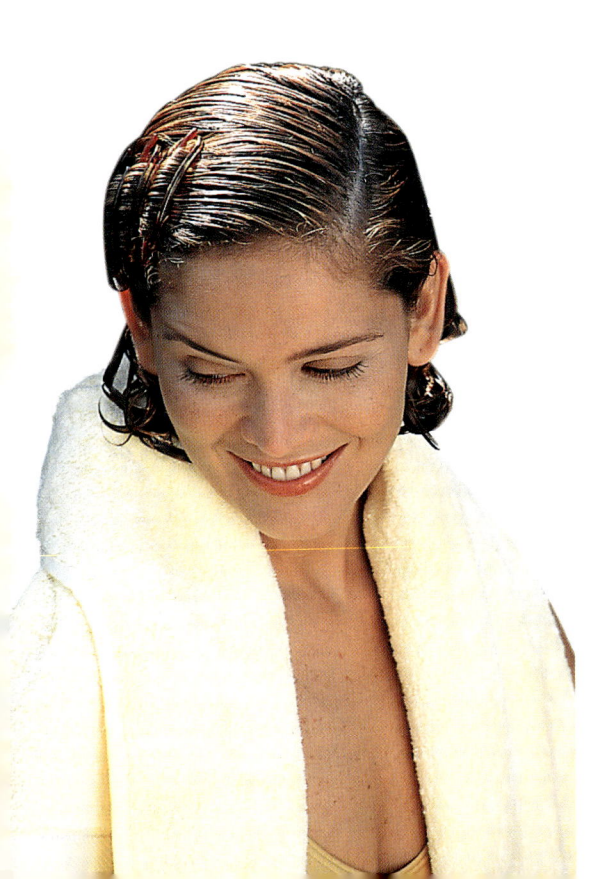

DIE SONNE GENIESSEN

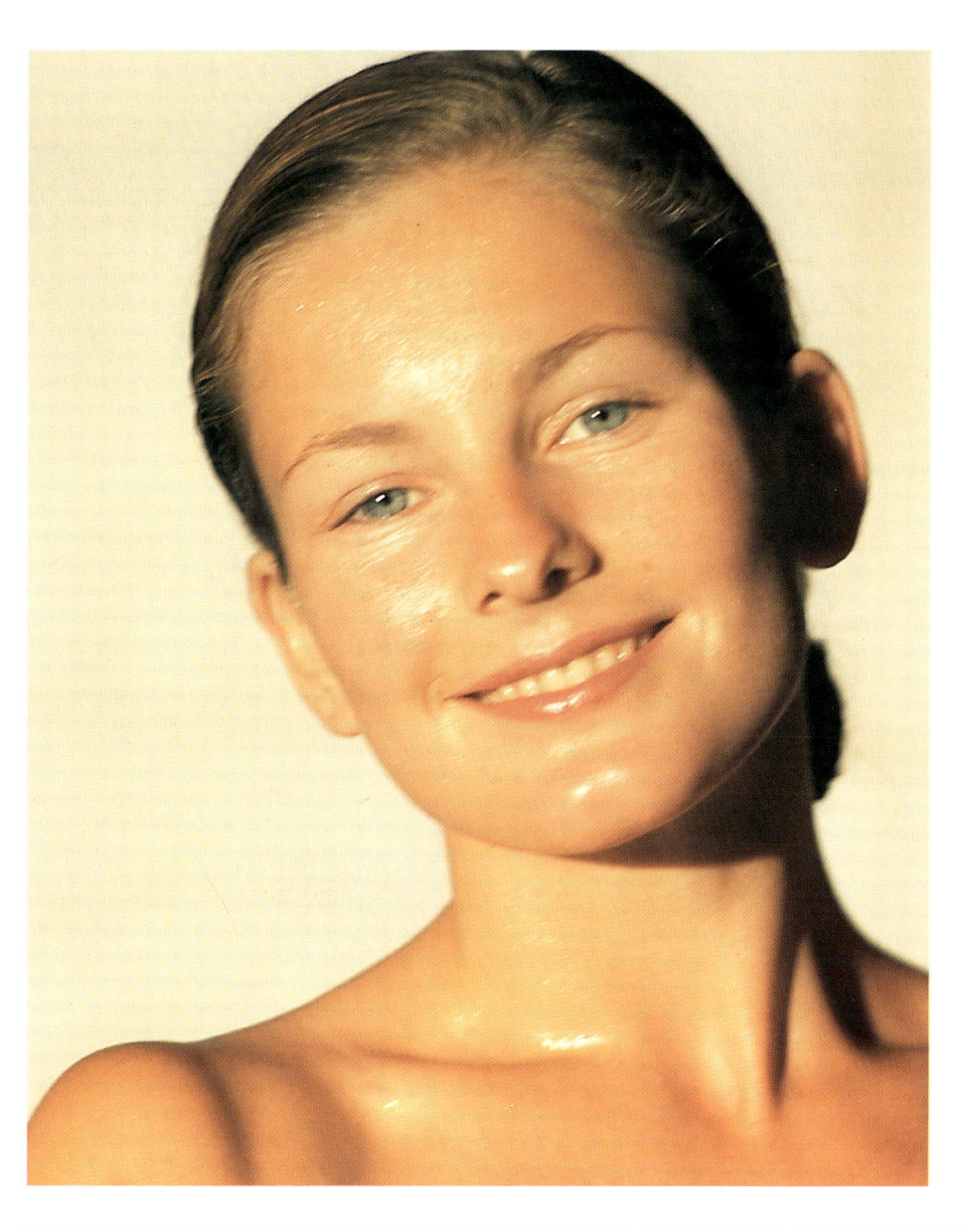

Sich über die schöne Bräune freuen kann man nur, wenn man sie mit der gebotenen Vorsicht genossen hat: Gut dosiert, maximal eine halbe Stunde lang und gut eingecremt mit einem wirksamen Sonnenschutzmittel.

Sonnenschutzregeln auf einen Blick

- Nie ungeschützt in die Sonne gehen. Ein Sonnenbad von 30 Minuten reicht.
- Empfindliche Haut braucht auch im Schatten eine Schicht Cacao-Butter unter dem Sonnenschutzmittel (Lichtschutzfaktor 4 bis 5).
- Was in den südlichen Ländern üblich ist, sollte man sich ganz schnell angewöhnen: zwischen 12 und 14 Uhr ist Siesta in einem kühlen, schattigen Winkel. Die Sonne sollte am besten immer nur vormittags bis 11 Uhr und nachmittags nach 15 Uhr genossen werden.
- Augen und Lippen müssen in der Sonne besonders gut geschützt werden, deshalb Augen mit einer speziellen Augencreme und mit einer guten Sonnenbrille schützen. Die Lippen mit Cacao-Butter einreiben.

<u>Schönheitstip:</u> Auf Eau de Toilette und Parfum sollte man in der Sonne unbedingt verzichten, denn die Kombination von Bergamotte-Öl und UV-Strahlen bewirkt unschöne Pigmentveränderungen. Und solche braunen Flecken gehen nicht mehr weg, sie lassen sich nur noch mit Abdeckcreme kaschieren.

<u>Übrigens:</u> Jeder einzelne Sonnenbrand läßt die Haut um ein halbes Jahr früher altern.

Die Sonne geniessen

Die 10 wichtigsten Frage

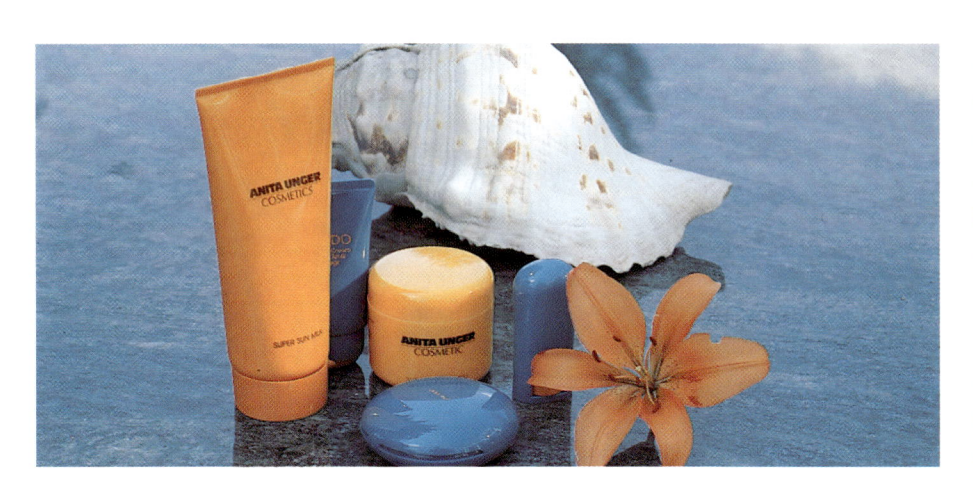

1. Bringt es etwas, eine Sonnenbrille zu tragen, oder schadet man damit den Augen?

Sonnenbrillen mit guten dunklen Gläsern schützen die Augen. Denn nicht nur die Haut muß vor den ultravioletten Strahlen geschützt werden, die Augen brauchen diesen Schutz ebensosehr. Eine schlechte Sonnenbrille filtert die schädlichen UV-Strahlen nicht heraus.

2. Wirkt die Sonne eigentlich bei jedem Hauttyp anders auf die Haut?

Die Sonne wirkt immer gleich, nur jede Haut reagiert anders. Das heißt: auch eine dunkle Haut muß wie die helle geschützt werden. Nur filtert eine dunkle Haut durch stärkere Pigmenteinlagerungen die UV-Strahlen besser. Außerdem ist ihre Hornschicht dicker. Grundsätzlich gilt: Ob blond oder braun, gehen Sie nie ohne Sonnenschutz in die Sonne.

3. Was kann man tun, wenn man einen Sonnenbrand erwischt hat?

Als erstes sollten Sie die verbrannten Hautstellen sofort mit Joghurt, einem ganz normalen Natur-Yoghurt, kühlen. Nicht antrocknen lassen, sondern immer wieder eine frische Schicht auftragen. Das wirkt sogar bei einem hochgradigen Sonnenbrand mit leichtem Schüttelfrost Wunder. Bei einem schweren Sonnenbrand muß der Arzt geholt werden. Die Yoghurtbehandlung lindert jedoch die Beschwerden, bis der Arzt eintrifft.

4. Ist die Sonne überall gleich gefährlich, oder gibt es da Unterschiede?

Die Ozonschicht filtert einen Teil der UVC- und UVB-Strahlen. Am gefährlichsten ist die Sonne daher, wo das Ozonloch am größten ist – über Neuseeland und der Antarktis. In Höhenlagen ist die Sonne intensiver als in niedrigeren Regionen.

5. Kann man mit einem Lichtschutzfaktor 20 tatsächlich 10 Stunden in die Sonne gehen, wenn die natürliche Schutzzeit 30 Minuten beträgt?

Bei einem solchen Lichtschutzfaktor verhält es sich ähnlich wie bei einem Sunblocker, der in seiner Zusammensetzung so konzipiert ist, daß er alle Sonne abblockt. Aus gesundheitlichen Gründen macht das wenig Sinn. Um den Vorteil der Sonne als »Lieferant« von Vitamin D nutzen zu können, sind tägliche Sonnenbäder von 20 bis 30 Minuten völlig ausreichend. Maßvolles Sonnenbaden ist gesundheitsfördernd, macht aktiv und schön. Die Haut komplett gegen die Sonne abzuschotten, ist also ebensowenig zu empfehlen wie zu langes Sonnenbaden. Zuviel Sonne macht übrigens nervös und gereizt.

6. Wird man nur in der Sonne braun oder auch im Schatten?

Man wird auch im Schatten braun. Und diese »Schattenbräune« hält sogar länger. Wenn man älter als 45 ist, wirkt eine im Schatten gebräunte Haut sogar frischer und schöner.

7. Was kann man tun, um sich die Bräune möglichst lange zu erhalten?

Nach dem Urlaub ist die Haut oft trocken und braucht intensive Pflege. Sie sollte, wie schon während des Urlaubs,

im Thema Sonne

Die Sonne geniessen

mit hautpflegenden Produkten versorgt werden, da Sonne, Wasser und Wind ihr sehr zusetzen. Zum Sonnenbaden sollte unter das Sonnenschutzmittel Cacao-Butter aufgetragen werden.
Nach dem Sonnenbaden mit einem Dusch-Gel duschen und sich mit einer feuchtigkeitsspendenden Körpermilch einreiben. Schuppende und trockene Hautpartien brauchen besonders viel Fett.
Zum Beispiel eine fetthaltige Creme mit dem Pro-Vitamin A-Carotin oder mit dem Regenerations-Vitamin E. Aloe-Vera-Masken sowie Creme-Feuchtigkeits-Packungen mit Avocadoöl versorgen die besonders strapazierten Hautpartien (Gesicht, Hals, Dekolleté, Hände und Füße) mit Pflegestoffen.
Aber auch Yoghurt-Masken mit Olivenöl wirken kühlend und spenden Feuchtigkeit.

8. Haben After-Sun-Produkte eine gute Wirkung, oder müssen sie nicht sein?

Sie haben eine positive Wirkung durch ihre feuchtigkeitsspendenden Extrakte und die milden Sonnenschutz-Faktoren. Ein After-Sun-Produkt schützt und pflegt die Haut nach dem Sonnenbad. Viele haben auch eine kühlende Wirkung auf die strapazierte Haut und machen sie glatt und glänzend.

9. Ist es für die Haut besser, sich nach dem Baden im Meer gleich abzuduschen?

Nein. Es wäre sogar schade, das zu tun, denn im Meer sind viele Mineralien, die über die Haut vom Körper aufgenommen werden. Vermischen Sie das Meerwasser auf der Haut mit der feuchtigkeitsspendenden Sonnenschutzmilch. Das bekommt dem Körper ausgesprochen gut. Und die mit Meersalz angereicherte Milch läßt sich wunderbar auf der Haut verteilen. Bei einem Sonnenöl oder einer fetthaltigen Creme wird es etwas schwieriger. Es geht jedoch, wenn Sie etwas Sonnenmilch beimischen. Auch Sand muß nicht abgeduscht werden. Er fällt von selbst ab, der Rest ist ein natürliches Körper-Peeling. Wird die Natur auf diese Weise genutzt, hält die Sonnenbräune sogar länger.

10. Müssen Kinder ganz besonders vor der Sonne geschützt werden?

Ja. Denn Ergebnisse neuester Studien belegen, daß viele chronische Hautschäden in der Kindheit entstanden sind, als Folge von zu viel Sonne. Kinder planschen nur zu gerne bei voller Sonne im Wasser, doch gerade dort sind sie den schädlichen UV-Strahlen besonders ausgesetzt. Selbst in einer Wassertiefe von 50 Zentimetern treffen noch über 60% der UVB-Strahlen auf die Haut. Kinder sollten unbedingt von Kopf bis Fuß mit einem wasserfesten Sonnenpflegemittel oder durch eine Sonnencreme mit Cacao-Butter vor einem Sonnenbrand geschützt werden. Nach mehrmaligem Baden muß nachgecremt werden. Und sie brauchen eine Mütze, Kappe oder einen Hut als Schutz für Kopf und Augen. Kinderärzte empfehlen außerdem noch ein T-Shirt. Säuglinge unter 12 Monaten sollten gar nicht in die pralle Sonne. Kleinkinder von 1 bis 2 Jahren vertragen kurze Sonnenbäder, ansonsten sind sie im Schatten am besten aufgehoben.

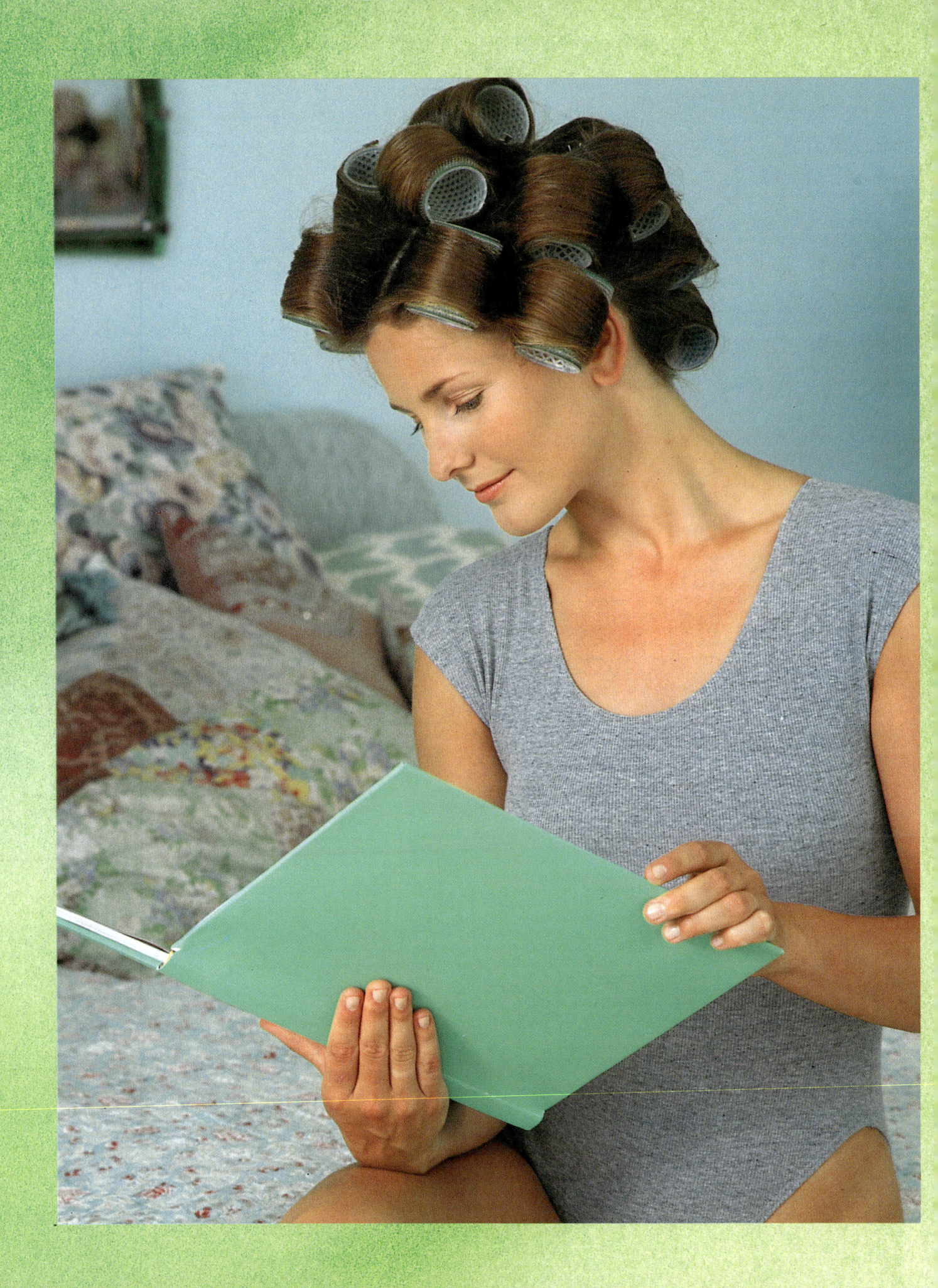

Schönheits-Lexikon von A bis Z

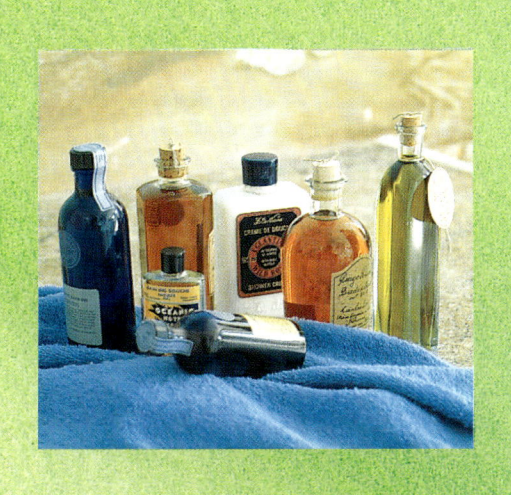

SCHÖNHEITS-LEXIKON

A

Aloe Vera

Die Heilkraft dieses Liliengewächses war schon vor Jahrtausenden in der griechischen, mexikanischen und chinesischen Volksheilkunde bekannt. Der aus dieser Pflanze gewonnene Extrakt hat auf die Haut eine vielfältige Wirkung, es wirkt beruhigend, heilend, feuchtigkeitsspendend, glättend und regt das Zellwachstum an. Vom heutigen Kosmetikmarkt sind Aloe-Vera-Produkte kaum mehr wegzudenken. Es gibt sie als Cremes, Gels, Masken, Vlies und Lotion. Besonders gut geeignet sind diese Produkte bei Aknehaut, bei empfindlicher, trockener und sonnengeschädigter Haut.

Antitranspirant

Antitranspirantien, auch Regulantien genannt, enthalten Stoffe, die wie bei einem Deodorant das Bakterienwachstum verzögern (—> Deos, Seite 62) und gleichzeitig die Schweißproduktion verringern. Hautärzte raten von diesen Mitteln ab, weil sie bei täglichem Gebrauch die Haut reizen und zu Entzündungen der Schweißdrüsenausgänge führen können. Wer sehr stark schwitzt, sollte zu natürlichen Mitteln greifen (wie Waschungen mit Thymianauszügen oder Apfelessig). Und vom Arzt untersuchen lassen, ob nicht gesundheitliche Störungen vorliegen.

Arnika-Extrakt

Ist ein Universalheilmittel für Verletzungen, aber auch gut geeignet für die Aknebehandlung.

Ätherische Öle

Das sind sogenannte flüchtige Öle, die sich in ihrer chemischen Zusammensetzung und in ihren Eigenschaften stark von den fetten Pflanzenölen unterscheiden. Sie werden durch verschiedene Verfahren, häufig durch Auspressen oder Destillation von Pflanzenteilen (Blätter, Blüten, Früchte, Samen), gewonnen. Als Duft- und Pflegestoffe nehmen diese natürlichen Öle im kosmetischen Bereich heute einen breiten Raum ein. Die Auswahl ist sehr groß. Von der verwendeten Pflanze hängt es ab, welche Wirkung das Öl hat, manche wirken beruhigend, andere durchblutend und belebend.

Antioxidantien

Das sind Konservierungsmittel, die zusammen mit sogenannten Stabilisatoren Kosmetikprodukte haltbar zu machen. In einem natürlichen chemischen Prozeß, ausgelöst durch Mikroorganismen verderben Fette und fette Öle nach einer gewissen Zeit. Antioxidantien verzögern diesen Vorgang und damit das Entstehen schädlicher Bakterien.

Avocado-Öl

Die Avocadofrucht, aus der das Öl gewonnen wird, zählt zu den gehaltvollsten Früchten. Nicht umsonst nannte man sie früher »Seemannsbutter« oder »Butterfrucht«. Sie enthält über 50 Prozent Öl, eine ganze Reihe von Vitaminen, darunter die Vitamine A, D und F, und mehr als 10 Mineralien. Als Zusatz verwendet wird das hochwertige Öl für Gesichts- und Körperpflegemittel. Eine besonders wohltuende Wirkung hat das Öl bei trockener und spröder Haut. Durch seinen natürlichen Wirkstoffreichtum hilft es auch, die Elastizität der Haut zu erhalten.

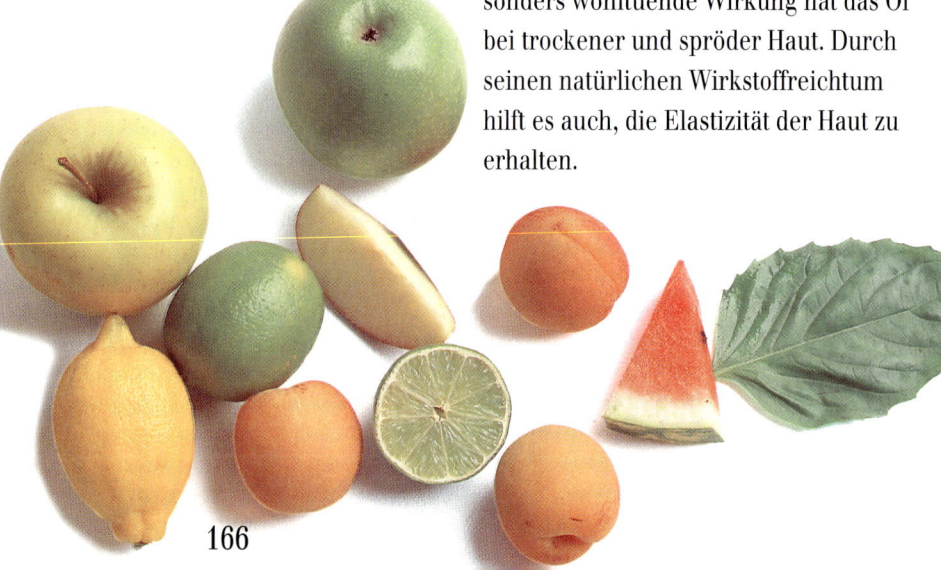

SCHÖNHEITS-LEXIKON

Bade- und Dusch-Sprachführer

after bath talc = Körperpuder
bain moussant = Schaumbad
bath salts = Badesalz
body shampoo = Duschmittel
cream bath - Cremebad
foam bath = Schaumbad
huile de bain = Badeöl
shower liquid = Duschmittel
talc de toilette = Körperpuder

Cacao-Butter

Dieses feste gelbliche Fett wird aus der entschalten und dann gerösteten Cacaofrucht gewonnen. Es hat einen angenehmen Cacaogeruch, schmilzt bei Körpertemperatur und wird bei Kälte ganz fest. Cacao-Butter wird zur Pflege der Haut in Lippenstiften, Cremes und Salben eingesetzt. Sie schützt die Haut vor dem Austrocknen, macht Lippen samtig weich und bewirkt beim Sonnenbaden eine schöne Bronzebräune. Dieses angenehme, wirksam schützende Hautpflegemittel ist für jeden Hauttyp und jedes Alter gut geeignet.

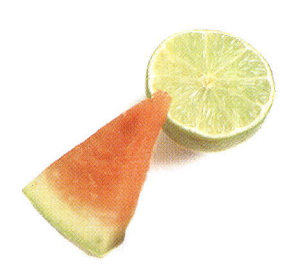

Collagen

Das Protein Collagen ist ein wesentlicher Bestandteil des Bindegewebes. Es spielt zusammen mit Elastin eine wichtige Rolle für die Elastizität und Festigkeit der Haut. Vom 24. Lebensjahr an verliert die Haut an Collagenfasern: die Haut altert. Collagenpflegeprodukte sollen den Alterungsprozeß verzögern. Ihre Wirkungsweise ist allerdings umstritten. Sie lassen jedoch die Haut sichtbar frischer und glatter wirken.

Elastin

Im Zusammenspiel mit Collagen ist dieses Protein für die Elastizität der Haut verantwortlich. Mit zunehmendem Alter, aber auch durch Umwelteinflüsse wie übermäßiges Sonnenbaden kommt es zu Collagenverlust und damit zu Elastizitätsverlust. Die Folgen: erst Fältchen, dann Falten, außerdem wird die Haut glanzlos und brüchig. Durch eine Behandlung mit elastinhaltigen Produkten gewinnt die Haut wieder an Elastizität.

Emulgatoren

Wichtiger Bestandteil von Cremes. Es sind Stoffe, die Öl beziehungsweise Fett und Wasser miteinander verbinden. Emulgatoren lösen das Fett/Öl nicht auf, sondern halten mikrofeine Tröpfchen Öl in Wasser oder Wasser in Öl.

Fachbegriffe in Englisch und Französisch

Englische und französische Bezeichnungen für Kosmetik- und Pflegeartikel haben sich durchgesetzt. Beim Einkauf, in Zeitschriften oder Büchern wird man damit häufig konfrontiert. Keiner spricht zum Beispiel von Lippenglanz, sondern sagt lip gloss. Übersetzungen häufig verwendeter Begriffen finden Sie in diesem kleinen Schönheitslexikon.

Ginkgo

Der Extrakt, der aus den Blättern des Ginkgobaumes gewonnen wird, bekommt immer mehr Bedeutung in der Kosmetikherstellung. Pflegeprodukte mit Ginkgoanteilen haben eine breite Wirkung, zum Beispiel kräftigen sie die Haut, reduzieren Hautunreinheiten, regen den Stoffwechsel an und verzögern den Alterungsprozeß der Haut. Die Produkte sind gut verträglich, sogar bei überempfindlicher Haut.

SCHÖNHEITS-LEXIKON

Hamamelis

Auch Zaubernuß genannt. Aus den Blättern und der Rinde des Hammamelis-Virginiana-Strauchs wird der heilsame Extrakt gewonnen. Er wird als blutstillendes Mittel sowie bei der Behandlung von Furunkeln und Geschwüren eingesetzt. In der Kosmetik findet der adstringierend wirkende Extrakt Verwendung in Gesichtslotion, die porenverengend und erfrischend wirken. Gut bei Rosacea.

Haut- und Körperpflege-Sprachführer

anti wrinkle cream = Antifaltencreme
body lotion = Körperlotion (Körpermilch)
body moisturizer = Körperlotion
cleanser = Reinigungsmittel
cleansing cream = Reinigungscreme
cleansing milk = Reinigungsmilch
crème couprosine = Creme gegen erweiterte Äderchen
crème de nettoyage = Reinigungscreme
crème pour le cou = Halscreme
dusting powder = Körperpuder
lait démaquillante = Reinigungsmilch
peeling = Schälpräparat
skin freshener = Gesichtswasser
skin tonic = Gesichtswasser
skin lotion = Gesichtswasser
talc de toilette = Körperpuder
throat cream = Halscreme
tonique = Gesichtswasser

Hauttypen-Sprachführer

Bei allen Pflegemitteln, sei es für Haut oder Haare, sollte man die Produkte dem eigenen Hauttyp entsprechend wählen, deshalb ist es wichtig, diese unterschiedlichen Begriffe zu kennen:
delicate skin = empfindliche Haut
dry skin = trockene Haut
oily skin = fettige Haut
peau grasse = fettige Haut
peau ragile = empfindliche Haut
peau sèche = trockene Haut
peau sensible = empfindliche Haut
sensitive skin = empfindliche Haut

Hyaluronsäure

Ist ein wesentlicher Bestandteil unserer Haut. Sie hat die Fähigkeit, Feuchtigkeit zu binden und Trockenheitsfältchen zu mildern. Deshalb ist sie häufig in entsprechenden Kosmetika enthalten, zum Beispiel in Augencremes.

Hypo-Allergen-Produkte

Diese Produkte sollen die Gefahr allergischer Reaktionen so weit wie möglich mindern. Sie enthalten keine der bisher bekannten allergieauslösenden Stoffe. Wer zu Allergien neigt und/oder eine besonders empfindliche Haut hat, sollte in jedem Fall kosmetische Präparate in der Armbeuge testen (—> Seite 142). Im Zweifelsfall immer vom Hausarzt oder Dermatologen beraten lassen.

Jojoba-Öl

Der Name ist etwas irreführend, denn es handelt sich nicht um ein Öl. Jojoba-Öl ist ein flüssiges Wachs, das aus den Früchten des Jojobastrauches gewonnen wird. Indianer benutzten es bereits im 18. Jahrhundert für die Haar- und Hautpflege. Heute wird Jojoba-Öl zum Beispiel Haarpflegeprodukten zugesetzt, weil es den Glanz und die Geschmeidigkeit der Haare erhöht. Von seiner besten Seite zeigt es sich in der Hautpflege: Jojoba-Öl dringt gut in die Haut ein, ohne einen Fettfilm zu hinterlassen, es unterstützt die natürliche Schutzwirkung der Haut, macht sie angenehm geschmeidig und soll sogar entzündungshemmend wirken.

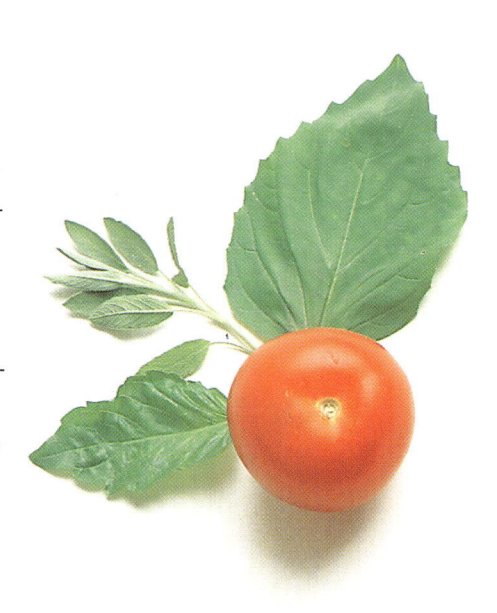

SCHÖNHEITS-LEXIKON

Johanniskraut-Öl

Der klare rotbraune Ölauszug, der aus den Blätter des Johanniskrauts gewonnen wird, hat eine entzündungshemmende und nervenberuhigende Wirkung. In der Kosmetik wird das Öl bei äußerst sensibler, nervöser und allergischer Haut eingesetzt. Mit Johanniskraut-Öl getränkte Leinenumschläge sind gut bei Muskelkater und Sehnenzerrungen.

Karotin-Öl

Es wird unter Verwendung eines hochwertigen Karottenextraktes hergestellt. Das intensiv rotbraune Öl enthält Karotin und Karotin-Tocopherole. Wichtigster Faktor ist das Provitamin A, das für den Stoffwechsel der Haut unentbehrlich ist. Aus dermatologischer und kosmetischer Sicht unterstützt das Provitamin A die Bildung und Erhaltung der obersten Hautschicht, schützt vor dem Austrocknen, vor Faltenbildung sowie vor Fehlfunktionen der Talg- und Schweißdrüsen. Trockene, strapazierte, vernachlässigte oder sonnengeschädigte Haut wird durch regelmäßige Pflege mit Präparaten, die das Provitamin A enthalten, günstig beeinflußt.

Lecithin

Ist ein Bestandteil jeder menschlichen, tierischen und pflanzlichen Zelle. In der Haut wirkt Lecithin als »Vermittler« zwischen Wasser und Fett. Es spielt eine wichtige Rolle bei der Zellerhaltung und Zellregeneration. Durch Anteile von Phosporsäuren sorgt es für die erforderliche Feuchtigkeit der Haut. Lecithin in Verbindung mit Vitamin F unterstützt die Regeneration der Haut in starkem Maße. Eingesetzt wird Lecithin zum Beispiel in Seifen, Duschgels, Shampoos und Tagescremes, oder Lippenstiften.

Liposome

Sie werden in der Kosmetik als Wirkstoffträger eingesetzt. Vereinfacht ausgedrückt ist ein Liposom ein mikroskopisch kleines Kügelchen, dessen Fetthülle eine Wasserkern umschließt. Im Inneren können alle möglichen Substanzen wie Enzyme, Proteine, Vitamine und eine ganze Reihe anderer Wirkstoffe »untergebracht« werden. Liposome sind in der Lage in die Haut einzudringen, an den Zellen »anzudocken« und die eingelagerten Wirkstoffe dort freizugeben, wo sie von den Zellen am besten aufgenommen werden. Ob die von der Kosmetikindustrie angebotenen Liposome tatsächlichen halten, was die Werbung verspricht, ist heiß umstritten. Nicht bezweifelt wird allerdings, daß Liposomen-Präparate während ihrer Anwendung die Hautfeuchtigkeit und Fettregulation deutlich verbessern.

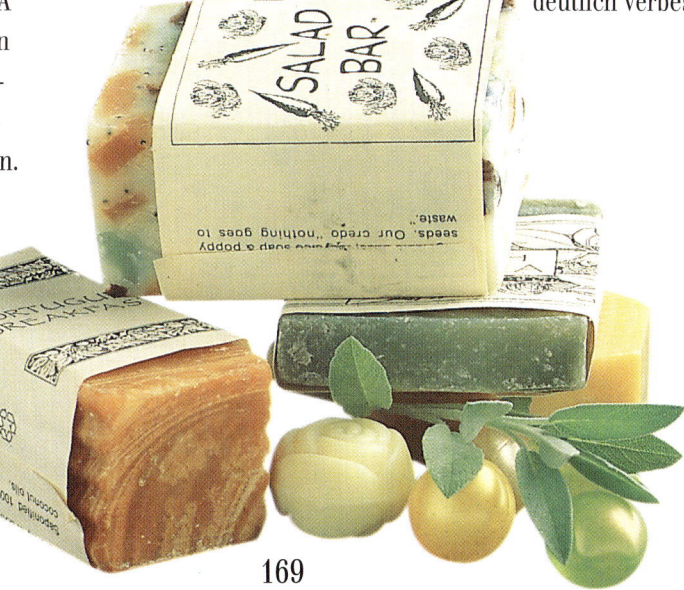

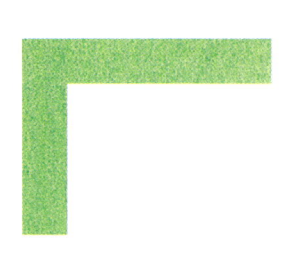

Lindenblüten-Extrakt

Augenkompressen mit diesem Extrakt wirken entspannend und angenehm beruhigend für strapazierte Augen. Als Vorbeugemittel gegen Erkältungskrankheiten ist Tee aus Lindenblüten schon seit langem bekannt.

Lymphe

Lymphgefäße durchziehen wie die Kapillaren und Gefäße des Blutkreislaufes den ganzen Körper. Sie transportieren die Lymphe, eine fast farblose Flüssigkeit, die durch Austritt von Blutplasma aus den Blutkapillaren ins Gewebe entsteht. Vereinfacht ausgedrückt ist die Lymphe der Träger der Abwehrkräfte des Körpers gegen Krankheiten. Wichtig ist es deshalb, daß die Lymphe im Fluß bleibt. Lymphstauungen haben Auswirkungen auf Wohlbefinden und Aussehen des Menschen. Lymphdrainagen (—> Seite 20/21) sind zur Vorbeugung von Stauungen gut geeignet.

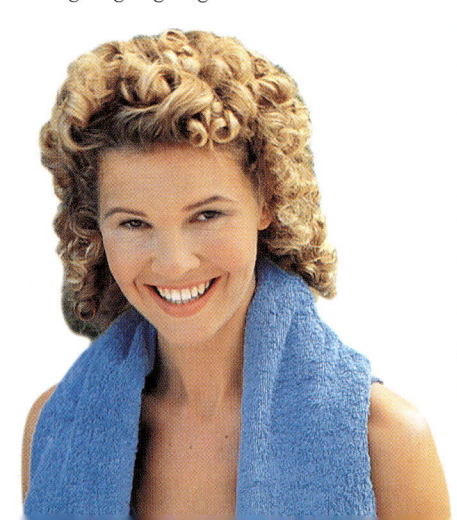

Make-up-Sprachführer

blusher = Wangenrot
cils = Wimpern
cover cream = Abdeckcreme
eye lashes = Augenwimpern
eye shadow = Lidschatten
fard de joues = Wangenrot
fond de teint = Grundierung
foundation = Grundierung
highlighter = Glanzlicht, heller Lidschatten
lip gloss = Lippenglanz
liquid eyeliner = flüssiger Lidstrich
mascara remover = Augen-Make-up-Entferner
pudre = Puder
Rouge = Wangenrot
rouge à lèvres = Lippenrot

Meeresalgen

Seit Jahrtausenden sind Meeresalgen in den asiatischen Ländern als Grundnahrungsmittel und Heilmittel bekannt. Heute kommen Algenextrakte im Kosmetik- und Gesundheitsbereich verstärkt zum Einsatz.
Alle Meeresalgen enthalten eine große Anzahl an Mineralstoffen (zum Beispiel Natrium, Kalzium, Schwefel, Jod) und Spurenelementen (zum Beispiel Mangan, Zink, Kupfer, Eisen, Silizium). Außerdem enthalten sie Vitamine (zum Beispiel Vitamin B, Vitamin C und Vitamin E). Rotalgen enthalten beispielsweise mehr Vitamin C als die Zitrusfrüchte. Wichtig sind auch ihre feuchtigkeitsbindenden Eigenschaften.
Algenextrakte werden in feuchtigkeitsspendenden Cremes, Gels und Masken eingesetzt, auch Badepräparate und Celluliteprodukte enthalten Zusätze an Meeresalgen. Auch in Kapselform, als Tee oder Trinkampullen werden sie zum Beispiel für Entschlackungskuren angeboten.
<u>Wichtig:</u> Wer eine Jodallergie hat, darf Algenextrake nicht verwenden!

Modellage

Intensive Gesichtspflege, die im Kosmetikinstitut durchgeführt wird. Es handelt sich dabei um eine Maske, die als dicke Paste in einer bestimmten Weise (modellierend) auf die Haut aufgetragen wird; an manchen Stellen bis zu 1,5 cm. Sie besteht aus Mineralien, Spurenelementen und Kristallen. Darunter werden pflegende Produkte aufgetragen. Beim Erhärten erwärmt sich die Masse aus eigener Kraft auf 42 Grad. Wirkung der Modellage: intensiv hautpflegend, gleichmäßige Durchblutung der Haut, Anregung des Stoffwechsels.

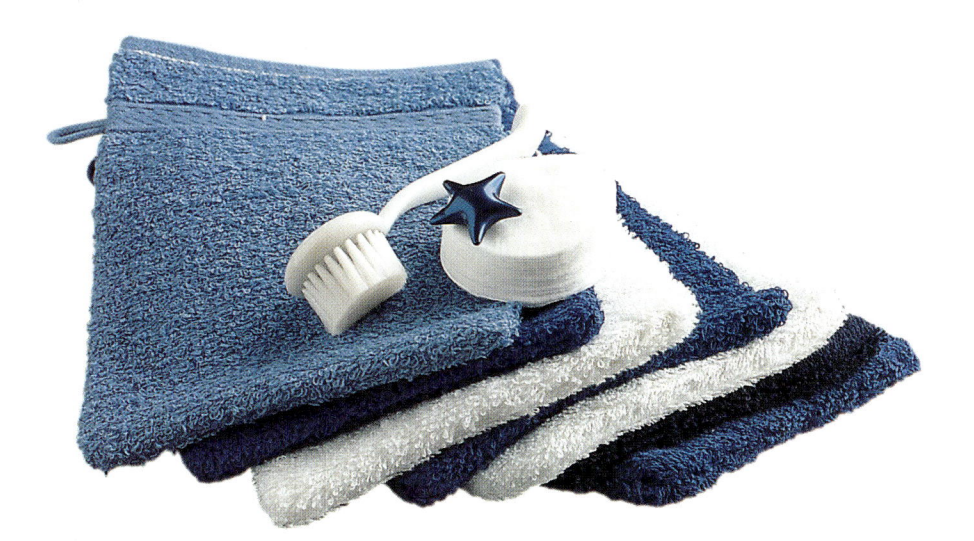

Oliven-Öl

Das durch Kaltpressung aus dem Fruchtfleisch der Olive gewonnene Öl ist aus der Kosmetik nicht wegzudenken. Hauptsächlich wird es in Tagescremes, Sonnencremes, Ölpackungen, Ölbädern und als Körperöl bei Massagen verwendet. Es hat eine regenerierende und pflegende Wirkung.

pH-Wert

Meßeinheit für die Stärke von Säuren und Basen (Alkalien, Laugen). Die Skala reicht von 0 bis 14. Werte zwischen 1 und 6,9 bezeichnen die Stärke der Säuren, Werte zwischen 7,1 und 14 geben den basischen beziehungsweise alkalischen Wert an. Zum Verständnis der Werte:

1,0 = sehr sauer,

6,9 = schwach sauer,

7,1 = schwach alkalisch (basisch)

14 = stark alkalisch (basisch).

Der Wert 7,0 ist neutral, das bedeutet, es sind weder Säuren noch Basen vorhanden. Destilliertes Wasser zum Beispiel ist neutral. Der pH-Wert der Haut liegt zwischen 5,5 und 6,5, also im leicht sauren Bereich. pH-ausgeglichene Hautpflegeprodukte, die sich in diesem Bereich bewegen, greifen den Säureschutzmantel der Haut nicht an. Produkte, die den Hinweis »pH-neutral« tragen, werden empfindlicher Haut oder Neigung zu Allergien besonders gut vertragen.

Rizinus-Öl

Diese alte Hausmittel wird aus der Rizinuspflanze gewonnen. Es eignet sich ebenso wie Klettenwurzel-Öl sehr gut für Haarpackungen und zur Pflege der Wimpern und Augenbrauen. Beide Öle fördern das Haarwachstum.

Ringelblume, Calendula

Dieser strahlend gelbe Korbblütler zählt zu den alten bewährten Hausmitteln. In Salben und Tinkturen verarbeitet, hat sie eine entzündungshemmende und wundheilende Wirkung. Man verwendet sie zum Beispiel, um bei Wunden, Hautausschlägen oder Nagelbettentzündungen Linderung zu verschaffen. Pflegend und entzündungshemmend wirkt auch das rötlich-gelbe Calendula-Öl, das zur Pflege bei normaler, trockener oder empfindlicher Haut dient. Angegriffene, sonnengerötete Haut normalisiert sich durch Pflege mit dem Öl.

Sonnenschutz-Sprachführer

after sun cream = Creme zur Pflege nach dem Sonnenbaden

bronze sans soleil = Selbstbräunungscreme

bronzer = Bräunungsstift

crème après soleil = Creme zur Pflege nach dem Sonnenbaden

crème solaire = Sonnenschutzcreme

haute protection = hoher Schutz

high protection = hoher Schutz

self tan cream = Selbstbräunungscreme

sun blocker = stark filterndes Sonnenschutzmittel

sun shield = Sonnenschutz

sun tan = Sonnenbräune

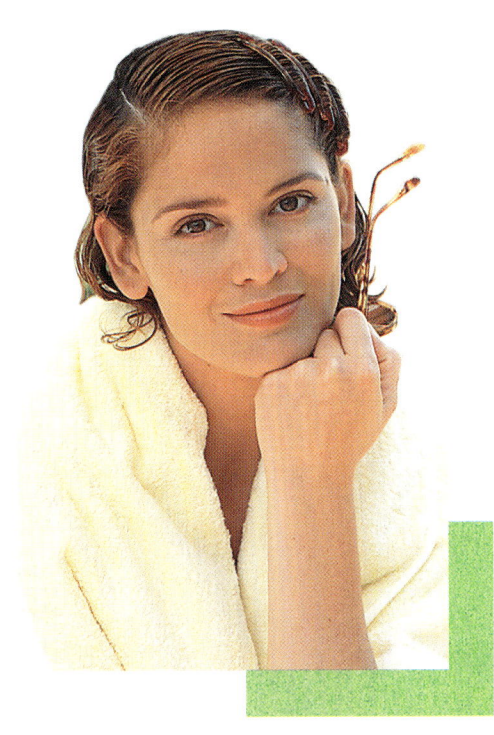

SCHÖNHEITS-LEXIKON

V*itamin A Säure*

Ist auch als Retin A oder Airol bekannt. Es handelt sich dabei um ein rezeptpflichtiges Medikament. Vitamin A Säure regt die Neubildung von gesunden Zellen an und fördert die Rückbildung atypischer Zellen. Durch diese Anregung der eigenen »Hautreparaturmechanismen« kann Vitamin A Säure als Vorbeugungsmittel gegen Lichtschäden (Sonne) eingesetzt werden. Bei der Behandlung wurden folgende Auswirkungen beobachtet: Aufhellung von Pigmentflecken, Beseitigung von Fältchen, Verbesserung der Hautdurchblutung, Beschleunigung der Wundheilung und Glättung der Haut. Vitamin A Säure darf nur nach Rücksprache mit dem Arzt genommen werden!

W*AS - Waschaktive Substanzen*

So bezeichnet man seifenfreie, nicht alkalische Waschmittel, auch Syndets genannt.

Weizenkeim-Öl

Es wird durch Kaltpressen aus »mühlenfrischer« Weizenkeime gewonnen. Es hat einen hohen Gehalt an Vitamin E, außerdem enthält es Vitamin A und F, essentielle (ungesättigte) Fettsäuren, Lecithin und einige andere wirksame Stoffe. Weizenkeim-Öl wird bei regenerationsbedürftiger und zu Fältchen neigender Haut eingesetzt.

Z*itrone*

Unschlagbar als Vitamin-C-Spender ist auch heute noch die Zitrone. Moderne Biochemiker empfehlen sogar, einmal am Tag eine halbe Zitrone zu essen, weil das Vitamin C der Zitrone ganz besonders gut aus dem Darm resorbiert wird. Mit warmem Wasser gemischt gibt Zitronensaft blondem Haar einen schönen Glanz und wirkt leicht aufhellend. 1 Eßlöffel frischgepreßten Zitronensaft, 100 Milliliter Buttermilch und 1 Eßlöffel Honig in einer Flasche gemischt und kräftig geschüttelt, ergibt ein erfrischendes Hautreinigungsmittel. Nach dem Auftragen mit einem Wattebausch, eine Minute einziehen lassen, dann mit lauwarmem Wasser abwaschen.

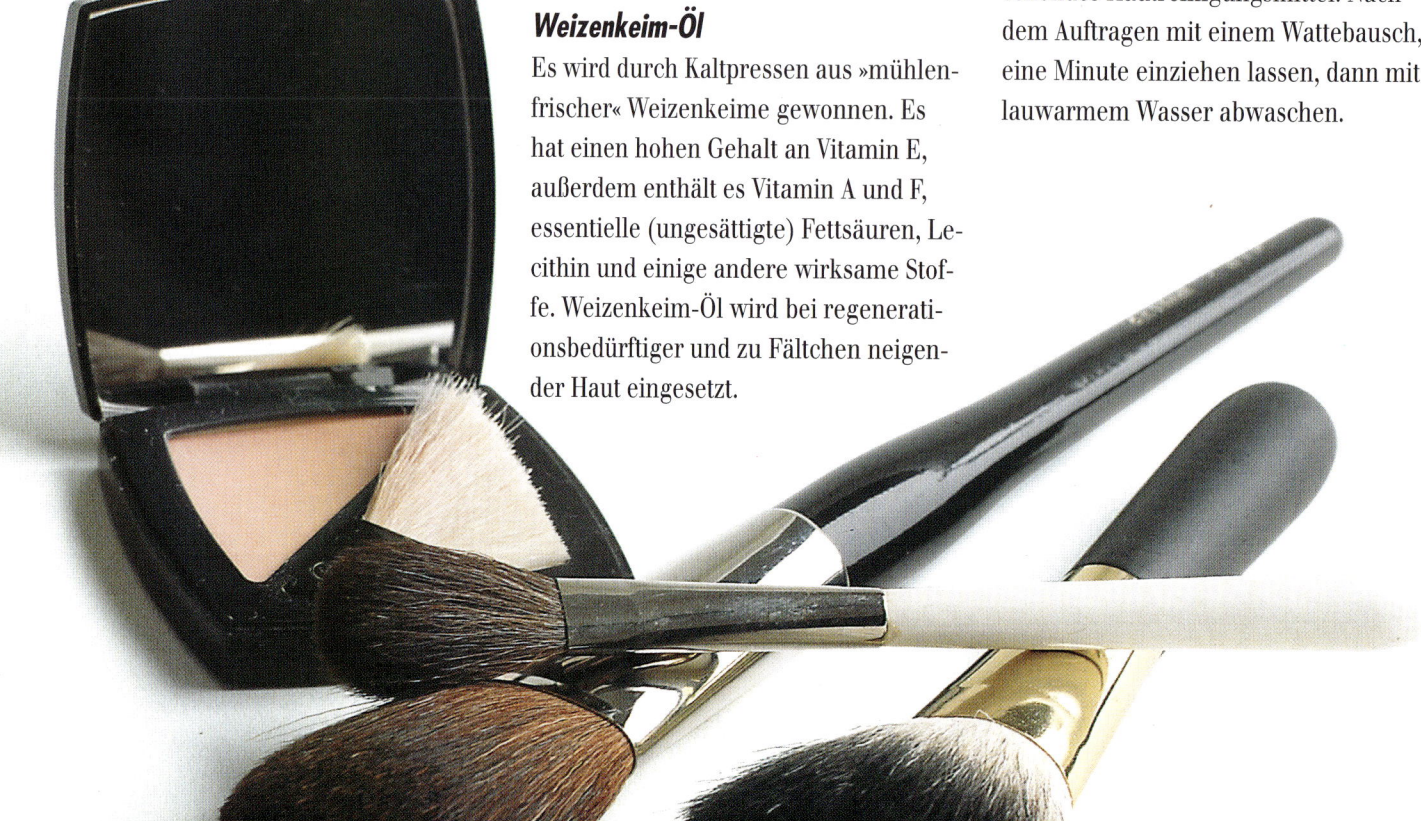

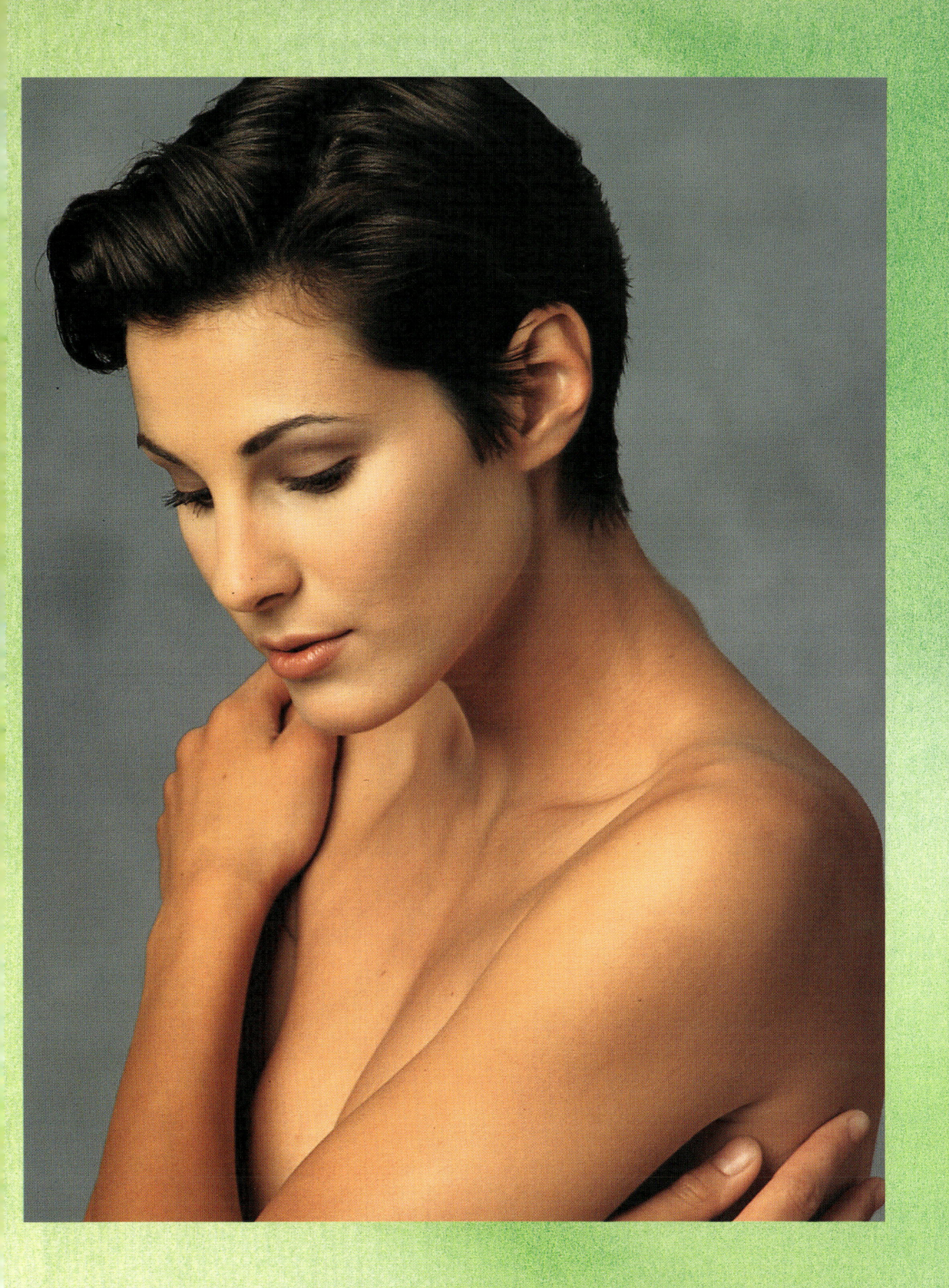

Register

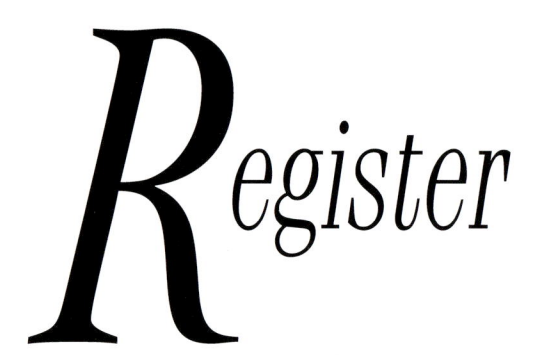

Abgespanntheit 14
Abmagerungskuren 24
Äderchen, rote 23
AHA-Cremes 87, 96
Airol (Retin A,
 Vitamin A Säure) 172
Akne 23, 94
Alkohol 11, 14, 20
Allergien 82, 129, 142, 168
Aloe Vera 166
Alphahydroxysäuren
 (AHA-Cremes) 87, 96
Antioxidantien 166
Antitranspirantien (Regulantien)
 63, 166
Arnika 166
Ätherische (flüchtige) Öle 166
Atmen, Atmung 15, 20
Augen 91, 112
-bäder 92
-brauen 114, 115
-creme 81, 90, 104
-fältchen 93
-gymnastik 92
-kompressen 91
-lider 23
-lider schminken 23, 112, 113, 115, 129
-maske 84
-pflege 81, 90
-ringe 22
-schatten 22, 91
-, verquollene 91
Autogenes Training 12
Avocado-Öl 166

Baden 34
Badeöle 35
Badezusätze 35
Bauch 49
-cremes 48
-gymnastik 46
-stretching 45

Beauty
-farm 18
-fluid 89
-kur 18
-vitamine 25
Beine 50
- enthaaren 50, 51
- Gymnastik 46
- Krampfadern 22
Besenreiser 64
Biotin 25
Bürsten 36, 37, 42
-massagen 42, 91
Busen 42

Cacao-Butter 167
Calendula 171
Camouflage 102, 128
Cellulite 66-75
-cremes 69, 70
-fördernde Faktoren 68
-gymnastik 72
- Wochenprogramm 68
Collagen 42, 167
Creme, Cremen 31, 38, 42, 48, 98
-, Augen 104
-, Cellulite 69, 70
- Haltbarkeit, Verfallsdatum 98
-, Nacht 80
- Peeling 36
-, selbstgemachte 82, 98
-, Tages 80, 102

Dauerwelle 139, 152, 153
Dekolleté 40, 129
Deos 62, 63
Diät 24, 26
Doppelkinn 41
Duftbad 31
Duschen 34
Duschmittel 34, 35

Eiweiß 24
Elastin 167

Emulgatoren 167
Enthaaren, Beine 50, 51, 62
Entspannung, Entspannen 10, 11, 12, 15
Entspannungsbremser 14
Entspannungsgymnastik 11
Entspannungsmethoden 12, 15
Entspannungsübungen 15
Ernährung 24

Facelifting 60, 61, 96
Facial Isometric 96
Falten 20, 93, 96
Farbberatung 118
Feuchthaltefaktor, natürlicher 87
Fingerbad 54
Fingernägel 54, 56, 58
-, brüchige 57
-, künstliche 57
- lackieren 54, 56, 57
- pflegen 54
Flüchtige Öle 166
Fön 136
Friseur 149, 150
Frisur 136, 137, 148, 149
Füße 20, 22, 23, 53
Fußgymnastik 52
Fußpflege 52
Fußpilz 53
Fußschweiß 53

Gereiztheit 14
Gesicht 77, 78, 80, 81
Gesichtsformen 110, 111
Gesichtspflege 80, 81, 98, 99
Ginkgo 167
Grundieren, Grundierung 102, 103, 104
Gymnastik 11, 15, 42, 46, 72

Haar 132, 136, 138, 139, 153, 155
-ausfall 154
-, dünnes 152
- färben 144

Wichtige Hinweise

In diesem Buch finden Sie immer wieder Hinweise, daß Sie im Zweifelsfall zum Arzt gehen oder einen entsprechenden Fachmann zu Rate ziehen müssen. Halten Sie sich bitte unbedingt daran! Dieses Buch richtet sich ausschließlich an gesunde Menschen. Bedenken Sie bitte auch, daß alle angeregten Möglichkeiten für die Schönheitspflege nicht individuell abgestimmt sein können. Jeder Mensch reagiert anders, ist unterschiedlichen Umwelteinflüssen oder psychischen Belastungen ausgesetzt. Prüfen Sie deshalb unbedingt sehr sorgfältig, welche Anwendungen und Pflegemittel für Sie persönlich in Frage kommen.

REGISTER

Haar
-farben 146, 147
-, feines 140
-, fettiges 139
-, fliegendes 153
-, Flüssig 138, 155
- fönen 132, 137
-kur 132, 134
-pflege 132, 133, 134, 136, 152, 153
-spliß 134, 155
- tönen 136, 144, 146
-, trockenes 140
-typ 138, 168
Hals 40
Halsfalten 41
Hamamelis 168
Handcreme 55
Hände, Pflege 54, 55
Haut 20, 21, 30, 34, 37
-, empfindliche 38, 55, 79, 82, 88, 89
-, fettige 38, 78, 79, 95
-, jüngere 38
-, Misch- 78
-, normale 38
-, trockene 37, 38, 78
-typ 78
-, unreine 95
Hautfarbe 106, 107
Hautgries (Milium) 95
Hautprobleme 64, 65
Herpes 23
Hyaluronsäure 168
Hypo-Allergen-Produkte 168

Johanniskraut-Öl 169
Jojoba-Öl 168

Kaffee 14
Kalzium 25
Karotin-Öl 169
Kopfhaut
-, gereizte 143
-, juckende 154

Kopfschmerzen 14
Krähenfüße 93
Krampfadern 22

Lachfalten 93
Lecithin 169
Lichtschutzfaktor 160, 162
Lidschatten 112, 113
Lidstrich 113
Lifting 60, 61, 96
Lindenblüten-Extrakt 170
Liposome 93, 169
Lippen 116, 117
-, rauhe 129
-, rissige 92
- schminken 105, 117
-, spröde 92
-stift 116, 117
-, trockene 129
Lymphdrainage 20, 21, 68, 96
Lymphe 20, 170

Magnesium 14
Make-up 77, 101, 102, 118, 120, 122, 124, 129
-, Augen 115
- unterwegs 127
Maniküre 54, 56
Maske 31, 84, 89, 96
Massage 16, 17, 36, 37
Meeresalgen 170
Milium (Hautgries) 95
Mineralstoffe 24
Mitesser 94
Modellage 55, 96, 170
Mund 117
Mundwinkelfalte 23
Muttermal 64

Natural Moisturizing Faktor (NMF) 87
Naturkosmetik 82
Natürliche Schönheitsmittel 10
NMF 87

Ödeme 20
Ölen 38
Oliven-Öl 171
Ozonschicht 162

Parfüm 122
Peeling 36, 37, 84, 89, 96
pH-Wert 34, 152, 171
Pickel 94
Po 46, 48, 49
Problemzonen 44
Puder 104, 108
Pusteln 95

Reibeisenhaut 64
Retin A (Airol, Vitamin A Säure) 172
Ringelblume 171
Rizinus-Öl 171
Rouge 105

Sauna 16
Säureschutzmantel 34
Schattenbräune 162
Schlaf 10, 11
Schlupflider 112
Schminke 105
Schminken 101, 128, 129
- für reifere Frauen 126
-, typgerecht 118
Schönheitschirurgie 60, 61, 96
Schönheitsfarm 18
Schuppen 142, 143, 152
Schweiß 62, 63
Schwitzen 16
Seife 34, 35
Selbstbräuner 159
Shiatsu 12, 61, 96
Solarium 158, 159
Sommersprossen 65
Sonne 158, 162, 163
Sonnen
-allergie 159
-baden 158, 162, 163

> Wir danken der Firma Wella AG, Darmstadt, für die fachliche Beratung beim Kapitel »Schöne Haare – die Pflege macht's«.

-brand 160, 161, 162
-brille 162
-schutz 171
-schutzmittel 159, 160
Streß 30
Sunblocker 162
Syndets 35

Tagescreme 102
Tönen, Haare 136, 144, 146
Tränensäcke 20, 22, 91
Trockenbürsten-Massage 36
Tropical-Öl 160
Typ 118, 120, 122, 124
Typgerecht Schminken 118

Vitamin 24
- C 14, 30, 71, 172
- B2 25
- E 25, 71, 78
Vitamin A Säure (Retin A, Airol) 172
Vitiligo 65

Warzen 65
Waschaktive Substanzen (WAS) 172
Wechselduschen 42, 49, 91
Weizenkeim-Öl 172
Wimpern 115

Zitrone 172

Impressum

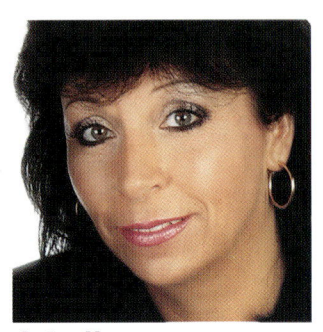

Anita Unger

© 1997 Cormoran in der Südwest Verlag GmbH & Co KG, München
2. Auflage 1998
Layout und Umschlag: Christine Paxmann
Herstellung: Manfred Metzger
Zeichnungen: Nike Schenkl, c/o Agentur J. Fricke
Fotos: Hans Seidenabel; Wella AG
Make-up und Haare: Mascha Glatzeder
Styling: Petra Löffler
Umschlaggestaltung (unter Verwendung von
Fotos von Hans Seidenabel, München): Till Eiden
DTP/Satz: Kempf & Teutsch, München
Druck und Bindung: Gorenjski Tisk, Kranj
Printed in Slovenia
ISBN 3-517-07906-5

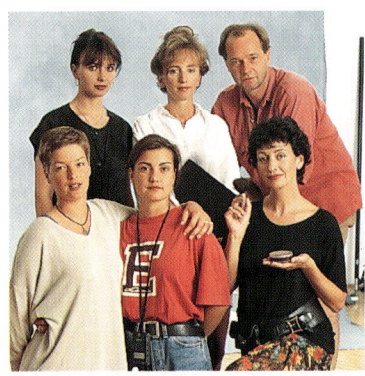

Das Produktionsteam